Gianfranco Zuaboni, Christian Burr,
Andréa Winter, Michael Schulz (Hg.)

Recovery und psychische Gesundheit

Grundlagen und Praxisprojekte

Psychiatrie Verlag

Herausgeber

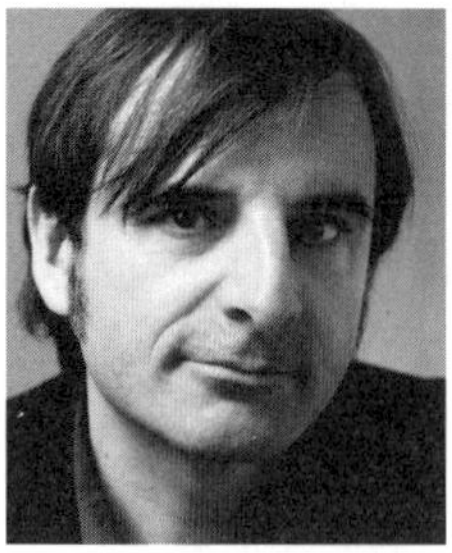
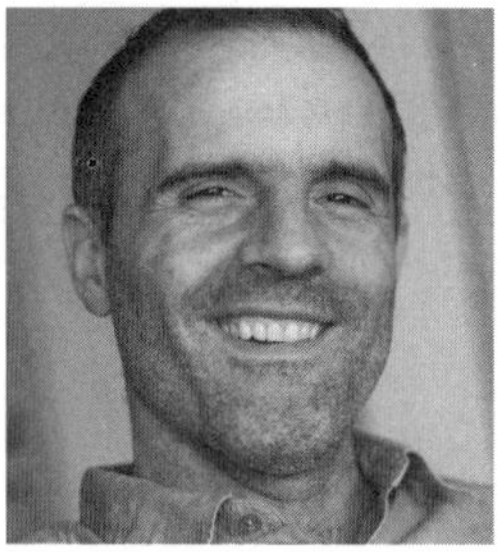
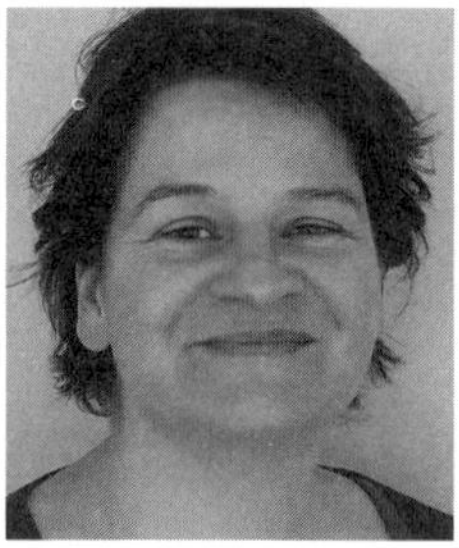
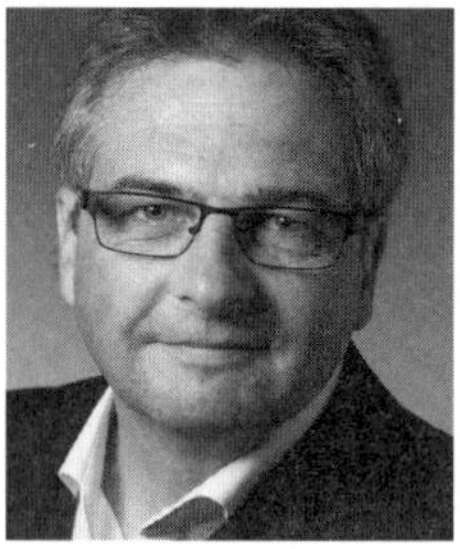

Dr. rer. medic. Gianfranco Zuaboni ist Pflegewissenschaftler, Recovery-Beauftragter und Leiter der Pflegeentwicklung im Sanatorium Kilchberg. Er leitet das Projekt »Recovery College Bern« der Universitätsklinik für Psychiatrie und Psychotherapie Bern.

Christian Burr ist Pflegeexperte, MScN, und wissenschaftlicher Mitarbeiter an der Abteilung Forschung und Entwicklung Pflege der Universitätsklinik für Psychiatrie und Psychotherapie Bern. Er ist Doktorand der Pflegewissenschaft an der Philosophisch-Theologischen Hochschule Vallendar (D).

Andréa Winter ist Genesungsbegleiterin und Übersetzerin bei den Universitären Psychiatrischen Diensten in Bern.

Prof. Dr. habil. Michael Schulz ist Gesundheitswissenschaftler und Krankenpfleger. Er hat eine Honorarprofessur an der Fachhochschule der Diakonie in Bielefeld und ist Mitarbeiter beim Krankenhausdezernat des Landschaftsverbandes Westfalen Lippe. Dort ist er auch Mitglied der Stabsgruppe für Klinikentwicklung und Forschung.

Dieses Buch widmen wir unserem viel zu früh verstorbenen Freund und Mentor Dr. Christoph Abderhalden, der maßgeblich dazu beigetragen hat, dass sich Recovery und Peerinvolvement im deutschsprachigem Raum etablieren konnte.

Gianfranco Zuaboni, Christian Burr,
Andréa Winter, Michael Schulz (Hg.)

Recovery und psychische Gesundheit

Grundlagen und Praxisprojekte

Psychiatrie
Verlag

Gianfranco Zuaboni, Christian Burr, Andréa Winter, Michael Schulz (Hg.)
Recovery und psychische Gesundheit
Grundlagen und Praxisprojekte
1. Auflage 2019
ISBN: 978-3-96605-005-0
ISBN PDF: 978-3-96605-015-9

Bibliografische Information der Deutschen Nationalbibliothek
Die Deutsche Nationalbibliothek verzeichnet diese Publikation
in der Deutschen Nationalbibliografie;
detaillierte bibliografische Daten sind im Internet über
http://dnb.ddb.de abrufbar.

Lektorat: Karin Koch
Umschlagkonzeption und -gestaltung: GRAFIKSCHMITZ, Köln, unter Verwendung eines
Bildes von photoBeard / shutterstock.com
Typografiekonzeption und Abbildungen: Iga Bielejec, Nierstein
Satz: Psychiatrie Verlag, Köln
Druck und Bindung: Medienhaus Plump, Rheinbreitbach

Einleitung: Die »Kintsugi«-Methode

Gianfranco Zuaboni, Christian Burr,
Andréa Winter, Michael Schulz

»There's a crack in everything,
that's how the light gets in.«
Leonard Cohen

Das japanische ästhetische Konzept »Wabi-Sabi« ist im Zenbuddhismus verwurzelt, und die in Japan traditionelle Reparaturmethode »Kintsugi« steht ebenfalls in diesem Zusammenhang. »Wabi-Sabi« strebt dabei nicht das Perfekte und Makellose als Ideal an, vielmehr stehen die Schönheit des Vergänglichen, das Unvollkommene und die Veränderung im Zentrum. So gewinnt ein zerbrochener Teller oder eine zerbrochene Tasse, die kunstvoll mittels »Kintsugi« bearbeitet wurde, an Schönheit, da man daran die Spuren des Lebens erkennen kann. Die »Kintsugi«-Methode verwendet mit Gold oder Silber angereicherten Leim, um die Scherben wieder zusammenzufügen. Wie auf dem Titelbild der vorliegenden Publikation ersichtlich, werden so die Bruchstellen ganz besonders hervorgehoben und in keiner Weise vertuscht.

Genauso kann der Recoveryweg dadurch gekennzeichnet sein, die im Verlauf eines Lebens entstandenen Brüche und Scherben wieder zusammenzufügen. Im Zusammenhang mit einer psychischen Erkrankung äußern die betroffenen Menschen vielfach den Wunsch, ihr vorangegangenes Leben wieder aufzunehmen. Doch die Erfahrungen und Anstrengungen der psychischen Erschütterung hinterlassen Spuren, die sowohl für die betroffene Person als auch ihr Umfeld prägend sein können.

In unserer Gesellschaft und damit auch in psychiatrischen Institutionen werden psychische Erkrankungen nach wie vor als Makel respektive Stigma angesehen. Diese Sichtweise wird von Vorurteilen und Ignoranz genährt und zieht für die Betroffenen schwerwiegende Folgen nach sich.

Die enormen Herausforderungen und Anstrengungen, die ein Genesungsprozess einem Menschen abverlangen, werden in der öffentlichen

Wahrnehmung nach wie vor wenig bis gar nicht gewürdigt. Diese Kenntnislosigkeit kann teils damit begründet werden, dass es für Menschen ohne eigene Krankheitserfahrungen sehr schwer zu erahnen ist, wie es sich anfühlt, wenn das eigene Leben, wenn selbst das eigene Ich in lauter Scherben vor einem liegt und es darum geht, dieses Stück für Stück wieder zusammenzufügen. Daneben zeigen Erfahrungen von Menschen mit einer eigenen Krankheits- und Genesungsgeschichte, dass es hilfreich ist, wenn Krisen nicht als individuelle Fehlleistungen vermittelt und angeschaut werden. Viel wertvoller ist es, solche Krisen als Reaktionen auf außerordentliche Belastungen zu sehen, die die Betroffenen wiederum vor große Herausforderungen stellen und in ihrer Gesamtheit schlicht Zeugnisse für das menschliche Leben an und für sich sind.

Im Jahr 2012 fand in Bern der erste »Internationaler Psychiatriekongress zu seelischer Gesundheit und Recovery« statt. In diesem Zusammenhang entstand das Buch »Recovery in der Praxis«, das sich mehrheitlich aus Kongressbeiträgen zusammensetzt. Den ersten Plan einer Überarbeitung dieser Erstauflage verwarfen wir in der Folge zugunsten einer ausführlicheren Neupublikation. Hier fließen nun neben Beiträgen aus darauf folgenden Kongressen eine Vielzahl an neuen Grundlagen und Projekten ein, die wir zusammentragen konnten. Einzelne, aus unserer Perspektive besonders wertvolle Beiträge aus dem ersten Buch, die nach wie vor aktuell sind oder entsprechend überarbeitet wurden, haben wir ebenfalls übernommen. Viele neue Beiträge sind hinzugekommen, weil sich der Recoveryansatz inzwischen auch im deutschsprachigen Raum in vielen neuen Projekten niederschlägt. Wir sind überzeugt, dass dieses neu erarbeitete Sammelwerk bedeutsame und inspirierende Impulse für die Weiterentwicklung von recoveryorientierten psychiatrischen Dienstleistungen in Deutschland, der Schweiz und Österreich geben kann. Impulse, die dazu beitragen sollen, Menschen im Sinne von »Kintsugi« zu unterstützen, ihr Leben, das durch eine psychische Erkrankung oder deren Folgen zerbrochen ist, wieder zusammenzufügen und die Bruchstellen als etwas Besonderes, zum Leben eines jeden Menschen Gehörendes, anzusehen.

Recoveryorientierung als Prüfstein für die psychiatrische Versorgung

Elke Prestin

Wer Mitarbeitende der psychiatrischen Versorgung fragt: »Was ist eigentlich Recovery?«, der erhält unterschiedliche Antworten. Gar nicht wenige reagieren mit einem Schulterzucken: »Keine Ahnung.« Andere Professionelle wissen mehr: »Klar, Recovery, das haben wir auch. Da gibt es so eine Gruppe, die von einer Ex-Patientin begleitet wird, natürlich unter der Verantwortung eines Kollegen.« Deutlich seltener ist diese Variante: »Recovery bestimmt unsere Grundhaltung, und wir richten unser gesamtes Angebot daran aus.«
Offensichtlich hat sich das Recoverykonzept noch nicht flächendeckend durchgesetzt. Ein hindernder Faktor dürfte schon in der sperrigen Begrifflichkeit liegen. Für die englischen Wörter »Recovery« und das eng damit zusammenhängende »Empowerment« haben sich bedauerlicherweise bis heute keine eingängigen deutschen Übersetzungen etabliert. Zudem ist das Wort »Recovery« (deutsch: Gesundung, Genesung) im medizinischen Bereich anders besetzt als im hier gemeinten, auf die Selbsthilfe psychiatrieerfahrener Menschen zurückgehenden Sinn. Aus klinischer Perspektive handelt es sich um die Reduktion und möglichst Remission von Krankheitssymptomen. Die Selbsthilfe dagegen versteht unter Recovery einen persönlichen, ganzheitlichen, individuellen Entwicklungsprozess, zu dem die Verarbeitung des Krankheitserlebens ebenso gehört wie die Entwicklung von neuen Lebensperspektiven.
Dankenswerterweise setzt sich mittlerweile eine ganze Reihe von Akteurinnen und Akteuren dafür ein, dass das Recoverykonzept der Selbsthilfe größere Verbreitung und Akzeptanz findet. Auch das vorliegende Buch wird sicher dazu beitragen, das Wissen über die Grundlagen und Praxisbezüge von Recovery zu erweitern. Hoffnungsvoll stimmt die 2019 erschienene Überarbeitung der S3-Leitlinie »Psychosoziale Therapien bei schweren psychischen Erkrankungen«, die von der Deutschen Gesellschaft für Psychiatrie und Psychotherapie, Psychosomatik und Nervenheilkunde (DGPPN) herausgegeben wurde, denn hier wird

erstmals umfassend und fundiert auf die Konzepte von Recovery und Empowerment (d.h. die mit dem Recoveryprozess verbundene Stärkung der Selbstwirksamkeit) Bezug genommen.
Es ist also durchaus zu konstatieren, dass die von der Selbsthilfe geprägte Idee von Recovery zunehmend auch in professionellen psychiatrischen Kontexten wahrgenommen und ernst genommen wird. Allerdings lässt sich dabei auch eine Entwicklung beobachten, die häufig eintritt, wenn ein etabliertes System mit neuen Ansätzen konfrontiert wird: Das Neue wird so transformiert, dass es ins System eingespeist werden kann, ohne dieses grundlegend zu verändern. So werden mittlerweile professionelle »Interventionen« zur Förderung von Recovery entwickelt. Und Menschen mit Psychiatrieerfahrung, sogenannte »Peers«, dürfen als »Co-Referenten« an der Gestaltung entsprechender Gruppen mitwirken.
Nun mögen derartige Angebote im Einzelfall durchaus sinnvoll sein. Es wäre aber bedauerlich, wenn das Recoverykonzept damit als umgesetzt gälte. Denn zu betonen ist, was auch die oben genannte S3-Leitlinie korrekt feststellt: »Recovery kann […] nur durch die Betroffenen selbst geleistet werden. Professionelle Helfer können den Prozess allenfalls unterstützen.« Insofern ist es eben nicht der Professionelle, sondern der Klient selbst, der die leitende Rolle einnimmt. Bei Bedarf, und auch nur dann, können und sollen geschulte Mitarbeitende der Psychiatrie beratend tätig sein, also ihrerseits als Co-Referenten am Genesungsprozess mitwirken. Und Interventionen, also aktive Eingriffe durch die Professionellen, sollten auf ein Mindestmaß reduziert werden.
Bereits diese kurzen Ausführungen lassen erkennen, dass es nicht darum geht, die psychiatrische Versorgung durch ein – womöglich auch noch standardisiertes – Zusatzmodul »Recovery« zu ergänzen. Wer das Recoverykonzept der Selbsthilfe ernst nimmt, sieht darin eine Anfrage an die Grundausrichtung der Psychiatrie insgesamt. Der seit der Psychiatrieenquete 1975 vielfach diskutierte Weg von der Institutionen- zur Personenorientierung muss endlich konsequent beschritten werden: Alle Bausteine der psychiatrischen Versorgung, einzeln und in ihrem Zusammenwirken, sind darauf zu hinterfragen, inwieweit sie den individuellen Genesungsweg eines psychisch erkrankten Menschen unterstützen.
Von zentraler Bedeutung ist dabei der ganzheitliche Blick auf den Menschen und sein soziales Umfeld. Es muss darum gehen, den erkrankten Menschen so weit irgend möglich in seinem gewohnten Lebensumfeld stützend zu begleiten. Sinnvoll ist häufig auch der Einbezug von

Angehörigen, Nachbarn, Kollegen und weiteren Bezugspersonen. Mit dem Konzept des Offenen Dialogs steht hierfür ein etablierter Ansatz zur Verfügung. Grundsätzlich sind intensiv-ambulante Betreuungsangebote auszubauen, um Hospitalisierungen zu vermeiden. Dabei spielt die Beziehungskontinuität eine wichtige Rolle. Gerade schwer psychisch erkrankte Menschen benötigen vertraute Ansprechpartner, die ihre Biografie und ihre individuellen Bedürfnisse kennen und bei der Entwicklung neuer Lebensperspektiven helfen können.

Solche neuen Wege zu erproben bedeutet auch, Risiken einzugehen. Eine recoveryorientierte psychiatrische Versorgung kann sich nicht der Sicherheit als oberstem Ziel verschreiben. Wer psychisch erkrankte Menschen stützend begleiten will, wird sie vor allem ermutigen – und auch gelegentliches Scheitern mittragen.

Erst wenn es gelingt, den Fokus nicht mehr primär auf Risiken, sondern auf Chancen zu richten, kann die institutionalisierte Psychiatrie glaubwürdig auch in der Antistigma-Arbeit aktiv sein. Gerade dies ist aber unverzichtbar, wenn man den oft propagierten Sozialraumbezug ernst nimmt. Denn Vorurteile und Scham, die mit psychischen Erkrankungen verbunden sind, können die betroffenen Menschen und ihr Umfeld ebenso belasten wie die eigentliche Krankheitssymptomatik.

Aktuell entsteht allerdings oft eher der Eindruck, dass innerhalb des psychiatrischen Versorgungssystems die Vorbehalte gegenüber psychisch kranken Menschen mindestens ebenso groß, wenn nicht größer sind als in der Gesamtgesellschaft. Dies könnte auch damit zusammenhängen, dass viele Professionelle ihre Patienten nur in akuten Krankheitsphasen erleben. Umso wichtiger erscheint es, den regelmäßigen Austausch von Mitarbeitenden und Menschen mit Psychiatrieerfahrung zu fördern. Erst wenn es gelingt, psychisch erkrankte Menschen in aller Konsequenz als handelnde Subjekte (nicht Objekte einer Be-Handlung) und als Experten für ihr (Er-)Leben wahrzunehmen, kann eine recoveryorientierte Psychiatrie Wirklichkeit werden. Es wird noch vieler gemeinsamer Anstrengungen bedürfen, um dieses Ziel zu erreichen. Immerhin: Zu den zentralen Bestandteilen des Recoverykonzepts gehört auch Hoffnung.

***Dr. phil. Elke Prestin** ist u.a. Mitglied bei NetzG – Bundesnetzwerk Selbsthilfe seelische Gesundheit. www.elke-prestin.de.*

ALLGEMEINE GRUNDLAGEN

Die Eule und ich oder Recovery als ein lebenslanger Prozess

Patricia E. Deegan

ABBILDUNG 1 NingeokulukTeevee, Eule und Knabe
Copyright and Permissions: Dorset Fine Arts

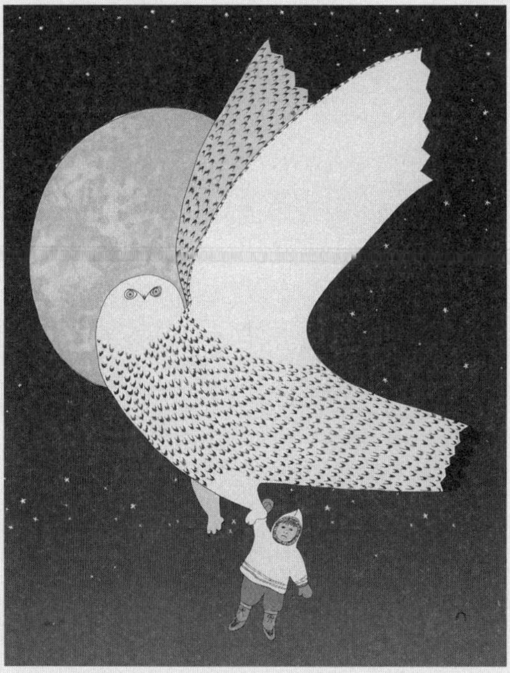

Ich werde aus der Perspektive einer Person berichten, die als Jugendliche die Diagnose Schizophrenie erhalten hat. Heute bin ich 63 Jahre alt, ich habe also eine lange Reise hinter mir, und die Bedeutung von Recovery und meine Beziehung zu meiner psychiatrischen Diagnose hat sich über die Jahre ziemlich verändert.

Ich bin in einer großen irischen katholischen Arbeiterfamilie in Massachusetts (USA) aufgewachsen. Da ich an der Schule eine sehr gute Athletin war, wollte ich Sporttrainerin werden. Aber dieser Zukunftstraum wurde jäh zerstört, als ich während des Abschlussjahrs das erste Mal eine Psychose erlebte.

Während eines Basketballspiels begann ich, Veränderungen in meiner Koordination und Wahrnehmung zu erleben. Ich fand es nahezu unmöglich, den Ball zu fassen oder vorherzusehen, wo meine Mitspieler auf dem Spielfeld sein würden. Ich hörte sehr bedrohliche Stimmen tief aus meinem Inneren, die beleidigende und abwertende Sachen über mich sagten.

Im Gegensatz zu einer monotonen Lehrerstimme, die einfach zu ignorieren war, konnte ich diese Stimmen unmöglich ignorieren. Sie schienen allwissend, allmächtig und allsehend. Sie packten mich förmlich an den Eingeweiden, sodass ich sie, selbst wenn sie leise sprachen, nicht ignorieren konnte.

Im Lauf der nächsten Wochen stellte ich fest, dass sich die Menschen veränderten. Meine Schwester sah aus wie meine Schwester. Mein Trainer sah aus wie mein Trainer. Jedoch war etwas Unheimliches geschehen. Ich gelangte immer mehr zu der Überzeugung, dass sie nicht diejenigen waren, die sie zu sein schienen. Ich begann mich zu fragen, welche bösartige Macht die Menschen um mich entseelt und ihnen eine fremde Identität eingepflanzt hatte. Dieser Verdacht wurde mit der Zeit immer stärker. Einmal versuchte ich, meiner Mutter zuzuhören, aber mir gelang es lediglich, mich auf ihren Mund zu konzentrieren, während ich versuchte herauszufinden, wieso Schraubenzieher ihre Zähne ersetzt hatten. Ich befürchtete, dass ich vielleicht der letzte Mensch auf dem Planeten war, und verschanzte mich in einem Zimmer, verängstigte dadurch meine jüngeren Geschwister und alarmierte meine Eltern und die Nachbarn.

Diese Erlebnisse verstörten mich. Ich wusste nicht, was mir geschah oder warum es geschah. Ich versuchte zu verstehen, meinen Erlebnissen einen Sinn zu geben und einen Umgang damit zu finden. Ich erinnere mich daran, wie ich mir einredete, einen Herzinfarkt zu haben. So erklärte ich mir, warum mein Herz so hart und schnell in meiner Brust schlug.

Ich begann auch, mir einzureden, dass ich LSD konsumiert hätte. Das würde die seltsamen und verstörenden Erfahrungen, die ich erlebte, erklären. Natürlich konsumierte ich nicht LSD, aber es schien mir irgendwie

Sinn zu machen, mir zu sagen, dass ich unter dem Einfluss eines Halluzinogens stand, denn dadurch würde mein »Trip« nicht mehr lange dauern und bald vorübergehen.
Von diesen schrecklichen Erlebnissen vereinnahmt und beherrscht zu werden war ein überwältigendes Gefühl. Dieses Bild von einem Kind, das von einer riesigen Eule weit weggetragen wird, steht für meine Erfahrung in diesen frühen Krankheitsepisoden. Etwas Kraftvolles und viel Größeres als ich hatte mich gepackt, mich aus meinem Leben gerissen und entführte mich zu mir unbekannten Orten. Es gab keine Landkarten, keine Wegweiser und niemand konnte mir einen Weg zurück nach Hause zeigen.
Wenig überraschend wurde ich schließlich in eine psychiatrische Klinik eingewiesen. Einmal dort, wurde bei mir eine Schizophrenie diagnostiziert. Mir wurde auch gesagt: »Frau Deegan, Schizophrenie ist eine Krankheit, die der Diabetes ähnelt. Genauso wie ein Diabetiker für den Rest seines Lebens auf Insulin angewiesen ist, werden Sie für den Rest Ihres Lebens hoch dosiertes Haldol brauchen.« Mir wurde gesagt, ich solle meine Medikamente genau nach Vorschrift einnehmen und Stress vermeiden. Mir wurde gesagt, ich würde mein Leben lang krank sein. Keine Schule. Keine Beziehung. Keine Arbeit. Kein Sport, kein Training. Ich sollte einfach meine Medikamente nehmen und Stress vermeiden, denn, wie mir im Krankenhaus gesagt wurde: »Sie sind schizophren.« Von mir wurde erwartet, diese Tatsache zu akzeptieren.
Ich fand in der Tat ein wenig Trost in dem beeindruckend klingenden medizinischen Namen für die Dinge, die mir passierten. Eine Diagnose zu haben, erlaubte es mir, zwischen mir und *ihr*, *der Psychose*, ein wenig Abstand zu schaffen. Die Mitarbeiterinnen und Mitarbeiter der Klinik verstärkten diese Krankheitserzählung. Sie sagten, Schizophrenie sei eine Erkrankung des Gehirns, Pech in der genetischen Lotterie. Die Krankheit war *das andere*. *Sie* beherrschte mein Leben. *Sie* war mächtig und konnte sich erneut manifestieren, von sich aus und jederzeit, und *mich* wieder wegnehmen. Wenn ich Glück hatte, konnte *sie*, *die Schizophrenie*, in Schach gehalten und ihre Macht durch hoch dosierte Neuroleptika eingeschränkt werden.
Um wieder zu dem Bild des Kindes zurückzukommen, das von der Eule entführt wird: Einmal als schizophren diagnostiziert und vollgepumpt mit Haldol, konnte mich die Eule nicht packen. Sie hatte nun einen Namen, nämlich Schizophrenie. Sie war viel, viel *größer* als ich. Die

Eule war immer noch gefährlich, und die Ärzte sagten, dass sie immer da sein werde. Die Ärzte meinten, dass sie nicht besiegt werden könne; wenn ich jedoch sorgsam Stress vermeiden würde, mich vom Berufsleben verabschieden und jeden Tag meine Medikamente nehmen würde, könnte ich es vielleicht verhindern, wieder gepackt und davongetragen zu werden.

Der Preis dafür war natürlich sehr hoch. Mein Traum, Basketballtrainerin zu werden, löste sich unter der Prognose von Unheilbarkeit und chronischer Erkrankung in Luft auf. Kein Wort von Genesung. Stattdessen hatte sich meine Hoffnung auf eine bessere Zukunft in Luft aufgelöst. Keine Schule, keine Ausbildung, keine Arbeit, keine Beziehung. Ich hatte kein Leben vor mir, sondern nur eine Kette von bedeutungslosen, toten Tagen, ohne Aufgabe und ohne Freude.

Einige Menschen verbringen ihr Leben auf diese Art, sie existieren, ohne wirklich zu leben. Ohne Hoffnung auf eine bessere Zukunft. Stress vermeidend und überdosiert bis zur Benommenheit und Gleichgültigkeit. In solchen psychiatrischen Versorgungssystemen hören die Menschen nie die gute Nachricht, dass Recovery möglich ist. In nicht recoveryorientierten Versorgungssystemen glauben viele Mitarbeitende nicht an Recovery. Peermitarbeitende – Menschen mit der Erfahrung von Recovery – werden in solchen Systemen nicht angestellt und bezahlt. Stattdessen dürfen Psychiatrieerfahrene sozusagen lebenslang Behandlungsangebote und Wohnheime nutzen, während sie darauf warten, therapiert oder geheilt zu werden.

Mir blieb dieses Schicksal glücklicherweise erspart. Für mich war – und ich weiß, da zeigt sich mein Alter – der Sony Walkman ein großer Wendepunkt. Für die Jungen: Der Walkman war ein kleines, tragbares Kassettenaufnahme- und -abspielgerät mit einem Kopfhörer und eingebautem Radio. Mir wurde einer geschenkt und ich habe schnell eine Kassette mit meiner Lieblingsmusik eingelegt. Dann fiel mir etwas auf: Wenn ich meine Musik hörte, schienen die Stimmen weniger laut zu sein. Ich kann nicht beschreiben, was für eine erstaunliche Entdeckung dies für mich war. Ich lernte, dass ich etwas *tun* konnte, dass ich meine verstörenden Stimmen beeinflussen konnte. Im Grunde genommen hatte ich meine Handlungsfähigkeit wiederentdeckt. Ich hatte Macht. Ich konnte etwas gegen diese schlimmen Erfahrungen *unternehmen.* Falls Sie sich das vorstellen können: Bis zu diesem Zeitpunkt hatte mir keine psychiatrische Fachperson je gesagt, dass ich selbst etwas *tun* konnte, damit es mir besser ging. Wenn ich Musik mit dem Walkman hörte, wurden die Stimmen leiser. Das war eine Riesenüberraschung.

Meine persönliche Medizin

Ein Neuanfang lag vor mir und veränderte meine Beziehung zu dieser Eule, die Schizophrenie hieß: Das Kind, das sie davongetragen hatte, wurde älter und größer. Die Eule, als Symbol meiner Krankheit, war immer noch etwas außerhalb von mir, aber ich wuchs im Verhältnis zu ihr. Ich entwickelte neue Fertigkeiten und Strategien. Ich hatte eine gewisse Macht. Ich konnte etwas *tun*, was die Symptome erträglicher machte.

Heute nenne ich das meine »persönliche Medizin«. Damit meine ich die Dinge, die wir *tun*, damit es uns dauerhaft gut geht. Es sind Dinge, die unserem Leben Sinn und Freude geben und die ein Lächeln in unser Gesicht zaubern. Sich um ein Haustier kümmern kann ähnlich effektiv wie ein Antidepressivum sein. Gärtnern kann Angst und Panik lindern und dazu beitragen, dass wir uns mit der Erde verbunden fühlen. Sehr wahrscheinlich gibt es genauso viele verschiedene Arten persönlicher Medizin, wie es Individuen gibt. Am wichtigsten jedoch ist für viele von uns, dass Recovery bedeutet, die richtige Balance zu finden zwischen den Medikamenten, die wir nehmen, und den Dingen, die wir *tun*, damit es uns langfristig gut geht.

Im Laufe meines Lebens bedeutet, gesund zu werden, auf dem Recoveryweg zu sein, immer besser für mich selbst zu sorgen. Ich manage keine Krankheit und mache kein Krankheitsmanagement. Ich kümmere mich um mich selbst und ergänze meine persönliche Medizin wie eine Hausapotheke um stetig neue Dinge.

Psychiatrische Fachpersonen sollten den Menschen helfen, vom ersten Tag der Behandlung an zu entdecken, was ihnen persönlich hilft, und sie dabei unterstützen, das auch einzusetzen. Nur von Psychopharmaka genesen wir nicht. Fragen Sie die Menschen vom ersten Tag der Behandlung an: »Können Sie selbst schon etwas tun, von dem Sie wissen, dass es Ihnen hilft?« Verschieben Sie den Fokus von »Was ist mit Ihnen los?« auf »Was ist Ihnen wichtig?« Auf diese Art geht es weniger um Symptomreduktion als vielmehr darum, das Leben zu führen, das wir führen wollen.

Recovery bedeutet nicht unbedingt, symptomfrei zu sein. Es bedeutet, das Leben zu leben und die Dinge zu machen, die einem persönlich wichtig sind. Fachpersonen sollten sich fragen, wann im Behandlungspfad ihrer Organisation sie den Menschen sagen, dass sie Fertigkeiten entwickeln können, um sich selbst zu helfen. Meiner Meinung nach sollte diese Botschaft in psychiatrischen Diensten vom ersten Tag an vermittelt werden.

Selbsterforschung

Als ich Anfang dreißig war, wurde mein Recoveryprozess zum Selbsterforschungsprozess. Als Jugendliche hatte ich meinem Psychiater von meinen Erfahrungen mit Kindheitstrauma erzählt. Seine Antwort darauf werde ich nie vergessen: »Patricia, Sie verfügen nicht über die Ich-Stärke, damit umgehen zu können.« Was er meinte, ist, dass ich mich, weil ich »schizophren« war, nie von meinen traumatischen Erfahrungen erholen würde. Im Alter von 17 Jahren nahm ich an, dass er das als Experte wissen müsse, und somit waren meine traumatischen Erfahrungen während den nächsten 15 Jahren kein Thema mehr. Statt mich mit der Vergangenheit zu beschäftigen, konzentrierte ich mich darauf, ein solides Fundament für mein Leben in der Gegenwart zu schaffen. Ich ging zur Schule und trotz einiger Rückschläge und Krankenhausaufenthalte beendete ich mein Studium in Klinischer Psychologie mit einem Doktortitel.

Mich auf die Gegenwart zu konzentrieren war zu diesem Zeitpunkt meines Lebens vernünftig, denke ich. Bevor du eine traumatische Vergangenheit betrachten kannst, musst du wissen, dass du eine Zukunft hast. Und der einzige Weg, einen ersten Blick auf eine mögliche Zukunft zu erspähen, besteht darin, mit beiden Füßen fest auf dem Boden der Gegenwart zu stehen.

Die Trennung zwischen der Psychose und den Erschütterungen des Kindheitstraumas verwischte sich jedoch nach dem Abschluss der Doktorarbeit und der Aufnahme eines Jobs. Bedrängten mich die Stimmen oder die Flashbacks? War es Paranoia oder Überwachheit? War es Desorganisation oder Dissoziation? War es Gedankeneingebung oder eine ungewollte, sich aufdrängende Erinnerung, die meinen Schlaf störte, mich wütend machte und mich in Angstschweiß ausbrechen ließ? War

die Frage »Was stimmt nicht mit mir?« relevant? War die richtige Frage nicht eher: »Was ist mit mir geschehen?«
Schließlich fand ich eine Therapeutin, die mit mir arbeitete. Nun begann ein intensiver Prozess der Selbstentdeckung. Um auf mein Bild von der Eule zurückzukommen: Sie erinnern sich, dass die Entdeckung meiner persönlichen Medizin mir dabei half, die mächtige Eule auf eine Größe schrumpfen zu lassen, die mir nicht mehr so viel Angst machte. Im nächsten Abschnitt meiner Lebensreise lernte ich, dass diese Eule kein schreckliches Raubtier war, das mich aus meinem Leben gerissen und an weit entfernte Orte gebracht hatte, sondern meine Beschützerin. Die Eule ertrug den Schmerz und die traumatische Erinnerung für mich, bis ich stark genug war, sie selbst zu ertragen. Ich lernte, die Eule zu umarmen. Ich begann zu akzeptieren, dass die Eule ein Teil von mir war.
Traumata sind nicht der Grund psychischer Erkrankungen. Familien sind nicht der Grund psychischer Erkrankungen. Epidemiologische Forschungen belegen jedoch, dass traumatische Erfahrungen einschließlich Missbrauch und Vernachlässigung in der Kindheit bei Menschen mit psychiatrischen Störungen, auch bei Psychose, verbreitet sind. Eines müssen wir uns klarmachen:

- Kindheitstrauma und Vernachlässigung sind Risikofaktoren für die Entwicklung von Psychosen und deren Symptome wie Stimmen und Halluzinationen und können die Art und Weise, wie diese auftreten, beeinflussen.
- Psychiatrische Fachpersonen sind bei Psychosen oft unsicher, was das Erkennen und Behandeln von Traumata angeht.

Das heißt: Wenn psychiatrische Fachpersonen z. T. lebenslange Recovery- und Selbsterforschungsprozesse einer Person begleiten wollen, müssen sie traumasensible Behandlungsansätze entwickeln.

Stigmatisierung als zweite Krankheit

Als mir die Integration des Symbols der mir innewohnenden Eule gelang, geschah etwas Interessantes. Stigma und Diskriminierung wurden eine immer größere Herausforderung. Einige Leute hatten große Mühe damit, dass ich einerseits eine kompetente und fachlich versierte Person bin und andererseits auch eine Person mit der Diagnose Schizophrenie.

Manchmal beharrten sie darauf, dass ich nur das eine oder das andere sein könne. Bildlich gesprochen wollten sie wieder die Eule als Krankheit, getrennt von mir, sehen. Lassen Sie mich Ihnen zwei Beispiele geben: Als ich anfing, öffentlich über Recovery zu sprechen, war ich bei einer großen Gesprächsrunde zum Thema Psychiatrie in einer staatlichen Klinik in Massachusetts/USA eingeladen. Wie immer sprach ich von mir als einer Frau mit der Diagnose Schizophrenie. Ich erwähnte auch meinen Doktortitel in Klinischer Psychologie. Ungefähr einen Monat später erhielt ich einen Brief des Berufsverbands der Psychologinnen und Psychologen von Massachusetts. Darin wurde mit einer Unterlassungsklage gedroht. Es würde dem Berufsstand schaden, wenn ich mich öffentlich als Psychologin mit der Diagnose Schizophrenie vorstelle. Ich solle davon Abstand nehmen und es unterlassen, öffentlich über meine Genesung zu erzählen. Glücklicherweise war ich nicht Mitglied des Berufsverbands und weigerte mich, damit aufzuhören, die Botschaft von Hoffnung und Recovery weiterzutragen.

Ein zweites Erlebnis, das bezeichnend ist für die Stigmatisierung und Diskriminierung von Menschen mit der Diagnose Schizophrene, hatte ich in meinen frühen Vierzigern. Meine Partnerin Deborah und ich hatten uns entschieden, ein Kind aus einer staatlichen Pflegeeinrichtung zu adoptieren. Dazu mussten wir einen zehnwöchigen Erziehungskurs absolvieren und Unmengen von Fragebögen ausfüllen, die u. a. auch Fragen zur Gesundheit enthielten. Wir beantworteten alle Fragen ehrlich und bestanden den Kurs zusammen mit vielen anderen Paaren, die sich darauf freuten, eine Familie zu gründen. Endlich kam der große Tag, an dem uns eine Sozialarbeiterin die hübsche Dreijährige vorstellen wollte, die unsere Tochter werden sollte. Als wir das Büro der Sozialarbeiterin betraten, empfing sie uns mit einem strengen Ausdruck im Gesicht. Sie sah mich an und sagte: »Ich habe Sie gestern in den Fernsehnachrichten gesehen. Ich wusste nicht, dass Sie schizophren sind.«

Tatsächlich war in den Abendnachrichten am Tag zuvor über mich berichtet worden. Zusammen mit anderen hatte ich mich für eine Wiederherstellung von in Vergessenheit geratenen Friedhöfen auf dem Gelände einer staatlichen psychiatrischen Klinik eingesetzt. Im Lauf des Fernsehberichts muss ich meine Diagnose erwähnt haben.

Die Sozialarbeiterin bat mich ins Büro ihrer Vorgesetzten und zusammen eröffneten sie mir, dass sie Deborah und mir nicht erlauben würden, das Kind zu treffen. Schizophrene dürften keine Kinder adoptieren, sagten sie. Ich erwiderte: »Ich bin keine Schizophrene. Ich bin eine Person und keine Krankheit.« Mich aufgrund meiner psychiatrischen Behinderung zu diskriminieren sei gegen das Gesetz, informierte ich sie. Wie alle anderen Kursteilnehmenden hatte ich alle Voraussetzungen erfüllt, um für eine Adoption infrage zu kommen. Sollten sie mich weiter diskriminieren, würde ich ihre Einrichtung wegen Diskriminierung verklagen. Mit Genugtuung kann ich berichten, dass sie sofort einlenkten, und noch am selben Tag lernten wir Chianne, unsere über alles geliebte Tochter, kennen.

Gegen Stigma und Diskriminierung zu kämpfen ist Teil des lebenslangen Recoveryprozesses. Stigma durch psychiatrische Dienstleistungen trägt zu früher Erkrankung und Sterblichkeit für diejenigen von uns bei, die eine psychiatrische Diagnose haben. Diskriminierung versperrt uns Menschen mit psychischen Erkrankungen den Zugang zu Arbeitsplätzen, zu Wohnungen und erschwert die Integration in die Gemeinde. Diskriminierung blockiert unsere Anstrengungen, unser Leben zu verbessern und unser ganzes Potenzial zu entfalten. Deshalb kann Recovery im Lauf eines Lebens auch bedeuten, sich an einer Recoverybewegung zu beteiligen. Da wir als Gruppe über wenig gesellschaftliches Ansehen verfügen, können wir es nicht anderen überlassen, unsere Rechte auf ein freies und glückliches Leben zu verteidigen. Sich am Kampf für soziale Gerechtigkeit zu beteiligen, war ein zentraler Bestandteil meines Recoveryprozesses. Psychiatrische Fachpersonen können sich mit unserem Kampf für soziale Gerechtigkeit solidarisieren. Auch die Leitungen von psychiatrischen Einrichtungen und Diensten sollten sich dafür engagieren, dass ihre Angebote nicht stigmatisierend und diskriminierend sind.

Anfänglich dachte ich, Recovery bedeutet zu versuchen, normal zu werden und in der Welt als normal zu gelten. Inzwischen habe ich gelernt, dass es das einzige Ziel von Recovery ist, nicht normal zu sein, sondern die einzigartige Person zu werden, die ich bin und die es nie wieder geben wird. Ich bin keine Schizophrene. Ich bin eine Person und keine Krankheit. Die Eule ist jetzt ein Teil von mir, eine Quelle der Weisheit. Die Eule ist keine bedrohliche Krankheit, die darauf wartet, mit mir weg in eine Psychose zu fliegen. Ich bin die Eule. Die Eule gehört zu mir. Ich lebe mit meinen Verletzlichkeiten, so wie alle mit ihren Verletzlichkeiten leben müssen. Ich habe wunderbare Talente und Fähigkeiten, welche nicht zuletzt aus meinen Verletzlichkeiten entstanden sind. Ich würde meine Verletzlichkeit oder meine Talente gegen nichts auf der Welt tauschen wollen. Ich sehe es so: Ich bin, wie ich bin. All das macht mich aus.

An welchem Punkt hören wir in der Psychiatrie damit auf, die Menschen verändern zu wollen, und akzeptieren sie einfach bedingungslos so, wie sie sind? Im Rahmen einer meiner Supervisionen von Mitarbeitenden hörte ich kürzlich einige von einem über fünfzigjährigen Mann sprechen, der schon seit seiner Teenagerzeit psychiatrisch behandelt wird. Er lebte in einem Wohnheim, und die Mitarbeitenden berichteten, dass er da nicht länger behandelt werden und wohnen wolle. Sie waren sehr besorgt und beharrten darauf, dass er wegen seiner Paranoia unbedingt weiter behandelt werden müsse. »Was möchte *er* eigentlich tun?«, fragte ich. »Er hilft gerne im Garten und beim Kochen mit, aber er ist immer noch paranoid«, sagten sie. Ich antwortete ihnen: »Ich finde, dieser Mann hat recht. Er ist einfach, wer er eben ist. Können wir das nicht akzeptieren? Können wir das nicht würdigen? Können wir unser Augenmerk nicht darauf richten, was er beiträgt zum Leben in der Gemeinschaft hier? Lasst uns ihn unterstützen und seine Mithilfe in Garten und Küche würdigen. Er ist, wer er eben ist, und das ist in Ordnung.«
Wann hören wir in der Psychiatrie damit auf, die Menschen verändern zu wollen, wann nehmen wir sie einfach bedingungslos so an, wie sie eben sind? In unserer Gesellschaft gibt es Raum für Neurodiversität. Menschsein ist vielfältig, und dies zu würdigen und zu feiern, kann zutiefst heilsam sein.

Psychische und körperliche Gesundheit

Bevor ich mit meinen Überlegungen zum Recoveryprozess im Laufe des Lebens zum Ende komme, drängt sich noch folgende Frage auf: Was ist mit der Lebenszeit? Wir Menschen mit psychiatrischen Diagnosen haben eine kürzere Lebenserwartung. Im Vergleich zu Menschen ohne psychiatrische Diagnosen werden wir Jahrzehnte früher krank und sterben früher. Wir sterben an vermeidbaren und behandelbaren Krankheiten. Viele Faktoren tragen zu unserer frühen Erkrankung und Sterblichkeit bei: Tabakkonsum, Armut, ungünstige Ernährungsgewohnheiten, traumatische Erfahrungen und desgleichen mehr. Erfreulicherweise werden inzwischen Modelle von integrierten Behandlungsansätzen mit verhaltenstherapeutischen Konzepten erprobt. Das wird dazu beitragen, Leben zu retten. Meine Besorgnis gilt allerdings der weitverbreiteten Praxis der Polypharmazie und Hochdosierung. Ich mache mir Sorgen, wie sich beides auf unsere Gesundheit auswirkt. Die Risiken sind beträchtlich: erhöhte Lipidwerte, Gewichtszunahme und Diabetes. Lauter Faktoren, die unser Leben verkürzen. Hochdosierungen bewirken oft Ruhigstellung und haben Nebenwirkungen, die Recovery eigentlich verunmöglichen und die Lebensqualität beeinträchtigen. Deshalb führe ich heute eine kleine Firma und unsere Mission liegt im Erfinden von Werkzeugen und Technologien, welche die Gesundheit, die Stimme und die Wahlmöglichkeiten von Menschen mit psychiatrischen Diagnosen stärken.

Eines unserer Projekte heißt CommonGround Software. Es wird aktuell von ungefähr 30.000 Menschen in fast achtzig US-Kliniken genutzt. Es funktioniert ungefähr so:

Der Bereich von Kliniken, in denen Medikamente verabreicht werden und Betroffene entscheiden müssen, ob sie Medikamente nehmen, wird in ein peergeleitetes Unterstützungszentrum verwandelt. Menschen, die in die Klinik kommen, loggen sich mit Unterstützung von Peermitarbeitenden in eine webbasierte Anwendung ein. Dann beantworten sie einen Fragebogen zu ihrem Gesundheitszustand, der an das ganze Behandlungsteam weitergeleitet wird, auch an die Psychiaterin. Es werden außerdem kurze Videos gezeigt von anderen Menschen, die psychische Probleme, Suchterkrankungen und andere gesundheitliche Herausforderungen wie Diabetes bewältigt haben. Zusätzlich werden die Menschen dabei unterstützt, ihr wichtigstes Recoveryziel zu identifizieren. Dann wird geklärt, inwiefern Medikamente dabei unterstützend wirken können und was sie selbst tun können, was also ihre persönliche Medizin sein könnte. Von diesem Gesundheitsbericht bekommen die Klienten einen Ausdruck und bringen diesen zum Termin mit der Psychiaterin mit. Die Psychiaterin und das Behandlungsteam haben auch im hausinternen Dokumentationssystem Zugriff auf den Gesundheitsbericht. Die Stimme des Individuums wird dadurch verstärkt und nimmt ihren Platz im Zentrum des Behandlungsteams ein.

Zusammen mit der Psychiaterin wird der Bericht besprochen und gemeinsam die Entscheidungen über die nächsten Behandlungsschritte getroffen. Anschließend dokumentiert die Psychiaterin die gemeinsam getroffene Entscheidung, und die Klienten erhalten einen Ausdruck, den sie mit nach Hause nehmen können.

Forschungen zur Wirkung der CommonGround Software zeigen, dass sie die Selbstfürsorge der Klienten aktiviert, was wiederum zu einer

Verbesserung des Gesamtgesundheitszustands führt. Auf diese Art helfen wir, sicherzustellen, dass die Menschen länger und besser leben.

Übersetzung: Andréa Winter

***Patricia E. Deegan**, Ph. D., arbeitet als unabhängige Beraterin und Recovery- und Empowerment-Spezialistin in Forschung und Lehre. Sie hat einen Doktortitel in Klinischer Psychologie und ist außerordentliche Professorin am Dartmouth College School of Medicine und an der Boston University, Sargent College of Health and Rehabilitation Sciences, außerdem ist sie Projektleiterin an der University of Kansas School of Social Welfare. Patricia E. Deegan ist Mutter und seit über 25 Jahren verheiratet.*
www.patdeegan.com

Literatur

Baily, T.; Alvarez-Jimenez, M.; Garcia-Sanchez, A. M.; Hulbert, C.; Barlow, E.; Bendall, S. (2018): Childhood trauma is associated with severity of hallucinations and delusions in psychotic disorders: A systematic review and meta-analysis. Schizophrenia Bulletin, DOI: 10.1093/schbul/sbx161.

MacDonald-Willson, K. L.; Deegan, P. E.; Hutchison, H. L.; Parrotta, N.; Schuster, J. M. (2013): Integrating self-management strategies into mental health service delivery: Empowering people in recovery. Psychiatric Rehabilitation Journal 36 (4): 258–263.

Shevlin, M.; Dorahy, M. J.; Adamson, G. (2007): Trauma and psychosis: An analysis of the National Comorbidity Survey. American Journal of Psychiatry 164 (1): 166–159.

Recovery und die UN-Konvention für die Rechte von Menschen mit Behinderungen

Michaela Amering, Andrea Gmeiner

Die historisch erstmalige explizite Nennung von psychosozialen Behinderungen in der UN-Konvention über die Rechte von Personen mit Behinderungen (UN-BRK; 2006) ist ein bemerkenswerter Erfolg der internationalen Betroffenenbewegung, die seit Langem für die Umsetzung der Rechte auf soziale Inklusion mit Teilhabe- und Solidarrechten sowie Gleichberechtigung und Nichtdiskriminierung kämpft. Artikel 1 der Konvention klärt:

» Der Begriff ›Personen mit Behinderungen‹ umfasst Menschen mit langfristigen körperlichen, seelischen, geistigen oder Sinnesschädigungen, die sie im Zusammenwirken mit verschiedenen Barrieren daran hindern können, gleichberechtigt mit anderen uneingeschränkt und wirksam an der Gesellschaft teilzunehmen. «

Menschen mit Behinderungen aufgrund psychischer Erkrankungen sind – erstmalig in einer solchen Konvention – gemeinsam mit Personen mit Behinderungen aus anderen Gründen miterfasst. Die Erarbeitung der Konvention war von einer historischen Beteiligung der Zivilgesellschaft geprägt, insbesondere auch von Selbstvertreterinnen mit psychosozialen Beeinträchtigungen (Amering & Schulze 2013). Auch das hat es zum ersten Mal in der Geschichte der Vereinten Nationen gegeben.

Die Ratifizierung dieser Konvention machte Änderungen der nationalen Gesetzgebungen nötig. Österreich hat die UN-BRK 2008, Deutschland 2009 und die Schweiz 2014 ratifiziert. Die Ratifizierung einer solchen Konvention durch die Europäische Union im Jahr 2010 ist eine weitere historische Erstmaligkeit. Die Ratifizierungen leiteten einen Prozess ein, der uns in den kommenden Jahren und Jahrzehnten beschäftigen wird.

Um die Tragweite und das Potenzial der UN-BRK zu erkennen, hilft es, sich an die Wirkung einer anderen UN-Menschenrechtskonvention zu erinnern: das Recht auf Selbstbestimmung und Nichtdiskriminierung von Frauen. Seit der Verabschiedung 1979 hatte und hat sie enorme Auswirkungen auf Gesellschaften weltweit. Und obwohl auch in dieser Hinsicht noch viel zu tun ist, ist uns allen klar, dass diese Entwicklung unumkehrbar ist. Nun stehen wir auch mit der UN-BRK mitten in einem weitreichenden gesellschaftlichen Prozess, der im psychosozialen Bereich ein Infragestellen und radikales Neudenken, aber auch anderes Handeln erfordert (Schulze 2010).

Recovery – ein Menschenrecht?

Wesentliches Element der ursprünglichen Recoverybewegung der 1980er-Jahre war ebenfalls die Betroffenenbewegung (Amering & Schmolke 2012). Ihre Bereitschaft und ihre klare Forderung nach Einbeziehung von Expertinnen in eigener Sache, also Selbstvertreterinnen, auf allen Ebenen der psychiatrischen Praxis und Forschung sollte der Psychiatrie eine multiperspektivische Evidenzbasis für die Formulierung von Richtlinien und die Entwicklung von neuen Unterstützungsangeboten liefern (Rose et al. 2006). Dies wiederum sollte das Wachstum und den Einfluss einer Menschenrechtsbewegung zur Befreiung von Menschen mit psychiatrischen Erkrankungen von Marginalisierung, Ausschluss und Ablehnung fördern.

Aus diesem Blickwinkel kann Recovery also in gewissem Sinn auch als die praktische Anwendung der Grundprinzipien der Konvention betrachtet werden. Bedingungen für die angestrebte Inklusion sind sowohl für Recovery als auch für die Verwirklichung sämtlicher Menschenrechte für Menschen mit Behinderungen die Nichtdiskriminierung ganz generell sowie speziell aufgrund des Merkmals Behinderung. Dieses Verbot wird auch in der Konvention grundgelegt (Artikel 2). Die Partizipation von Selbstvertreterinnen während des Verhandlungsprozesses hat sich u. a. dahingehend ausgewirkt, dass Teilhabe (Partizipation) ein Grundprinzip des Vertrags ist (Artikel 3) und auch als Verpflichtung für die ratifizierenden Staaten formuliert wird. Konkret schreibt die Konvention vor, dass Mitgliedsstaaten in allen Belangen, die Menschen mit Behinderungen betreffen, diese einbeziehen müssen (Artikel 4, Abs. 3), so auch in die Überwachung der Konvention (Artikel 33, Abs. 2).

Die UN-BRK stellt klar: Alle Menschenrechte gelten auch für alle Menschen mit Behinderungen (Artikel 1). Der etablierte Menschenrechtskatalog wird barrierefrei und inklusiv dargestellt. Wesentliche Grundprinzipien sind Selbstbestimmung, Partizipation, Barrierefreiheit und Inklusion, aber auch der Respekt für Diversität (Artikel 3). Die Bedeutung von sozialen Barrieren, der Einfluss von einstellungsbedingten Hürden, wie z. B. Stereotypen und Vorurteilen vis-à-vis Menschen mit Behinderungen, wird dabei betont (SCHULZE 2011). Der Fokus verschiebt sich von der rein medizinischen Betrachtung einer Behinderung hin zu einer, die vor allem die Reaktion der Umwelt auf eine Beeinträchtigung in den Blick nimmt. Die medizinische Sichtweise, die Defizite eruiert, wird von einer sozialen Perspektive abgelöst, die vor allem Unterstützungs- und Assistenzmöglichkeiten aufspürt: »Welche Form von Assistenz kann jemanden wie am besten in seiner Selbstbestimmung unterstützen?« wird zur zentralen Fragestellung. Diese Assistenz kann auch in Form von persönlicher Assistenz erfolgen, die natürlich auch Menschen mit psychosozialen Beeinträchtigungen zur Verfügung gestellt werden soll. Der Inklusionsgedanke wird auch dadurch betont, dass die Unterstützungsleistung gemeindenah angeboten werden muss (Artikel 19).

Handlungsbedarfe

Die Zielsetzung einer – gerade auch sozial – barrierefreien Gesellschaft stellt die unterzeichnenden Staaten vor einige Herausforderungen. Die von wohlgemeintem Paternalismus gezeichnete Fürsorgepolitik hat in Strukturen, aber auch im Denken tiefe Spuren hinterlassen, die nun adaptiert und korrigiert werden müssen. Vielfach gibt es daher wesentlich mehr Änderungsnotwendigkeit, als zunächst angenommen wurde. Beispiele von akutem Handlungsbedarf und aktuellen Änderungen inkludieren Fragen der österreichischen Sachwalterschaft, des schweizerischen Erwachsenenschutzrechts und auch des Betreuungsrechts in der BRD. Die Konvention mit ihrem sozialen Modell von Behinderung verlangt, dass Entscheidungen nicht mehr stellvertretend, sondern unterstützt getroffen werden. Das prägt auch die aktuellen Diskussionen zur Zwangsbehandlung, die in der BRD zu mehreren höchstrichterlichen Entscheidungen und nachfolgenden rechtlichen Anpassungen und fachlichen Stellungnahmen geführt haben. In vielen anderen Ländern wird ebenfalls bezweifelt, dass die derzeitige Gesetzgebung im Einklang mit der Konvention ist. Die Weltgesundheitsorganisation WHO berät in ihrem Quality-Rights-Projekt (WHO o. J.) Länder in der Anpassung ihrer diesbezüglichen Gesetze. Vorschläge zu zeitgemäßen, nicht diskriminierenden Lösungen reichen von einer einheitlichen Rechtslage für die gesamte Medizin, die alle Fälle eingeschränkter Entscheidungsfähigkeit regelt anstelle von speziellen Gesetzen für eine von der Medizin getrennte Psychiatrie (Szmukler et al. 2014), bis zur Forderung des UN-Sonderberichterstatters über das Recht aller Menschen auf bestmögliche körperliche und seelische Gesundheit, Danius Puras (2017):

» In Anbetracht der Tatsache, dass das Recht auf psychische Gesundheit nun im Sinne der UN-BRK umzusetzen ist, ist sofortiges Handeln erforderlich, um Zwang drastisch zu reduzieren und eine gewaltfreie psychiatrische Behandlung und Unterbringung anzustreben. «

Konkret schlägt Puras vor:

» Statt gesetzliche oder ethische Argumente heranzuziehen, um den Status quo zu rechtfertigen, müssen abgestimmte Bemühungen unternommen werden, diesen aufzuheben. Der Verzicht auf Sofortmaßnahmen, die diesen Wandel herbeiführen, ist nicht mehr akzeptabel, und der Sonderberichterstatter schlägt die folgenden fünf wohlüberlegten, zielorientierten und konkreten Maßnahmen vor:
(a) Allgemein anwendbare Alternativen zu Zwangsmaßnahmen mit dem Ziel gesetzlicher Reformen;
(b) Entwicklung einer umfangreichen Palette an nicht auf Zwang basierenden Alternativen in der Praxis;
(c) Entwicklung eines Plans, medizinische Zwangsmaßnahmen drastisch zu reduzieren, mit dem Ziel ihrer Eliminierung unter Beteiligung von Interessenvertreter*innen inklusive Rechteinhaber*innen;
(d) Etablierung eines Austauschs guter Praktiken zwischen und innerhalb von Ländern;
(e) Erhöhung von Forschungsinvestitionen und quantitativer sowie qualitativer Datensammlungen, um den Fortschritt in Richtung dieser Ziele zu überwachen. «

Während weltweit Alternativen aufgezeigt (Gooding et al. 2018) und Entwicklungen zum Gewaltverzicht skizziert werden (Zinkler &

Koussemou 2014), ist in diesem zentralen und die Reputation des Faches prägenden Bereich der Psychiatrie noch viel zu tun.
Hat sich das Psychiatrie-Recht bisher hauptsächlich mit der Anwendung von Zwang in der Psychiatrie beschäftigt, ergeben sich durch die UN-BRK neue Handlungsbedarfe zur Durchsetzung neuer Anspruchsrechte, die z. B. die Wohnsituation von Menschen mit psychosozialen Behinderungen betreffen, Gesundheit und Lebensstandard, politische und kulturelle Partizipation, aber auch Freiheit von Ausbeutung, Gewalt und Missbrauch (Bartlett 2012). Diese Trendwende beinhaltet wesentlich die gesellschaftspolitischen Fundamente Bildung, Arbeit und Erwerbsleben sowie die Bereiche Rehabilitation und Habilitation (Amering & Schulze 2013). Neben den Freiheitsrechten treten die Teilhabe- und Solidarrechte mit ihren Ansprüchen auf Leistungen in den Vordergrund.
Für viele der durch die neue Rechtslage notwendigen Veränderungen gibt es bereits evidenzbasierte Interventionen zur Unterstützung von Personen, die über längere Zeit psychische Gesundheitsprobleme haben, die endlich implementiert werden müssen, damit psychiatrisches Fachwissen eine konstruktive Rolle im Prozess zur Umsetzung der UN-BRK spielen kann. Wesentlich für rasche mögliche Verbesserungen sind dabei aus Recovery-Sicht solche Interventionen, die dabei helfen, am Leben in der Gemeinde teilzunehmen (Davidson 2010). Dabei handelt es sich um Assistenz bei der Ausbildung, Supported Employment und Jobcoaching, Betreutes und betreubares Wohnen, Peersupport und Genesungsbegleitung, Selbsthilfe und Interessenvertretung, unterstützte Entscheidungsfindung anstelle von Fremdbestimmung, Einbeziehung von Familien und Freunden in rehabilitative Anstrengungen, Unterstützung für Personen mit psychischen Störungen bei der Familienplanung und in der Elternrolle und andere unspezifische und spezifische Assistenzleistungen im Alltag. Ein anderer Schwerpunkt ist die Sicherstellung der Wahlfreiheit im Hinblick auf Krisenhilfen: Genesungsbegleitung, betroffenengeleitete Krisenhäuser, Open-Dialogue-Modelle, Soteria, Krisenfamilien, Hometreatment, Patientinnenverfügungen und andere Alternativen zu Akutaufnahmen in Krankenhäusern.

Wissenschaftliche Evidenz trifft sich mit rechtlichen Ansprüchen für einen menschenrechtsbasierten Ansatz in der Psychiatrie

Der Ausbau von psychiatrischen Unterstützungsleistungen zur Förderung von Autonomie und selbstbestimmtem Leben wird sowohl durch die aktuelle Rechtslage als auch durch wissenschaftliche Erkenntnisse unterstützt. Dazu zählen diejenigen evidenzbasierten Interventionen, die als recoveryfördernd vorgeschlagen wurden (z.B. SLADE et al. 2014) und gleichzeitig eine zentrale Rolle für einen menschenrechtsbasierten Ansatz spielen. Im Folgenden werden einige wenige Beispiele genannt, stellvertretend für viele bereits modellhaft etablierte Interventionen, die jetzt rasch breit implementiert werden müssen, um soziale Teilhabe zu fördern.

Peersupport Peerarbeit ist nach aktueller Forschung ein vielversprechender Ansatz, der nicht nur den betroffenen Nutzerinnen zugutekommt, sondern auch das allgemeine therapeutische Klima psychiatrischer Einrichtungen verbessern und den Kampf gegen Stigmatisierung und Diskriminierung Betroffener unterstützen kann (MAHLKE et al. 2015). Die Erfahrungen von Peers, die selbst »in Recovery« leben, und ihr Engagement als Mitglieder multiprofessioneller Teams haben gerade für die Identifizierung von Potenzial an Gesundheit und Möglichkeiten zur Selbstbestimmung und Eigeninitiative auch bei Menschen, die sich in als aussichtslos erscheinenden Situationen befinden, große Bedeutung. Sie können dem »Bias« der Klinikerinnen und Kliniker, die ohne eigene Psychiatrieerfahrung auf den klinischen Alltag mit Fokus auf Risiken, Krisen und Krankheit begrenzt sind, ihre Erfahrungen mit erfolgreichen Aufbrüchen aus solchen Situationen entgegensetzen. Die erste große randomisierte Studie in Deutschland zeigte vergleichbare Resultate bezüglich Lebensqualität, sozialer Funktionen und Klinik-Wiederaufnahmen in Gruppen mit und ohne Unterstützung durch Peers und einen signifikanten Vorteil in Bezug auf Selbstwirksamkeit für Personen, die in Einzelkontakten von Peers unterstützt worden waren (MAHLKE et al. 2017). Das trifft sich wiederum mit den wissenschaftlichen Erkenntnissen zur Bedeutung von Selbstwirksamkeit für Recovery (z.B. BJORNESTADT et al. 2017).

Housing first Unabhängiges unterstütztes Wohnen wird von Klientinnen und Klienten klar präferiert, zeigt keine Nachteile im Vergleich zu traditionellen Institutionen und sogar Hinweise auf Überlegenheit bei Obdachlosigkeit (RICHTER & HOFFMANN 2017). Der Zugang zu einer eigenen Wohnung ohne Vorbedingungen erfüllt das Gebot der Wahlfreiheit und Selbstbestimmung und entspricht dem Konzept der Recoveryorientierung. Es handelt sich um individualisierte und bedarfsorientierte Unterstützungsleistungen, die die Integration in Gesellschaft und lokale Gemeinschaft zum Ziel haben.

Supported Employment Im Bereich der Arbeitsrehabilitation liegen hochqualitative Studien vor. Kürzlich konnte dazu auch noch gezeigt werden, dass die deutliche Überlegenheit von Unterstützung für selbst gewählte Arbeit – Supported Employment, Jobcoaching – gegenüber traditionellen arbeitsrehabilitativen Ansätzen auch in der Anwendung in der täglichen Routine erhalten bleibt (RICHTER & HOFFMANN 2018).

Trialog Die Einbeziehung von Personen mit gelebter Erfahrung auf allen Planungs- und Entscheidungsebenen ist nicht nur durch die UN-BRK gesetzlich vorgeschrieben, sondern wird auch durch die aktuelle Datenlage zum Kampf gegen Stigma und Diskriminierung gestützt (GAEBEL et al. 2016).

Gemeinsam sind wir stärker

Neueste Forschungen machen deutlich, dass es zur Implementierung von unterstützter Entscheidungsfindung in der psychiatrischen Arbeit neben den rechtlichen Voraussetzungen auch institutionelles Leadership und einiges an Training, z. B. zur Nutzung rechtlicher Instrumente wie Vorausverfügungen, Kenntnis und Verständnis von Anspruchsrechten und Antidiskriminierungsrechten aus UN-BRK sowie Maßnahmen zur Überwindung von »Disempowerment« von Betroffenen, Angehörigen *und* professionell Tätigen braucht (KOKANOVIC et al. 2018). Das überrascht nicht angesichts der Tatsache, dass sich für einen menschenrechtsbasierten Ansatz in Psychiatrie und psychosozialer Arbeit neu entstehende Verantwortungen, Rollen und Aufgaben für alle Beteiligten ergeben. Internationale Forschungsergebnisse zur trialogischen Arbeit unterstreichen deren Bedeutung für die gleichberechtigte Kommunikation zwischen Fachleuten,

Betroffenen und ihren Familien und Freunden (WALLCRAFT et al. 2011; PETER et al. 2015; DUNNE et al. 2018), die für eine erfolgreiche Umsetzung der UN-BRK (JAVED & AMERING 2016) wesentlich ist.

Michaela Amering ist Professorin und Oberärztin an der Abteilung für Sozialpsychiatrie der Universitätsklinik für Psychiatrie und Psychotherapie an der Medizinischen Universität Wien mit einem besonderen Interesse an den psychosozialen Aspekten der Situation von Menschen mit der Diagnose Schizophrenie und deren Familien und Freunden. Sie hat klinische und Forschungserfahrung auch in UK, USA und Kanada, verfolgt seit vielen Jahren die internationale Entwicklung der Betroffenenbewegung und beschäftigt sich mit den ihrer Ansicht nach großen Chancen, die durch eine starke Betroffenenbewegung und eine trialogische Gestaltung der Psychiatrie entstehen.

Andrea Gmeiner ist Assistenzärztin an der Abteilung für Sozialpsychiatrie der Universitätsklinik für Psychiatrie und Psychotherapie an der Medizinischen Universität Wien. Ihr Forschungsinteresse gilt der Stigmatisierung und Diskriminierung psychisch Erkrankter sowie deren Stigmaresistenz und Teilhabechancen am gesellschaftlichen Leben.

Literatur

AMERING, M. (2016): Trialogue: An exercise in communication between users, carers, and professional mental health workers beyond role stereotypes. In: GAEBEL, W.; RÖSSLER, W.; SARTORIUS, N. (Hg.) (2016): The stigma of mental illness – end of the story?, S. 581–590. Cham u.a.: Springer.

AMERING, M.; SCHMOLKE, M. (2012): Recovery. Das Ende der Unheilbarkeit. 5., bearb. Aufl. Bonn: Psychiatrie Verlag.

AMERING, M.; SCHULZE, M. (2013): Recovery – ein Menschenrecht? In: LENZ, G.; RABENSTEIN, R.; RESCHAUER, G. (Hg.): Berufsbezogene Herausforderungen in der psychiatrischen Rehabilitation, S. 106–117. Wien: Facultas.

BARTLETT, P. (2012): The United Nations Convention on the Rights of Persons with Disabilities and mental health law. The Modern Law Review 75: 752–778.

BJORNESTAD, J.; BRONNICK, K.; DAVIDSON, L.; TEN VELDEN HEGELSTAD, W.; JOA, I.; KANDAL, O.; LARSEN, O.K.; LANGEVELD, J.; VESETH, M.; MELLE, I.; JOHANNESSEN, J.O. (2017): The central role of self-agency in clinical recovery from first episode psychosis. Psychosis 9 (2): 140–148.

DAVIDSON, L. (2010): PORT. Through a recovery lens. Schizophrenia Bulletin 36 (1): 107–108.

DUNNE, S.; MACGABHANN, L.; MCGOWAN, P.; AMERING, M. (2018): Embracing uncertainty to enable transformation: The process of engaging in trialogue for mental health communities in Ireland. Int J Integr Care 18 (2): 3. DOI: 10.5334/ijic.3085.

Gaebel, W.; Rössler, W.; Sartorius, N. (Hg.) (2016): The stigma of mental illness – end of the story? Cham u. a.: Springer.

Gooding, P.; McSherry. B.; Roper, C.; Grey, F. (2018): Alternatives to coercion in mental health settings. Literature review. https://socialequity.unimelb.edu.au/news/latest/alternatives-to-coercion (05.06.2019).

Javed, A.; Amering, M. (2016): Editorial: Mental health and human rights: Working in partnership with persons with a lived experience and their families and friends. Indian J Psychiatry 58 (3), 250–252.

Kokanović, R.; Brophy, L.; McSherry, B.; Flore, J.; Moeller-Saxone, K.; Herrman, H.: (2018): Supported decision-making from the perspectives of mental health service users, family members supporting them and mental health practitioners. Aust N Z J Psychiatry 52 (9): 826–833.

Mahlke, C.; Krämer, U.; Kilian, R.; Becker, T. (2015): Bedeutung und Wirksamkeit von Peer-Arbeit in der psychiatrischen Versorgung. Übersicht des internationalen Forschungsstandes. Nervenheilkunde 3 (4): 235–239.

Mahlke, C.; Priebe, S.; Heumann, K.; Daubmann, A.; Wegscheider, K.; Bock, T. (2017): Effectiveness of one-to-one peer support for patients with severe mental illness – a randomised controlled trial. Eur Psychiatry 42 (5): 103–110.

Peter, S. v.; Schwedler, H. J.; Amering, M.; Munk, I. (2015): »Diese Offenheit muss weitergehen.« Wie erleben Psychiatrieerfahrene, Angehörige und Professionelle den Trialog? Psychiatr Prax 42 (7): 384–391.

Puras, D. (2017): Bericht des UN-Sonderberichterstatters über das Recht aller Menschen auf bestmögliche körperliche und seelische Gesundheit. Nichtautorisierte Übersetzung des UN-Dokuments A/HRC/35/21. https://www.dgsp-ev.de/fileadmin/user_files/dgsp/pdfs/Publikationen/UN-Report_ Puras_%C3%9Cbersetzung_DGSP_2017.pdf (05.06.2019).

Richter D.; Hoffmann, H. (2017): Psychiatrische Wohnforschung. Der Nutzen systematischer Übersichten und Meta-Analysen. Sozialpsychiatrische Informationen 47 (2): 21–25.

Richter, D.; Hoffmann, H. (2018): Effectiveness of supported employment in non-trial routine implementation: Systematic review and meta-analysis. Soc Psychiatry Psychiatr Epidemiol 54 (5): 525–531.

Rose, D.; Thornicroft, G.; Slade, M: (2006): Who decides what evidence is? Developing a multiple perspectives paradigm in mental health. Acta Psychiatr Scand 113 (Suppl. 429): 109–114.

Schulze, M. (2010): Understanding the Convention on the Rights of Persons with Disabilities, Handicap International. http://www.hiproweb.org/uploads/ tx_hidrtdocs/HICRPDManual2010.pdf (05.06.2019).

Schulze, M. (2011): Menschenrechte für alle: die Konvention über die Rechte von Menschen mit Behinderungen. In: Flieger, P.; Schönwiese, V.: Menschenrechte – Integration – Inklusion. Berichte und kritische Diskussionen aus der Forschung, S. 11–25. Bad Heilbrunn: Klinkhardt. bidok.uibk.ac.at/library/ schulze-menschenrechte.html (05.06.2019).

Slade, M.; Amering, M.; Farkas, M.; Hamilton, B.; O'Hagan, M.; Panther, G.; Perkins, R.; Shepherd, G.; Tse, S.; Whitley, R. (2014): Uses and abuses of recovery: Implementing recovery-oriented practices in mental health systems. World Psychiatry 13 (1): 12–20.

Szmukler, G.; Daw, R.; Callard, F. (2014): Mental health law and the UN Convention on the Rights of Persons with Disabilities. Int J Law Psychiatry 37 (3): 245–252.

Wallcraft, J.; Amering, M.; Freidin, J.; Davar, B.; Froggatt, D.; Jafri, H.; Javed, A.; Katontoka, S.; Raja Rataemane, S.; Steffen, S.; Tyano, S.; Underhill, C.; Wahlberg, H.; Warner, R.; Herrman, H. (2011): Partnerships for better mental health

worldwide: WPA recommendations on best practices in working with service users and family carers. World Psychiatry 10 (3): 229–236.
WHO (o.J.): WHO QualityRights initiative. https://www.who.int/mental_health/policy/quality_rights/en/ (05.06.2019).
Zinkler, M; Koussemou, J.M. (2014): Wege und Hindernisse zu einem umfassenden Gewaltverzicht. Recht & Psychiatrie 32 (3): 142–147.

Das Recoveryverständnis von Initiativen Psychiatrieerfahrener

Ute Krämer, Susanne Ackers, Jenny Ziegenhagen, Eileen Friesecke, Thomas Künneke

Dieser gemeinsame Beitrag behandelt das Recoveryverständnis in Vereinigungen Psychiatrieerfahrener. Ute Krämer gibt Einblicke, wie im historischen und angelsächsischen Kontext Initiativen von Betroffenen Recoveryansätze gestalten und deren Umsetzung in Psychiatrie und Politik kritisch diskutieren.
Direkt aus ihren Vereinen berichten Susanne Ackers und Jenny Ziegenhagen für expeerienced – erfahren mit seelischen Krisen e. V. sowie Eileen Friesecke und Thomas Künneke für Kellerkinder e. V.: Sie beschreiben vereinseigene Konzepte, Angebote und politische Forderungen zum Thema Recovery.

Recovery und die Geschichte von Selbsthilfe und Peersupport

Die Positionierung Psychiatrieerfahrener ist inzwischen vielfältig. Sie reicht von grundlegender Kritik an und Abgrenzung von medizinischer Psychiatrie, Engagement in Selbsthilfe und Selbstvertretung, Beteiligung in verschiedensten Gremien bis hin zu erwerbsmäßiger Peerarbeit in psychiatrischen Einrichtungen. Die in eigenen Vereinigungen aktiven Peers sind nicht mehr fast alle Anstalts- oder Zwangs-Psychiatrieerfahrene wie diejenigen, die sich weitaus früher in der Selbsthilfe engagierten und sich dort als sozial wie politisch wirksame Personen erlebten (Chamberlin 1990; Clay 2005). Es unterscheiden sich die Selbstbezeichnungen als Psychiatrieerfahrene, Menschen mit seelischen Krisenerfahrungen, Peers oder Menschen mit psychischen Beeinträchtigungen. Kann es bei den unterschiedlichen Einstellungen Betroffener überhaupt Übereinstimmung hinsichtlich Recovery geben?

In der medizinischen Psychiatrie wird klinische Recovery als Rückbildung von »Krankheitssymptomen« verstanden, die nicht für alle Psychiatrieerfahrenen möglich sein soll (Dammann 2014). Hingegen schildern Betroffene mit Diagnosen sogenannter »schwerer psychischer Erkrankungen« international seit vielen Jahren, wie sie auch mit bleibender seelischer Dünnhäutigkeit oder z. B. Stimmenhören ein selbstbestimmtes Leben führen (Romme et al. 2009). Dieses Verständnis wird persönliche oder subjektive Recovery genannt, im Folgenden kurz Recovery.
Auf der Suche nach deutschen Veröffentlichungen zu Recovery fanden sich vor allem Beiträge von in der Psychiatrie Tätigen und Forschenden ohne ausgewiesene eigene Betroffenheit. Deutsche Forschung zu Recovery, teils unter Mitwirkung Betroffener, untersucht besonders Genesungsbegleitung als neue Berufsrolle (Heumann et al. 2018; Utschakowski et al. 2016). Internetrecherchen ergaben die meisten Treffer für strukturierte Recoverygruppen, die von Tandems aus Peers und anderen Professionellen geleitet werden. Eine Arbeitshilfe für recoveryorientierte Gruppen für Menschen mit Psychosen verfassten zwei therapeutische Profis gemeinsam mit einer Peer-Moderatorin (Peter et al. 2019). Das deutschsprachige Grundlagenwerk »Recovery – das Ende der Unheilbarkeit« von Michaela Amering und Margit Schmolke (2012) berichtet größtenteils von englischsprachigen Recoveryinitiativen. Regelmäßig vermerken Forschende, dass Recoveryansätze zuerst in der Betroffenenbewegung entwickelt wurden. Die Geschichte und der Einfluss von Selbsthilfe und Selbstvertretung auf das Genesungsverständnis Betroffener werden jedoch meist »ausgeblendet«.
Dabei schildern Shery Mead, Entwicklerin des »Intentional Peer Support« (Mead 2011), Sascha Altman DuBrul vom Selbsthilfe-Netzwerk Ikarus (Altman DuBrul 2014) oder Wilma Boevink, Mitentwicklerin der Initiative »Towards Recovery, Empowerment and Experiential Expertise« (Boevink 2012) die zentrale Rolle der gegenseitigen Unterstützung und des geteilten Erfahrungswissens. Die erfahrungsbasierten Einsichten begründen ein neues Selbstverständnis in Abgrenzung von diagnostischen Labels, nämlich die Anerkennung als vollwertige Personen mit Erfahrungen lebensgeschichtlich verständlicher Seelennöte oder Verrücktheiten.
Bereits 1983 gab die selbst betroffene Tina Stöckle mit einer Interviewstudie Einblick in die Berliner Irren-Offensive als autonome Selbsthilfe. Gemeinsam unternahmen die Mitglieder u. a. den Kampf gegen die

Psychiatrie und für Menschenrechte, die Suche nach dem Sinn des Wahnsinns, Autonomie und persönlicher Entfaltung (Stöckle 2005). Die Schriften von Dorothea Buck zu ihrem Psychoseerleben und -verständnis ermutigten viele, nicht nur Psychiatrieerfahrene. Mit dem Psychologen Thomas Bock entwickelte sie seit 1989 die trialogischen Psychoseseminare (Bock et al. 1994) und war 1992 an der Gründung des Bundesverbands Psychiatrie-Erfahrener e. V. (BPE) beteiligt. Für viele verkörpert Dorothea Buck bereits die Idee von Recovery, bevor der Begriff ins Deutsche kam.

Aus langjährigen bundesweiten Erfahrungen in der Selbsthilfe stellte der BPE 2012 einen Leitfaden zusammen. Dieser enthält vielfältige Aktivitäten für Selbstbestimmung, gegenseitige Unterstützung, den Einsatz für Rechte sowie gegen Zwang und Gewalt. Dabei werden verschiedene Fähigkeiten und Stärken gefördert, Selbstsorge für eigenes Wohlbefinden beachtet und Methoden für Kommunikation und Konfliktlösung empfohlen (BPE 2013).

Das Verhältnis von Selbsthilfe bzw. Genesungsbegleitung zu Recovery diskutierte 2015 Susanne Stier, Vorstandsmitglied der Münchener Psychiatrie-Erfahrenen e. V. und Genesungsbegleiterin. Sie fragt: Müssen angestellte Peers mehr Stabilität oder Recovery vorweisen als Mitglieder der Selbsthilfe? Oder profitieren Genesungsbegleiterinnen vom in der Selbsthilfe längst erarbeiteten Wissen und Selbstbewusstsein? Konkurrieren oder ergänzen sich ihre Tätigkeiten? (Stier 2015).

Deutlich früher erkundeten Betroffenen-kontrollierte Forschungsprojekte in den USA (Campbell & Schraiber 1989) und in England (Faulkner & Layzell 2000) hilfreiche Strategien im Leben von Menschen mit psychiatrischen Diagnosen: Die Psychiatrieerfahrenen nannten Peersupport, Selbsthilfe, Psychotherapien, kreative und spirituelle Interessen, sinnvolle Beschäftigung oder Berufstätigkeit und vor allem gute menschliche Beziehungen. Die Nutzerforscherin Alison Faulkner (2017) betont, dass diese Erkenntnisse gewonnen waren, bevor überwiegend nicht selbst betroffene Wissenschaftler Modelle zu Recovery entwickelten. Psychiatrieerfahrene Aktivisten und Forscherinnen rügen die gesundheitspolitische Normalisierung als Vereinnahmung des Recoveryverständnisses aus der Betroffenenbewegung (Krämer 2016; Rose 2014).

Peter Lehmann schrieb 2013 von »Recovery als neuer Etikettenschwindel in der Psychiatrie«. Er kritisiert u. a. die in der Psychiatrie verbreitete zu hoch dosierte Verabreichung von Psychopharmaka mit nachgewiesen schädigenden Nebenwirkungen. Wie Zwangsmaßnahmen verstößt Überdosierung von Medikamenten gegen Menschenrechte auf Gesundheit und Unversehrtheit (Human Rights Council 2017). »Ohne Rechte haben wir keine Recovery«, findet eine kanadische Betroffenen-kontrollierte Studie über Ansichten Psychiatrieerfahrener zu Recovery (Mental Health Recovery Study Working Group 2009).

Recovery in politischer Hinsicht – zwei Beispiele aus Berlin

Wie gestalten neuere deutsche Initiativen von Menschen mit seelischen Krisenerfahrungen ihr jeweiliges Recoveryverständnis? Aktive Mitglieder zweier Berliner Vereine der Selbstvertretung beschreiben im Folgenden ihre inhaltliche und politische Arbeit zum Thema Recovery.

expeerienced – erfahren mit seelischen Krisen e. V. Der gemeinnützige trialogische Verein expeerienced – erfahren mit seelischen Krisen e. V. wurde 2015 von EX-IN-Absolventen, Experten durch Begleitung (Angehörigen und Freunden) und Expertinnen durch Ausbildung und Beruf in Berlin gegründet. 2019 hatte der Verein 92 Mitglieder, davon 17 Fördermitglieder. Das Motto »Nicht ohne uns über uns« ist Teil der Präambel der Vereinssatzung. Der offene Umgang mit der eigenen Erfahrung sowie die dahinterstehende Empowerment-Haltung ist nicht nur charakteristisch für die Vereinsmitglieder, sondern für sämtliche Projekte des Vereins, die als genuin politisch zu verstehen sind.

Peers verfügen über ein breites Wissen zur Krisenbewältigung. Ihre spezielle Kompetenz basiert auf der reflektierten Erfahrung, wie Krisen überwunden werden können. In der EX-IN-Qualifizierungsmaßnahme wird das individuelle Erfahrungswissen durch das Wissen der anderen Teilnehmenden ergänzt und so das gemeinsame Verständnis umfassend erweitert. Recovery bedeutet für Peers die Integration von seelischen Handicaps in ein zufriedenes Leben – nicht die vollständige Gesundung im Sinne der Schulmedizin.

Peers stehen anderen Menschen als Hoffnung vermittelndes »Vorbild« zur Verfügung wie auch als tatkräftig unterstützende Begleitung im Genesungsprozess. Mit dem Einsatz von Peers wird das Erfahrungswissen von Krisenbewältigung und Genesung, welches den meisten psychiatrisch

Tätigen weder in der Ausbildung noch in der Praxis zur Verfügung steht, in psychiatrischen Einrichtungen nutzbar gemacht. Auf diese Weise können sich Haltung und Handlungsmöglichkeiten von Mitarbeitenden verändern. Sie profitieren in der praktischen Arbeit vom Wissen ihrer Kolleginnen und Kollegen mit Erfahrungsexpertise, weil diese innere Prozesse bei Menschen in Krisen unmittelbarer verstehen und verständlich machen können.

Mit seiner Arbeit trägt expeerienced dazu bei, Begegnungsräume zu schaffen, um die Bedingungen für den Einsatz von Peers zu reflektieren sowie neue Angebote zu entwickeln. Seit 2016 organisiert expeerienced vierteljährlich ein »trägerübergreifendes Netzwerktreffen« für Genesungsbegleiterinnen und ihre Arbeitskolleginnen sowie eine »trägerübergreifende Supervision« für angestellte Peers. Der Verein berät EX-IN-Absolventen, um im Sinne des Jobcoachings den Übergang in das Berufsleben zu begleiten. Auch Schulungen zur »Vorbereitung« für die Einstellung von Peers werden interessierten Einrichtungen angeboten, um Vorurteile und Ängste abzubauen.

2018 erweiterte der Verein sein Angebot um eine ergänzende unabhängige Teilhabe-Beratungsstelle (EUTB) mit dem Schwerpunkt auf seelischen Beeinträchtigungen. Ziel der ganzheitlichen und personenzentrierten Beratung vorrangig durch Peers ist es, Ratsuchende über die zahlreichen Hilfeangebote vor Ort zu informieren und sie mit der Haltung des Empowerments in einer selbstbestimmten Wahl der Leistungen zu unterstützen. Seit 2019 entwickelt eine Gruppe von Mitgliedern das »Recovery College Berlin« als Projekt von expeerienced weiter: Kursangebote zu verschiedenen Aspekten der seelischen Gesundheit sollen unterschiedliche Recoverystrategien für alle Interessierten fördern.

Mitglieder des Vereins sind in Berliner Gremien tätig, u. a. im Landesbeirat für psychische Gesundheit, im Teilhabebeirat und in einigen bezirklichen Psychosozialen Arbeitsgemeinschaften. Als Interessenvertreterinnen treten sie ein für den Abbau der gesellschaftlichen Stigmatisierung von Menschen mit psychischen Krankheiten. Sie klären auf über unsichtbare Barrieren, wie beispielsweise die Belastung durch Reizüberflutung, die Nichtbetroffene schwer nachvollziehen können. Recovery im Sinne eines zufriedenstellenden Lebens mit seelischen Beeinträchtigungen bedarf der Erweiterung inklusiver Angebote und Haltungen in allen politischen und psychosozialen Feldern. Daher fördert und fordert expeerienced die Aufwertung des Erfahrungswissens, die Verbesserung der

Arbeitsbedingungen und Vergütungen von Peers in der Versorgung wie in Ausbildung und Forschung.

Kellerkinder e.V. Der 2007 gegründete Kellerkinder e.V. versteht sich als Selbstvertretungsorganisation von Menschen mit psychischen Beeinträchtigungen. Die 64 Mitglieder (2019) sehen sich als politische Aktivistinnen und Aktivisten, die auf der Basis der UN-Behindertenrechtskonvention (UN-BRK) für ihre Rechte »öffentlich« streiten. Sie engagieren sich für die Akzeptanz des individuellen Andersseins, für Entstigmatisierung und für eine diskriminierungsfreie Gesellschaft. Dazu führen sie Projekte zum Empowerment durch und vernetzen sich mit unterschiedlichen Gruppen von Menschen mit verschiedenen Beeinträchtigungen.

Hierin zeigt sich die eher kritische Haltung zum Thema Recovery bzw. Gesundung: Wer hat die Definitionshoheit über den Begriff? Inwieweit besteht der Anspruch, zu gesunden, auch an die Gesellschaft selbst? Wenn Gesundung ausschließlich einen von außen an Einzelne gerichteten Anspruch beschreibt, wird dieser Ansatz zu einem fremdbestimmten Zwang; die Kellerkinder nennen dies Genesungszwang. Gesundung sehen sie hingegen als wechselseitigen partizipativen Prozess zwischen Betroffenen, dem Versorgungssystem und der Gesellschaft. Hierfür müssen Betroffene aktiv an den Gestaltungsprozessen des Gesundheitssystems (gemäß Artikel 4, Absatz 3 UN-BRK) partizipieren können und es muss ein gesundheitspolitischer Trialog erfolgen. Deshalb engagieren sich Mitglieder in Gremien und Arbeitskreisen auf Bundes- und Landesebene. Insbesondere die Vernetzung mit anderen Organisationen der Behindertenbewegung hat Türen der Mitsprache geöffnet.

Gesundung versteht der Kellerkinder e.V. nicht als Gegensatz zu Krankheit, sondern als Akzeptanz vielfältiger Lebensentwürfe. Diese funktioniert nicht ohne Teilhabe am gesellschaftlichen Leben. Entsprechend heißt es auf dem Informationsportal von Praetor Intermedia (o.J.) zum Stichwort Inklusion: »Folglich hat sich nicht der Mensch mit Behinderung zur Wahrung seiner Rechte anzupassen, sondern das gesellschaftliche Leben Aller muss von vornherein für alle Menschen (inklusive der Menschen mit Behinderungen) ermöglicht werden«. Jede und jeder Betroffene bestimmt selbst, inwieweit er oder sie sich verändern möchte. Dazu sind oft individuelle Unterstützungsleistungen nötig, die als angemessene Vorkehrungen oder personenorientierte Assistenz unter Berücksichtigung des Wunsch- und Wahlrechts bereits geltendes Recht sind.

Peersupport und Peer-zu-Peer-Beratung sind für den Verein zu bevorzugende Settings für Recoveryprozesse, auch wenn sie noch als »eher unprofessionelle«, vermeintlich weniger wirksame Unterstützungsleistungen gesehen werden. Dieser Bereich soll besser anerkannt und ausgebaut werden als eine wirkliche Alternative zum psychiatrischen Versorgungssystem. Wenn Recovery als Akzeptanz und Wertschätzung biografischer, oft traumatischer Erfahrungen und menschlicher Reaktionen darauf verstanden wird, braucht es barrierefreie Räume, um neue Möglichkeiten im Umgang mit sich selbst zu finden.
Eileen Friesecke und Thomas Künneke fassen das so zusammen: »Wir geben Recovery oder Gesundung andere Namen. Wir nennen sie Empowerment, Selbstbestimmung und Partizipation. Wir unterstützen uns in der Wahrnehmung unserer Fähigkeiten und der Akzeptanz unseres Andersseins. Wir bestehen uns selbst gegenüber nicht auf Veränderung, wir dürfen auch so sein, wie wir sind. Unser Verhalten ist kein Defizit, sondern der individuelle Versuch einer Lösung. Diese Versuche haben uns in dieser ›irren‹ Welt überleben lassen.«

Peerangebote und UN-BRK in der Recoverydiskussion

Peersupport, Peerarbeit und Peeranwaltschaft für die Rechte Psychiatrieerfahrener sind in angelsächsischen Ländern bereits länger etabliert, beforscht und debattiert. Was zeigt der Blick über den Tellerrand über recoverybezogene Ansätze der beiden Berliner Vereine?
Das Recoveryverständnis von expeerienced entwickelte sich aus der EX-IN-Qualifizierungsmaßnahme, in der die Entwicklung vom Ich-Wissen zum Wir-Wissen von seelischen Krisen und Genesungswegen zentral ist. Die Funktionen angestellter Peers als Rollenvorbilder und Hoffnungsträger für Recovery sind international anerkannt. Doch werden erwerbstätige Genesungsbegleiterinnen und -begleiter auch kritisch gesehen im Vergleich zu gleichwertigen Peer-zu-Peer-Beziehungen in der Selbsthilfe (Faulkner & Kalathil 2012; Legere 2014).
Die Forderung nach einer recoveryorientierten Behandlungskultur durchzieht die englischsprachige Diskussion unter Peers, anderen Professionellen und Forschenden (Slade et al. 2014). Die Weiterentwicklung

der psychiatrischen Behandlung sieht auch expeerienced als dringende Aufgabe. Denn die Inklusion von Peers in das psychiatrische Hilfesystem braucht als Grundlage trialogische Zusammenarbeit in multiprofessionellen Teams. Doch reicht es aus, recoveryorientierte Arbeitsweisen anzustreben, wenn die strukturellen Bedingungen in der Psychiatrie häufig selbst Hindernisse für Genesung darstellen? Was muss sich ändern, damit Peers nicht persönlich den Preis für ihren Einsatz als Pioniere zahlen müssen? Diesen in der Forschung untersuchten Fragen (Gillard et al. 2017; Vandewalle et al. 2016) geht expeerienced in seinen trialogischen Foren und in Fachdiskussionen nach.

»Auch wenn der Recovery-Gedanke aus der Betroffenen-Szene heraus entwickelt wurde, deuten heute die ›Professionellen‹ diesen Ansatz wie eine Behandlungsmethode und nicht als Haltung. Die ›anderen‹ haben diesen Begriff für sich erobert«, findet der Kellerkinder e. V. Die Vereinnahmung der Überzeugungen von Peers und die Marginalisierung ihres Erfahrungswissens in der psychiatrischen Versorgungspraxis rügen die Vorreiter der Entwicklung dieser Berufsrolle (Legere 2014; Brown & Statsny 2016). Für expeerienced spiegelt diese Kritik die ambivalente Situation dieser Gruppe.

Darüber hinaus bestehen bei expeerienced wie bei den Kellerkindern grundsätzliche Vorbehalte zum Recoverykonzept. Besorgt fragen sie, ob sich ein Genesungsparadigma durchsetzt, das eine Verpflichtung zur Gesundung beinhaltet. Wird die Anpassung aller Betroffenen an Normen der gesellschaftlichen Leitkultur verlangt? Werden soziale Belastungen im Entstehen von psychischen Krisen überhaupt ausreichend berücksichtigt? Die Gefahren politischer Engführung von Recovery auf Anpassung und Arbeitsfähigkeit untersuchen englischsprachige Aktivisten und Forschende (Rose 2014; Beresford et al. 2016). Dazu arbeiten sie vermehrt in sozialen Medien, z. B. der internationalen Facebook-Gruppe »Recovery in the Bin« (Rose 2018).

Vor fremdbestimmtem »Genesungszwang« warnt auch der Kellerkinder e. V. Hingegen bauen seine Mitglieder auf die Wertschätzung menschlicher Vielfalt als grundlegenden Paradigmenwechsel der UN-Behindertenrechtskonvention. Anerkennung von seelischem Anderssein, Empowerment, wirksame Partizipation in der Psychiatrie und gesellschaftliche Teilhabe gehören für sie zusammen.

Vom Kellerkinder e. V. geforderte Peer-zu-Peer-Begegnungsräume gestalten Initiativen Psychiatrieerfahrener nahezu weltweit. In einigen

Ländern werden eigenständige Betroffenen-geleitete »Dienste« finanziert mit Angeboten wie Peersupport für Empowerment und Recovery oder Peeranwaltschaft für bessere Bedingungen in Versorgung und Alltagsleben (Grey & O'Hagan 2015). Der Ansatz des Peer Counseling, der ursprünglich aus der Behindertenbewegung stammt, ist Teil des Konzepts der ergänzenden unabhängigen Teilhabeberatung, die expeerienced und Kellerkinder in vereinseigenen Beratungsstellen anbieten.

Die Projekte des Kellerkinder e. V. mit Gruppen verschiedener Beeinträchtigungsarten erscheinen so neu wie die Umsetzung der UN-BRK. Der Verein fordert, Menschen mit »seelischen Hindernissen« dieselben Rechte zu gewähren wie Menschen mit anderen Behinderungen. Auch in England schloss sich das »Mental Health Resistance Network« zusammen mit der Initiative »Disabled People Against Cuts« (Rose 2018). Es wird sich zeigen, ob solche Bündnisse Ausnahmen oder Trendsetter sind.

Die maßgebliche Partizipation vieler Selbstvertretungsorganisationen von Menschen mit Behinderungen an der Erarbeitung der UN-BRK war ein historischer Meilenstein (siehe auch den Beitrag von Amering & Gmeiner in diesem Buch). Zuvor gab es kaum Allianzen zwischen Vereinigungen von Körper- oder Sinnesbeeinträchtigten und von Psychiatrieerfahrenen. Gerade das Konzept psychischer Beeinträchtigung bleibt umstritten: Einige Betroffenengruppen lehnen es radikal ab, andere bevorzugen psychosoziale Behinderung als Wechselwirkungsbegriff. Hingegen plädieren Psychiatrieerfahrene weltweit für den Einsatz der UN-BRK zur Stärkung ihrer Selbstbestimmung und gesellschaftlichen Teilhabe wie zur Abschaffung von Benachteiligung und Zwang (Spandler et al. 2015).

Das Eintreten gegen Stigmatisierung und Diskriminierung ist Querschnittsthema im Kellerkinder e. V. und bei expeerienced. Beide Selbstvertretungen engagieren sich für den Abbau der teils unsichtbaren Barrieren in Psychiatrie und Gesellschaft. Denn einstellungs- und strukturbedingte Barrieren behindern Genesungswege ebenso wie selbstbestimmtes Leben mit Anderssein. Mitglieder beider Vereine beteiligen sich regelmäßig in gesundheits- und sozialpolitischen Gremien. Auch dort halten sie das Bewusstsein wach, dass um Genesungs- und Teilhabechancen Psychiatrieerfahrener weiterhin gerungen und teils öffentlich gestritten werden muss.

Die Leitkonzepte »individuelle Genesungswege« von expeerienced und »Akzeptanz des Andersseins« von Kellerkinder e. V. liegen in ihrer praktischen Umsetzung teils näher beieinander, teils in einem

Spannungsverhältnis. Die beiden Vereine sind Beispiele für die in Deutschland wie international noch zunehmende Vielfalt der Initiativen Psychiatrieerfahrener. Auf der Basis gemeinsamer Überzeugungen – Stärkung Betroffener, Aufwertung des Erfahrungswissens, Anti-Diskriminierung – hat diese Diversität auch Vorteile. Sie ermöglicht den kompetenten Ausbau unterschiedlicher Arbeitsschwerpunkte. So wirken Selbstvertretungen auch gegen eine ideologische Vereinnahmung der Peeransätze Selbstbestimmung, Empowerment und Recovery.

***Ute Krämer** studierte Psychiatrische Versorgungsforschung mit Schwerpunkt nutzergeleitete Forschung (M. Sc. King's College London) und ist aktives Mitglied des Kellerkinder e. V.*

***Dr. Susanne Ackers** und **Jenny Ziegenhagen** sind Vorstandsmitglieder von expeerienced – erfahren mit seelischen Krisen e. V. Susanne Ackers ist Vorstandsmitglied von EX-IN Deutschland e. V. und EX-IN-Trainerin. Jenny Ziegenhagen ist Peerforscherin und verantwortlich für das Projekt Recovery College Berlin.*

***Eileen Friesecke** ist aktives Mitglied und **Thomas Künneke** Vorstandsmitglied des Kellerkinder e. V.; beide sind Mitglieder in Bundes- und Landesvereinigungen von Menschen mit seelischen und anderen Beeinträchtigungen.*

Literatur

Altman DuBrul, S. (2014): The Icarus project: A counter narrative for psychic diversity. Journal of Medical Humanities 35 (3): 257–271.

Amering, M.; Schmolke, M. (2012): Recovery: Das Ende der Unheilbarkeit. 5., überarb. Aufl. Bonn: Psychiatrie Verlag.

Beresford, P.; Perring, R.; Nettle, M.; Wallcraft, J. (2016): From mental illness to a social model of madness and distress. London: Shaping Our Lives.

Bock, T.; Buck, D.; Esterer, I. (1994): Im Strom der Ideen. Stimmenreiche Mitteilungen über den Wahnsinn. Bonn: Psychiatrie Verlag.

Boevink, W. (2012): Towards recovery, empowerment and experiential expertise of users of psychiatric services. In: Ryan, P.; Ramon, S.; Graecen, T. (Hg.): Empowerment, lifelong learning and recovery in mental health. Towards a new paradigm, S. 36–49. Basingstoke: Palgrave Macmillan.

BPE – Bundesverband Psychiatrie-Erfahrener e. V. (2013): Selbsthilfe erfolgreich gestalten. Ein Leitfaden von Psychiatrie-Erfahrenen für Psychiatrie-Erfahrene. In: BPE e. V. Rundbrief 1: 21–23. http://ki-art-multimedia.de/BPE/2013/1-13.pdf (15.07.2019).

Brown, C.; Statsny, P. (2016): Peer workers in the mental health system: A transformative or collusive experiment? In: Russo, J.; Sweeney, A. (Hg.): Searching for a rose garden. Challenging psychiatry, fostering mad studies, S. 183–191. Monmouth: PCCS Books.

Campbell, J.; Schraiber, R. (1989): The well-being project: Mental health consumers speak for themselves. Report of a survey conducted for the California Department of Mental Health, Office of Prevention.

Chamberlin, J. (1990): The ex-patient‘s movement: Where we‘ve been and where we‘re going. Journal of Mind and Behavior 11 (3–4): 323–336.

Clay, S. (Hg.) (2005): On our own, together: Peer programs for people with mental illness. Nashville: Vanderbilt University Press.

Dammann, G. (2014): Chancen und Probleme des Recovery-Ansatzes aus psychiatrischer Sicht. Der Nervenarzt 85 (9): 1156–1165.

Faulkner, A. (2017): Knowing our own minds: The role and value of experiential knowledge in mental health research. PhD Thesis, City, University of London. http://openaccess.city.ac.uk/17455/ (15.07.2019).

Faulkner, A.; Kalathil, J. (2012): The freedom to be the chance to dream: Preserving user-led peer support in mental health. London: Together.

Faulkner, A.; Layzell, S. (2000): Strategies for living: A report of user-led research into people's strategies for living with mental distress. London: Mental Health Foundation.

Gillard, S.; Foster, R.; Gibson, S.; Goldsmith, L.; Marks, J.; White, S. (2017): Describing a principles-based approach to developing and evaluating peer worker roles as peer support moves into mainstream mental health services. Mental Health and Social Inclusion (21) 3, 133–143.

Grey, F.; O'Hagan, M. (2015): The effectiveness of services led or run by consumers in mental health: Rapid review of evidence for recovery-oriented outcomes: An evidence check rapid review. Sax Institute for the Mental Health Commission of New South Wales.

Heumann, K.; Schmid, C.; Wilfer, A.; Bolkan, S.; Mahlke, C.; Peter, S. v. (2018): Kompetenzen und Rollen(-erwartungen) von Genesungsbegleitern in der psychiatrischen Versorgung. Ein partizipativer Forschungsbericht. Psychiatrische Praxis 45 (1): 1–7.

Human Rights Council (2017): Report of the Special Rapporteur on the right of everyone to the enjoyment of the highest attainable standard of physical and mental health. https://www.dgsp-ev.de/fileadmin/user_files/dgsp/pdfs/Wissenschaftliche_Artikel/UN_Kritik_Puras.pdf (15.07.2019).

Krämer, U. (2016): Von der neuen Hoffnung zum Genesungszwang? Recovery in Selbsthilfe und Peer Support. Kerbe – Forum für soziale Psychiatrie 34 (2): 11–12.

Legere, L. (2014): The provider‘s handbook on developing and implementing peer roles. Western Massachusetts Peer Network & Western Massachusetts Recovery Learning Community. http://www.psresources.info/images/stories/A_Providers_Handbook_on_Developing__Implementing_Peer_Roles.pdf (15.07.2019)

Lehmann, P. (2013): Recovery als neuer Etikettenschwindel in der Psychiatrie. In: Burr, C.; Schulz, M.; Winter, A.; Zuaboni, G. (Hg.): Recovery in der Praxis: Voraussetzungen, Interventionen, Projekte, S. 48–67. Köln: Psychiatrie Verlag.

Mead, S. (2011): Intentional peer support: A personal retrospective. Experts by Experience Conference 2011 des Scottish Recovery Network. https://vimeo.com/36079409 (15.07.2019).

Mental Health Recovery Study Working Group (2009): Mental health »recovery«: Users and refusers. What do psychiatric survivors in Toronto think about mental health recovery. Toronto: Wellesley Institute.

Peter, S. v.; Wilfer, A.; Gervink, A. (2019): Recoveryorientierte Gruppenarbeit für Menschen mit Psychoseerfahrungen. Ein Non-Manual. Köln: Psychiatrie Verlag.

Praetor Intermedia (o. J.): Inklusion. https://www.behindertenrechtskonvention.info/inklusion-3693/ (15.07.2019).

Romme, M.; Escher, S.; Dillon, J.; Corstens, D.; Morris, M. (2009): Living with voices. 50 stories of recovery. Ross-on-Wye: PCCS Books in association with Birmingham City University.

Rose, D. (2014): The mainstreaming of recovery. Journal of Mental Health 23 (5): 217–218.

Rose, D. (2018): A hidden activism and its changing contemporary forms: Mental health service users/survivors mobilising. Journal of Social and Political Psychology 6 (2): 728–744

Slade, M.; Amering, M.; Farkas, M.; Hamilton, B.; O'Hagan, M.; Panther, G.; Whitley, R. (2014): Uses and abuses of recovery: Implementing recovery-oriented practices in mental health systems. World Psychiatry 13 (1): 12–20.

Spandler, H.; Anderson, J.; Sapey, B. (Hg.) (2015): Madness, distress and the politics of disablement. Policy Press, University of Bristol.

Stier, S. (2015): Offizielle Verlautbarung der Münchner Psychiatrie-Erfahrenen zum Workshop »Selbsthilfe und Ehrenamt versus bezahlte Tätigkeit: Konkurrenz oder Ergänzung?«. https://www.dvgp.org/fileadmin/user_files/dachverband/dateien/Buergerengagement/Beitrag-MUEPE.pdf (15.07.2019).

Stöckle, T. (2005): Die Irren-Offensive: Erfahrungen einer Selbsthilfe-Organisation von Psychiatrieüberlebenden. Nachdruck Originalausgabe von 1983. Berlin: Peter Lehmann Antipsychiatrieverlag.

Utschakowski, J.; Sielaff, G.; Bock, T.; Winter, A. (2016): Experten aus Erfahrung: Peerarbeit in der Psychiatrie. Köln: Psychiatrie Verlag.

Vandewalle, J.; Debyser, B.; Beeckman, D.; Vandecasteele, T.; Van Hecke, A.; Verhaeghe, S. (2016): Peer workers' perceptions and experiences of barriers to implementation of peer worker roles in mental health services: A literature review. International Journal of Nursing Studies 60: 234–250.

Recovery-Förderung durch Psychotherapie und andere Mittel

Larry Davidson

» Wenn ein Mensch einmal zu der Überzeugung kommt, dass er oder sie eine Krankheit ist, dann ist niemand mehr im Inneren da, der der Krankheit gegenüber Stellung beziehen kann. Wenn Du einmal eins geworden bist mit der Erkrankung, dann ist niemand mehr in Dir, der die Arbeit der Genesung, des Heilens und des Wiederaufbaus Deines Lebens, dass Du zu leben wünschst, aufnehmen kann. « (DEEGAN 1993, S. 9)

Diese Passage aus dem Buch von Patricia Deegan, die im Erwachsenenalter an Schizophrenie erkrankte (bevor sie eine internationale Führungsfigur der Selbsthilfe wurde), hält wortgewandt fest, was ich als Schwerpunkt bei der Psychotherapie bei Menschen mit dieser Krankheit oder ähnlichen Leiden empfehle: Dabei zu helfen, die Person von ihrer Krankheit zu trennen, sollten sie sich ineinander verflochten haben.
Den Kampf gegen eine Erkrankung aufzunehmen, ist eine Herausforderung, die der Expertise und des Wissens eines Psychotherapeuten bedarf. Gleichwohl sind der Psychotherapie, wie sie bislang ausgeführt wird, Grenzen gesetzt. Sie bedarf der Kombination mit »anderen Mittel«, auf die sich die Überschrift dieses Beitrags bezieht. Diese anderen Mittel werden benötigt, damit ein Patient sein Leben nach dem Abklingen seiner Psychose so führen kann, wie er es sich wünscht.
Dieses Kapitel beschreibt den therapeutischen Prozess, der dazugehört, wenn es darum geht, die Handlungsmöglichkeiten einer Person im Rahmen der Psychose wiederherzustellen, und er beschreibt einige der »anderen Mittel«, die zur verbleibenden »Genesungsarbeit« benötigt werden.

Persönlichkeit verloren und wiedergewonnen

In ihrer Autobiografie beschreibt Ellen Saks (eine weitere, an Schizophrenie erkrankte Person, aus der eine erfolgreiche Juraprofessorin und eine Verfechterin psychischer Gesundheit wurde) eine der wesentlichen Auswirkungen der Psychose als den Verlust des inneren Gleichgewichts. Man könne sich nicht mehr als Handelnde im Kontext der eigenen Erfahrungen begreifen. Sie schreibt: »Das ›ich‹ wird ein Schleier und das stabile Zentrum, durch das man die Realität erlebt, bricht ab wie ein schlechtes Funksignal. Es gibt keinen sicheren Aussichtspunkt mehr, von dem aus man Ausschau halten, Dinge begreifen und beobachten kann, was passiert. Kein Kern hält die Dinge mehr zusammen.« (SAKS 2007, S. 47) Ähnliche Erfahrungen wurden von anderen Menschen mit Psychosen beschrieben. So etwa sagte ein junger Mann, mit dem ich gearbeitet habe, dass der schrecklichste Aspekt der Schizophrenie für ihn war, dass er vergaß, dass er eine Person war. Ein anderer schrieb: »Dinge passieren mir einfach und ich habe keine Kontrolle über sie. Es scheint so, als hätte ich nicht mehr so viel zu sagen. Manchmal habe ich nicht einmal mehr die Kontrolle über mein Denken. Ich fühle mich taub an, weil ich ein Objekt werde und Objekte haben keine Gefühle.« (zitiert aus MCGHIE & CHAPMAN 1961, S. 109)

Die Literatur zum Thema Wahnvorstellungen lässt erahnen, was einige Menschen erleben, wenn sie glauben, sie seien Objekte oder wenn sie davon überzeugt sind, dass andere Menschen oder Mächte Kontrolle über ihre eigenen Gefühle und Handlungen haben. So füllt sich das Vakuum an, das nach dem Verlust der eigenen Handlungsmöglichkeiten zurückgeblieben ist (DAVIDSON 1997, 2002, 2003; DELEUZE & GUATTARI 1983).

Neben diesen dramatischen Erfahrungen des Verlustes der eigenen Identität, berichten Menschen, die an Schizophrenie erkrankt sind, von einer Reihe von weiteren, kognitiven Schwierigkeiten, die das Selbstgefühl zusätzlich beeinträchtigen. Nicht dazu in der Lage zu sein, seine Gedanken so zu lenken, wie man es möchte, nicht dazu in der Lage zu sein, zwei Gedanken beisammenzuhalten oder sich Dinge von einem Moment zum nächsten zu merken, von Stimmen belagert zu werden, die für meine Gedanken und Handlungen verantwortlich sind oder den

Ursprung dieser Erfahrungen außerhalb zu suchen, unterminiert die Fähigkeiten, ein positives Selbstbewusstsein aufrechtzuerhalten. Der Verlust des Kerns, der alles zusammengehalten hat und die daraus resultierende Unsicherheit über den eigenen Status als menschliches Wesen, macht eine Person anfällig dafür, ihr Selbstbild durch das Bild von anderen zu ersetzen (DAVIDSON 1997). Diese Art der Verletzlichkeit erinnert an den Charakter Tinkerbell im Theaterstück »Peter Pan« von J. M. BARRIE (1991). Feen brauchen dem Erzähler des Stücks zufolge Kinder, die an sie glauben, damit sie überleben können. Andernfalls stirbt jedes Mal eine Fee, wenn ein Kind sagt »Ich glaube nicht an Feen«. Unglücklicherweise begegnen seit einigen Generationen Schizophrenie-Kranke fast nur noch solchen Leuten, die nicht an ihre Fähigkeit zu genesen, glauben, die ihre Chance, ihre Handlungsmöglichkeiten und ein schönes Leben zurückzugewinnen, nicht sehen. Und dies ist ein weiterer tragischer Angriff auf die Persönlichkeit des Erkrankten.

Obwohl die Quellen solcher Angriffe auf die Persönlichkeit vielfältig sind, will ich mich auf zwei grundsätzliche Probleme konzentrieren. Das erste wurde von der Selbsthilfe als *das* gewaltigste Hindernis auf dem Weg zur Genesung identifiziert, schlimmer noch als die Erkrankung selbst. Es sind die Stigmatisierung und die Diskriminierung, denen die Person mit der Diagnose Schizophrenie einerseits in der Gesellschaft, aber andererseits auch im Gesundheitssystem begegnet. Diskriminierung und Stigmatisierung signalisieren der Person, wer oder was auch immer sie sein mag, dass ihre Identität beschmutzt und grundsätzlich minderwertig ist. Sie ist kein vollständiges menschliches Wesen mehr und nicht länger Mitglied der Gesellschaft. Sie ist nicht mehr die Person, die sie einmal gewesen ist, sondern ist weniger als das: ein Außerirdischer, ein Monster oder vielleicht ein Kind. Der Erkrankte ist kein autonomer Erwachsener mehr, der seine eigenen Entscheidungen treffen kann, der für sich selbst verantwortlich ist und eine geschätzte Position in der Gesellschaft einnimmt. Bedauerlicherweise haben viele Menschen mit der Diagnose Schizophrenie diese Urteile akzeptiert, die stigmatisierende Botschaft in sich aufgenommen und sehen sich selbst als minderwertig an.

Die Auswirkungen von Stigmatisierung und Diskriminierung werden verstärkt durch die Haltung therapeutischer Neutralität. Auch sie – und damit bin ich beim zweiten Problem – stellt einen Angriff auf das Selbstbild der Patienten dar. Sie wird von vielen Mitarbeitern in psychiatrischen Einrichtungen als die beste oder sogar einzig richtige Haltung akzeptiert.

Seitdem diese Haltung von Sigmund Freud als eine Hauptstrategie für die psychoanalytische Praxis eingeführt (und selten befolgt wurde), scheint sie sich auf alle Kliniken und Rehabilitationseinrichtungen mit Patienten mit ernsthaften psychischen Erkrankungen ausgedehnt zu haben, ganz gleich, ob dort psychoanalytische Techniken zum Einsatz kommen oder nicht. Diese Tatsache hatte bittere Auswirkungen für die Personen, die so behandelt wurden und keine psychoanalytische Behandlung bekamen. Sie konnten keinen Nutzen aus dieser Herangehensweise ziehen (z. B. von Interpretationen der Übertragungsphänomene profitieren), bekamen aber die Nachteile zu spüren. Ein elementarer Nachteil ist das Gefühl, als Person herabgesetzt zu werden, was das Ergebnis einer eindimensionalen Beziehung ist, in der ein Part (der Psychotherapeut) alleinig für das Geben und der andere Part (der Patient) nur für das Nehmen zuständig ist.

Es gibt in einer asymmetrischen Beziehung wie in der Psychotherapie »kein Geben und Nehmen wie das bei [meinem Freund] und mir wäre« (zitiert nach Davidson et al. 2001). Aber Geben und Nehmen sind erforderlich, damit Patienten mit schweren psychischen Erkrankungen sich wieder wie wertvolle Menschen fühlen, die anderen Menschen etwas Wertvolles bieten können. Unter anderem aus diesem Grund haben recoveryorientierte Therapeuten damit begonnen, die distanzierte und objektive Haltung von Freud gegen eine engagiertere und mitfühlendere, gleichwohl professionelle Haltung auszutauschen. Sie sind der Ansicht, dass es zu ihren ersten Aufgaben gehört, das grundlegende Gefühl, eine vollwertige Person zu sein, wiederherzustellen, gerade nach einer Psychose und wegen der sekundären Auswirkungen von Stigmatisierung und der Diskriminierung (Davidson et al. 2009).

Aber wie hilft man jemandem dabei, das grundlegende Gefühl, eine Person zu sein, wiederzugewinnen und sich selbst wieder als handlungsfähig zu erleben? Für die Entwicklung einer verbindlichen und anteilnehmenden Beziehung ist es wichtig, dass der Psychotherapeut den Patienten zuvorderst als Mitmenschen und nicht als Objekt oder als Außerirdischen, usw. sieht. Wie ein Patient in einem Erfahrungsbericht über die Behandlung seiner Psychose schrieb: »Ich hatte häufig Konflikte mit meinem Therapeuten, bis ich sehen konnte, dass er eine echte Person war und wir eine gegenseitige Beziehung zueinander aufgebaut hatten und nicht mehr Patient und Therapeut, sondern nur noch Menschen waren. Schließlich spürte ich, dass auch ich eine Person war und nicht nur ein Außenseiter, der sich die Welt von außen ansieht. Damit ein

Patient und ein Therapeut über Jahre hinweg so eng zusammenarbeiten können, müssen sie eine Bindung eingehen, die professionell ist und auf der Gemeinsamkeit der Menschlichkeit zwischen zwei Personen beruht.« (Anonym)

Ähnliche Einsichten finden sich in Forschungsliteratur aus Skandinavien, in der Topor und Kollegen (Mezzina et al. 2006) nach Schlüsselerlebnissen suchten, die in der Retrospektive als Wendepunkt in der Behandlung und Genesung betrachtet werden können. Es waren Erlebnisse, bei denen Therapeuten, die eine konventionelle neutrale Haltung eingenommen hatten, von dieser Haltung Abstand nahmen oder die Bereitschaft zeigten, »die Regeln zu brechen«, um einen Patienten in einer Art und Weise zu helfen, die entweder unerwartet war oder mehr Einsatz als sonst vom Therapeuten erforderte. In diesen Fällen, in denen normalerweise distanzierte Psychotherapeuten ihre neutrale Haltung verließen und mehr nur als Therapeuten auftraten, sondern mehr von sich zeigten, mussten Patienten sich nicht länger als Patienten fühlen. Sie erlebten sich als vollwertige Menschen, denen aufrichtige Gefühle und eine echte Beziehung angeboten wurden.

In einer früheren Veröffentlichung wies ich darauf hin, dass das authentischste Gefühl, die Art von Beziehung, die Menschen mit schweren psychischen Erkrankungen bei ihren Psychotherapeuten suchen, die Liebe ist. Liebe ist hier natürlich nicht in einem erotischen oder romantischen Sinn gemeint, sondern als aufrichtige Akzeptanz und als Respekt vor der Persönlichkeit des anderen. Das ist es, so denke ich, das auch der zuvor zitierte anonyme Autor meint. Insofern folge ich unter anderem dem Vermächtnis von Harry Stack Sullivan und Frieda Fromm-Reichmann, die sich in ihrem psychotherapeutischen Ansatz für Patienten mit Psychosen auf das Erkennen des Bedürfnisses stützen, der Person zunächst wieder Menschlichkeit einzuträufeln, bevor irgendeine weitere Genesungsarbeit geleistet werden kann. Diese Haltung wird in einem weiteren Erfahrungsbericht nachdrücklich festgehalten. Eine Person mit einer schweren psychischen Erkrankung erklärte, dass »man jemanden braucht, der an einen glaubt, weil man nicht mehr selbst an sich glaubt« (zitiert nach Hatfield & Lefley 1993, 138). In der westlichen wie auch der östlichen Kultur wurde es stets als Akt der Liebe angesehen, in dieser Art und Weise an jemanden zu glauben und diesen Glauben an das Menschsein des anderen auch zu zeigen. Ob man diese Haltung nun als »Liebe« bezeichnet oder nicht: Die Frage bleibt bestehen, wie

Therapeuten diese Art von Akzeptanz und Glauben an die andere Person vermitteln können. Einige Empfehlungen, wie man eine Person darin unterstützen kann, ihre Persönlichkeit und ihre Handlungsfähigkeit zurückzugewinnen, können aus der reichhaltigen Geschichte der psychotherapeutischen Tradition und auch aus meinen klinischen Erfahrungen zusammengetragen werden.

Zunächst muss man Patienten so behandeln, als ob sie eine Persönlichkeit haben und diese auch immer gehabt hätten. Mit anderen Worten, man darf auf diese »Krankheit« nicht selbst hereinfallen und nicht die Wahrnehmung einer »leere Hülle« (Andreasen 1984) übernehmen, die eine Person von sich selbst vielleicht hat. Das setzt den Glauben voraus, dass sich trotz des äußeren Anscheins immer eine Persönlichkeit im Inneren einer Person verbirgt oder durch eine Krankheit verdeckt wird, egal wie schwer die Krankheit auch sein mag (Davidson 1997; Davidson & Stayner 1997), und dass diese Person ihr Bestes versucht, um zu überleben, bis sich eine Gelegenheit ergibt, die es der verdeckten Persönlichkeit erlaubt, wieder an die Oberfläche zu gelangen. Anteilnehmende Psychotherapie soll genau das bieten: Eine Gelegenheit für die Persönlichkeit, wieder an die Oberfläche zu kommen. Der Therapeut schafft diesen Möglichkeitsraum, indem er vermittelt, dass er weiß, dass diese Persönlichkeit noch immer vorhanden ist, irgendwo im Inneren hart kämpft, um im Strudel der Krankheit zu bestehen. Wieder einmal war es Patrica Deegan, die diese Situation eloquent beschrieb: »Die Fachleute nennen es Apathie und Mangel an Motivation. Sie glaubten, unsere Krankheit sei schuld. Doch sie verstehen nicht, dass Aufgeben ein stark motiviertes und zielgerichtetes Verhalten ist. Für uns ist Aufgeben eine Art zu überleben. Aufzugeben, sich der Hoffnung zu verweigern, sich nicht zu bemühen, sich nicht zu kümmern. All dies sind Wege, über die wir versuchen, die letzten zerbrechlichen Spuren unseres Kampfgeistes und unseres Selbstwertgefühls vor weiterem Schaden zu bewahren.« (Deegan 1994, S. 19)

Als Antwort auf diese Erkenntnis bemühen sich Therapeuten, eine weitere Zerstörung des Selbstwertgefühls einer Person zu vermeiden, indem er nicht weiter das Umfeld und die Handlungsweisen repräsentieren, die zum zerstörten Selbstwertgefühl einer Person beigetragen haben. Solche Einstellungen und Methoden, die – wie weiter oben beschrieben – eine Ausbreitung von Stigmatisierung und Diskriminierung im Gesundheitssystem weiter fördern, sorgen dafür, dass Patienten mit Psychosen als

Menschen zweiter Klasse beurteilt und behandelt werden. Diese Kultur schlägt sich nicht nur in den Einstellungen, im Verhalten und in den Worten der Therapeuten nieder, sondern (bei stationärer Behandlung) auch durch so konkrete und so trivial erscheinende Dinge wie das Vorhandensein von getrennten Badezimmern für Angestellte und Patienten, feststehende Uhrzeiten für das Duschen oder die Besuchszeiten, der Tatsache, dass Patienten beim Vornamen gerufen werden, während Mitarbeiter mit »Dr. X« oder dem Nachnamen angesprochen werden müssen. Nicht zuletzt bewirkt dieses Herabblicken auf den Patienten auch, dass jede Entscheidung, die ein Patient trifft und der das Personal nicht zustimmt, als Folge der Erkrankung betrachtet wird und nicht als individueller, persönlicher Entschluss (Roe et al. 2001).
Im erweiterten Sinne dieses Prinzips ist es für Therapeuten ebenfalls wichtig, keine Entscheidungen für den Patienten, am Patienten vorbei, oder gegen den Willen des Patienten durchzuführen, oder zumindest, in Extremsituationen, dem Patienten sein Handeln zu erklären. Von ähnlicher Bedeutung ist es auch, einer Person alle Handlungsmöglichkeiten aufzuzeigen, die ihr angesichts der Umstände offenstehen, auch wenn es sich nur um wenige Optionen handelt. Beispielsweise könnte die Person so schwer erkrankt sein, dass eine Zwangseinweisung berechtigt ist oder eine Zwangsbehandlung in Betracht gezogen werden muss, um Schaden von sich oder anderen abzuwenden.
Selbst unter diesen extremen Umständen können Schritte unternommen werden, um die Würde der Person und ihren Status als Mensch zu wahren und. Als ich zum Beispiel als Direktor eines Gesundheitszentrums für psychische Gesundheit in einer städtischen Gemeinde amtierte, forderte eine Patientin ein Gespräch mit mir ein, als sie mit ihrer Behandlung und der Einschätzung des Teams, dass sie in ein Krankenhaus müsse, nicht einverstanden war. Sie konsumierte täglich Heroin, hatte eine erhebliche Menge an Gewicht verloren und schien nicht dazu in der Lage zu sein, sich ausreichend zu ernähren und auf der Straße zu überleben. Da ich die Frau seit Jahren kannte, willigte ich darin ein, mit ihr zu sprechen, machte ihr aber deutlich, dass ich die Einschätzung meines Teams, dass sie in ein Krankenhaus überwiesen werden müsste, nicht überstimmen würde. Allerdings nahm ich mir auch die Zeit, sie über ihre Möglichkeiten zu informieren und dem Team einen Weg zu zeigen, wie man mit ihr respektvoll und anteilnehmend begegnen konnte. Ich erklärte der Patientin, dass ein Krankenhausaufenthalt notwendig sei, weil das Team

um sie bemüht sei und nicht tatenlos dabei zusehen könne, wie sie langsam stürbe, dass sie aber Einfluss darauf hätte, wie bei ihrer Einweisung vorgegangen würde. So oder so würde sie ins Krankenhaus eingewiesen werden, aber sie würde steuern können, wie sie dort aufgenommen würde: Sie könne freiwillig in der Begleitung der Mitarbeiter gehen und ihre Würde behalten, indem sie ruhig die Straße überquere und so in das Aufnahmebüro gelange oder auf eine Bahre fixiert in die Notaufnahme getragen werden. Sie entschied sich dafür, selbst zu laufen.

Ähnliche Schritte können bei Menschen in besonderen Stresssituationen unternommen werden, z.B. wenn eine Fixierung oder Unterbringung in einem Kriseninterventionsraum notwendig ist, auch wenn solche Methoden nur als allerletztes Mittel in Notfällen Anwendung finden sollten. Worüber sich Menschen mit schweren psychischen Krankheiten in diesem Zusammenhang am meisten beschweren, ist das Gefühl der Entmenschlichung, das ihnen während dieser Behandlung widerfährt. Die Anwendung dieser Methoden wird als weniger entmenschlichend empfunden, wenn die Mitarbeiter dem Patienten erklären, warum sie etwas tun und was sie tun. Außerdem sollte mindestens eine Pflegekraft während des gesamten Vorgangs beim Patienten bleiben und ihm beistehen, wenn auch nur schweigend. Als ich beispielsweise einmal auf einer Akutstation eines Krankenhauses tätig war, besuchte ich täglich eine junge Frau, die während einer Phase des katatonischen Rückzugs in einem Kriseninterventionsraum untergebracht war. Ich besuchte sie jeden Tag für mindestens 15 Minuten, in denen ich mit ihr sprach und sie darüber informierte, dass ich am nächsten Tag zu etwa derselben Zeit wieder da sein würde. Während meiner Besuche sprach die junge Frau nie. Einige Wochen später jedoch, als sie aus der Katatonie wieder aufgetaucht war, bedankte sie sich bei mir dafür, dass ich sie während dieser Phase besucht hatte, weil sie sich durch meine nichts fordernde Art beruhigt und getröstet gefühlt habe. Sie hatte den Kontakt zu sich selbst in dieser Phase zwar verloren, aber meine Besuche hätten sie stets daran erinnert, dass es sie noch gab.

Neben der Art, Patienten immer noch so anzusehen, als seien sie trotz äußeren Anscheins noch eigenständige Menschen, sollten Therapeuten die Entscheidungen, die ein Patient trifft, registrieren und als Indikator für seine Persönlichkeit betrachten. Pflegekräfte zum Beispiel beschweren sich häufig darüber, dass Patienten sich weigern, Regeln zu folgen. Schwer fällt den Patienten etwa das rechtzeitige Aufstehen am Morgen. Sie weigern sich außerdem häufig, an therapeutischen Gruppen teilzunehmen. Solche Weigerungen spiegeln Entscheidungen wider, die stationäre Patienten aus Gründen treffen, die nicht wahrgenommen oder ignoriert werden, wenn diese Entscheidungen einzig und allein als Verweigerung angesehen werden. Wenn man aber nachhakt, können die Patienten zum Beispiel antworten, dass sie am Morgen schlafen, weil sie es nur dann können, weil die Medikamente, die sie einnehmen, sedierend wirken oder weil es keinen Grund für sie gibt, aufzustehen, d. h. nichts, was sie während des Tages unternehmen können. Ähnlich kann es sein, wenn sie nicht an Gruppen teilnehmen, weil sie diese nicht interessant oder nützlich finden. Es kann sein, dass sie ihre eigene Meinung dazu haben, welche Aktivität für sie von Interesse ist und welche nicht. Diese Arten von Diskussionen sind aber nur dann möglich, wenn sich die Mitarbeiterinnen und Mitarbeiter vor Augen halten, dass die Patienten immer noch eigenständige Menschen sind, die ihr eigenes Leben leben und ihre eigenen Entscheidungen treffen, auch wenn es so erscheinen mag, als würden sie nichts tun.

Als selbstverständliche Konsequenz daraus, dass man Menschen als die Entscheider in ihrem Leben anerkennt, interessieren sich Therapeuten sehr dafür, wo die übrig gebliebenen Leidenschaften oder Interessen der Patienten liegen und welchen Sinn sie in ihrem Leben sehen und welche Freuden den Angriff der Erkrankung überlebt haben – wenn das überhaupt der Fall ist. Das sind höchstwahrscheinlich die Triebfedern hinter ihren Entscheidungen. Wenn ein Therapeut Quellen der Motivation und Befriedigung findet, die einen Patienten ermutigen, kann er ihm dabei helfen, sein Leben wieder aufzubauen, Schritt für Schritt.

Wie wichtig es ist, die Interessen, Leidenschaften und Sinnquellen des Lebens zu entdecken und mit ihnen in Verbindung zu treten, um eine Grundlage für die Genesung zu schaffen, wurde von Philippe Pinel bereits im frühen 19. Jahrhundert betont, wie wir in seinem Werk »Philosophisch-medicinische Abhandlung über Geistesverwirrungen oder Manie« lesen können:

» Der erste Strahl zurückkehrender Kraft muss vom Betreuenden mit großem Eifer erfasst und zärtlich gehegt werden, mit dem Blick auf die Begünstigung und die Beschleunigung der Entwicklung der psychischen Fähigkeiten (…) Die Rückkehr Genesender zu ihren einfachen Geschmäckern, Beschäftigungen und Gewohnheiten wurde von mir immer als gutes Omen für ihre endgültige gänzliche Wiederherstellung angesehen.

Um diese vielversprechenden Tendenzen zu entdecken, kann der Arzt nie wachsam genug sein, noch zu wissbegierig vertieft, um sie zu ermutigen. «

Einige der Fortschritte, die in der recoveryorientierten Praxis während der vergangenen zehn Jahre gemacht wurden, bestehen darin, dem Patienten dabei zu helfen, seine Stärken und Interessen zu identifizieren und dann Möglichkeiten zu finden, auf diesen aufzubauen und seine einzigartigen persönlichen Ziele festzulegen und zu verfolgen (Deegan 2001, 2010; Deegan & Drake 2006; Tondora et al. 2005).

Schließlich können und müssen Therapeuten die wachsende Kraft der Patienten direkt stärken und unterstützen, auch wenn dies nur auf dem elementarsten Niveau stattfindet. Hier folgen wir dem Kommentar einer an Schizophrenie erkrankten Person, die erklärte, dass »Menschen es für selbstverständlich halten, dass jemand einfach Dinge tut. Als eine Person mit einer psychischen Erkrankung hat man es einfach schwer« (zitiert nach Davidson et al. 2001, S. 282). Therapeuten können es sich nicht leisten, vorauszusetzen, dass Menschen, die an Schizophrenie erkrankt sind, wissen, wie sie alle die »Dinge« tun sollen, die zu einem normalen Leben dazugehören, weil es sich dabei um genau die »Dinge« handelt, auf die sich die Behandlung in ihren frühen Stadien der Genesung konzentriert. Zu diesen Dingen kann es gehören, morgens früh aus dem Bett zu kommen, sich zu überlegen, welche Kleidung man wählt, daran zu denken, dass man isst und wie man sich eine Mahlzeit zubereitet und oder wie man mit anderen kommuniziert. Alle diese Risiken beinhalten, dass man missverstanden und als unfähig angesehen werden kann und können stigmatisierendes und diskriminierendes Verhalten nach sich ziehen (Davidson et al. 1998).

Eine Lektion über die Bedeutsamkeit des von scheinbar Selbstverständlichem sieht z. B. so aus: Ein Verein für Wohnungslosenhilfe versuchte verzweifelt, eine Frau für die anstehenden Wintermonate in einem Haus unterzubringen. Die Sorge des Teams, dass die Frau in der Kälte sterben könnte, wurde immer größer. Da sie in den vergangenen neun Jahren obdachlos gewesen war, reagierte Joanna sehr zurückhaltend auf die Bemühungen des Teams, sie in einer kleinen Wohnung unterzubringen. Schließlich, nach einigen Wochen sanfter Überzeugungsarbeit, entschied sie sich, es mit der Wohnung zu versuchen. Das Team war daher sehr enttäuscht, als es Joanna am nächsten Tag an ihrem angestammten Platz

unter einer Brücke vorfand. »Was war in der Nacht passiert?«, wollte das Team wissen. Joanna erklärte, dass es ihr in der Wohnung so warm gewesen sei, dass sie nicht habe einschlafen können. Als das Team sie dann zur Wohnung mitnahm, um herauszufinden, was wirklich passiert war, fand es zu seiner Überraschung heraus, dass es tatsächlich sehr heiß in der Wohnung war, weil der Vermieter das Thermostat auf 32 Grad gestellt hatte, um die Wohnung für ihre neue Bewohnerin vorzuwärmen. Weil Joanna nicht wusste, was ein Thermostat ist, konnte sie die Temperatur in der Wohnung nicht regulieren. Da das Team keine Erfahrung mit Obdachlosigkeit hatte, hatte es nicht realisiert, dass Joanna nicht wissen würde, was ein Thermostat ist und wie man es bedient. Das hatte das Team für selbstverständlich gehalten.
Das ist einer der Gründe, warum Länder wie die USA und Großbritannien in ihren psychiatrischen Einrichtungen und Diensten immer mehr Peer-Mitarbeitern einstellten. Peer-Mitarbeiter sind Personen, die selbst Erfahrungen mit psychischen Erkrankungen und der Genesung gemacht haben und die daher Dinge wie das Wissen über die Nutzung eines Thermostats nicht als selbstverständlich voraussetzen, wenn sie Menschen bei ihren Bemühungen um Teilhabe unterstützen (DAVIDSON et al. 1999). Unterstützung von Peer-Mitarbeitern ist auch ein Beispiel für die »anderen Mittel«, die auf dem Weg zur Genesung zusätzlich zur Psychotherapie benötigt werden. Diesem Thema wende ich mich jetzt zu.

Andere Mittel

Es gibt mindestens einen großen Unterschied zwischen den Herausforderungen, die Fachleute heute meistern müssen, im Vergleich zu denen, die sie zu Zeiten Sullivans und Fromm-Reichmanns lösen mussten. Heute und für die vorhersehbare Zukunft werden Menschen mit einer psychischen Erkrankung die meiste Zeit ihres Lebens in der Gemeinschaft verbringen und nicht in einer künstlichen Umgebung wie einer Klinik. Während dies für die behandelnden Fachleute eine Herausforderung darstellt, bedeutet es für die Menschen mit schweren psychischen Erkrankungen, die dafür gekämpft haben, in ihrem Lebensumfeld zu bleiben, ohne Zweifel einen bedeutsamen Fortschritt (CHAMBERLIN 1990; DAVIDSON et al. 1996; DEEGAN 1992).

Einige dieser Herausforderungen, die sich durch diesen Paradigmenwechsel ergeben, sind das Ergebnis der Notwendigkeit, dasselbe umfassende Angebot, das in Krankenhäusern angeboten wird, nun auch ambulant vorzuhalten – Unterbringung, Leistungen zur Sicherung des Unterhalts und der medizinischen Versorgung inbegriffen. Aber selbst wenn solche Angebote ohne Weiteres verfügbar sind, gibt es noch die zusätzliche Herausforderung, dass Menschen außerhalb von Krankenhäusern unter den meisten Umständen dazu berechtigt sind, ihre eigenen Entscheidungen zu treffen. Das bedeutet, dass die Menschen sich dazu entschließen müssen, die Hilfen und die Unterstützung, die zur Verfügung stehen, auch anzunehmen. Seit der Deinstitutionalisierung haben sich viele Menschen mit psychischen Erkrankungen entschlossen, die Hilfen und Unterstützungen, die ihnen vom Gesundheitssystem angeboten werden, nicht zu nutzen (DHHS 1999; NARROW et al. 1993; WHO 2003).

Es gibt viele Gründe, aus denen Menschen mit schweren psychischen Erkrankungen solche Entscheidungen treffen. Angefangen damit, dass sie Stigmatisierungen und Diskriminierung, die mit psychischen Erkrankungen in Verbindung gebracht werden, vermeiden wollen bis hin zu der Wahrnehmung, dass viele der existierenden Hilfeangebote ihre spezifischen Bedürfnisse nicht erfüllen (KREYENBUHL et al. 2009; VELLIGAN et al. 2009). Für uns ist in diesem Zusammenhang am wichtigsten, dass Menschen mit schweren psychischen Erkrankungen in der Tat ihre eigenen Entscheidungen treffen. Als Ergebnis werden sie die Konsequenzen ihrer Entscheidungen feiern oder unter ihnen leiden. Sie werden mit der Zeit aus diesen Konsequenzen lernen, während sie weiterhin ihre Entscheidungen treffen und ihr Leben führen. Der Bereich, in dem sie täglich agieren und das soziale Umfeld, in dem sie ihre Handlungsfähigkeit ausüben (oder nicht), ist das einer »realen Welt«, das ihrer lokalen Gemeinde – anstelle der Welt im Büro ihres Psychotherapeuten. Das ist die zentrale Herausforderung, mit der ich mich in diesem Abschnitt auseinandersetzen werde.

Für die Therapeuten bedeutet das, dass die meiste »Genesungsarbeit« im alltäglichen Umfeld und in Situationen stattfinden muss, in denen die erkrankte Person ihr Leben führt – außerhalb des Dienstzimmers. Das schließt jene Umgebung und Situationen mit ein, in denen die betroffene Person versucht, ihr Selbstwertgefühl, mit dem wir uns im ersten Teil dieses Kapitels beschäftigt haben, zurückzugewinnen und wieder aufzubauen. Für diesen Prozess reicht es nicht aus, einfach nur ein Empfänger der Liebe und Akzeptanz des Psychotherapeuten zu sein, so wichtig diese Erfahrungen als Grundlage für die Genesung auch sein mögen. Die Person muss auch begreifen, dass sie in der Welt etwas bewirken kann, dass sie sich an sozialen Aktivitäten beteiligen und erfolgreich sein kann, dass »sie mithalten kann«. Aus psychologischer Sicht muss das Selbstverständnis einer Person zu Selbstwirksamkeit führen (»Ich kann in dieser Welt etwas bewirken.«), was wiederum zu Selbstvertrauen und Selbstwertgefühl führt. Aber der Psychotherapeut ist in seinen Möglichkeiten, Betroffenen mit den notwendigen Erfahrungen zu unterstützen, sehr eingeschränkt.

Stellen Sie sich folgendes Beispiel vor: Samuel leidet unter Schizophrenie und lebt in einer Einrichtung für Betreutes Wohnen. Er muss damit rechnen, seine Wohnung aufgeben und das Programm verlassen zu müssen, weil er sich weigert, an den Gruppen, die vom Personal angeboten werden, teilzunehmen. Als er gefragt wird, warum er nicht an der Selbstwertgefühl-Gruppe teilnimmt, antwortete Samuel, dass der Kurs zeitgleich mit einem Kurs am Community College stattfindet, den er besuchte. Er habe das Gefühl, dass es für sein Selbstwertgefühl besser sei, an diesem Kurs teilzunehmen, anstatt an der Selbstwertgruppe. Auch wenn dies vielleicht ein ungewöhnlicher Fall ist, so kann man an ihm doch eine wichtige Lektion lernen. Wenn die einzigen Orte, an denen man Handlungsfähigkeit und Selbstwirksamkeit verfügt, innerhalb der Grenzen des Gesundheitswesens für psychische Erkrankungen liegen, handelt es sich in der Tat um eine sehr begrenzte Handlungsfähigkeit und Selbstwirksamkeit.

Welche anderen Mittel werden benötigt, wenn der Hauptanteil der Genesungsarbeit im gewohnten Umfeld des Betroffenen, also in der Gemeinde, stattfindet? In erster Linie geht es um die Bereitstellung von Unterstützung im Rahmen der Gemeinschaft, in dem die Betroffenen leben. Die Grundlage für das Assertive Community Treatment (ACT), das in Madison, Wisconsin entwickelt wurde, ist die Bereitstellung dieser sozialraumorientierten Unterstützung in Form von Wohnungen, Waschsalons, Lebensmittelläden etc.; z. B. Stein & Test 1980). Seitdem wurde die ambulante Unterstützung im sozialen Umfeld erweitert auf Baustellen (durch unterstützte Arbeitsverhältnisse; Becker & Drake 2003), auf Hochschulgelände (durch unterstützte Ausbildung; Unger 2007) und auf bereits vorhandene soziale Aktivitäten (durch die Unterstützung der Sozialisation; Davidson et al. 2001; Davidson et al. 2004).

Zusätzlich zu einer wirksamen Förderung der Alltagstauglichkeit bietet sozialraumorientierte Unterstützung den qualifizierten Fachkräften die Möglichkeit, implizites Wissen und Fähigkeiten, die ihre Patienten entwickeln müssen, um alleine zurechtzukommen, aus erster Hand kennenzulernen. Weil viel von dem Wissen und viele der Fähigkeiten, die benötigt werden, von denen, die unter keiner psychischen Erkrankung leiden, für selbstverständlich gehalten werden, ist es notwendig, in die reale, konkrete Situation einzutauchen, um festzustellen, was gelernt oder entwickelt werden muss. Das Beispiel mit dem Thermostat hat diesen Aspekt veranschaulicht.

Ein anderes Beispiel liefert wieder Samuel, der auch mit Wahnvorstellungen zu kämpfen hat. Er berichtete seinem Psychotherapeuten, dass, immer wenn er über das Hochschulgelände ginge, die Studenten wüssten, dass er ein »Geisteskranker« sei und ihm das Gefühl gäben, nicht willkommen zu sein. Er beschwerte sich darüber, dass sie ihn diskriminieren würden und ihn wissen ließen, dass er nicht auf die Hochschule gehöre. Er regte sich so sehr über diese Erfahrungen auf, dass er einmal verhaftet wurde, weil er einen Studenten mit seinem Regenschirm angegriffen hatte. Samuel und sein Psychotherapeut sprachen mehrere Male über diese Erfahrungen und der Therapeut schlug alternative Möglichkeiten vor, mit denen Samuel seine Gefühle der Ausgeschlossenheit und Zurückweisung in den Griff bekommen könne. Erst als die beiden einmal zusammen über das Hochschulgelände liefen (um sich mit Samuels Arbeitgeber zu treffen), konnte der Psychotherapeut das Phänomen, das sein Patient beschrieben hatte, selbst erleben.

Als sie über das Hochschulgelände gingen, kamen ihnen fünf oder sechs Studenten entgegen. Die Gruppe war so vertieft in ihre Unterhaltung, dass Samuel und sein Therapeut ausweichen mussten, um an der Gruppe vorbeizukommen. Samuel wurde darüber sehr wütend, wandte sich seinem Therapeuten zu und rief: »Sehen Sie? Darüber habe ich die ganze Zeit gesprochen. Haben Sie gesehen, was sie mir angetan haben? Sie haben mich vom Bürgersteig gedrängt. Sie wissen, dass ich nicht hierhergehöre und das ist ihre Art, mir mitzuteilen, dass ich verschwinden soll. Ich bin es satt, immer für andere Platz zu machen. Nur weil ich psychisch krank bin, dürfen sie mich noch lange nicht so behandeln.«

Vor dieser Erfahrung war dem Therapeuten nicht in den Sinn gekommen, dass Samuel einfach nur alleine über das Hochschulgelände laufen und dabei auf viele Studentengruppen unterschiedlicher Größe treffen würde.

Außerdem war dem Therapeuten nicht klar gewesen, dass Samuel den Gruppen häufig ausweichen und sich so den Studenten anpassen musste, entweder weil sie dies von ihm erwarteten oder weil sie ihn einfach nicht bemerkten. Nachdem er die Situation nun selbst miterlebt hatte, konnte der Therapeut mit Samuel eine ergiebige Diskussion über Umgangsformen auf dem Bürgersteig und auf dem Hochschulgelände führen – und die unterschiedlichen Wahrnehmungen. Es war außerdem hilfreich, dass Samuel beobachten konnte, dass der Therapeut, der Professor an dieser Universität war, ebenfalls der sich unterhaltenden Gruppe von Studenten ausweichen musste. Die Tatsache, dass ein Professor, der ganz sicher das Recht hatte, sich auf dem Hochschulgelände aufzuhalten, ebenfalls hatte Platz machen müssen, lieferte überzeugende Beweise für die Erklärung über Umgangsformen auf dem Gehweg, die der Therapeut Samuel gegeben hatte. Er hatte selbst miterlebt, dass den Therapeuten dasselbe Schicksal ereilt hatte wie ihn selbst.
Vielleicht hätten erfahrenere oder bedachtere Therapeuten sich das Szenario vorstellen können und Samuel die Regeln, die auf dem Gehweg gelten, erklärt, ohne dass sie die Situation selbst miterleben mussten. Aber es ist immer noch sehr wahrscheinlich, dass diese Lektion nicht dasselbe Gewicht gehabt hätte, wenn Samuel nicht mit eigenen Augen gesehen hätte, dass auch der Therapeut hatte ausweichen müssen. Da der Ort des Lebens für Personen mit schweren psychischen Erkrankungen sich vom Krankenhaus in die Gemeinschaft verlagert hat, scheint es nur folgerichtig zu sein, dass auch der Ort der Psychotherapie entsprechend verlagert werden muss.

Übersetzung Vera Rahner

Larry Davidson *ist Professor für Psychiatrie und Direktor des Programms für Recovery und Gesundheitswesen an der School of Medicine and Institution for Social and Policy Studies of Yale University. Der Fokus seiner Arbeit liegt auf dem Ziel der Umgestaltung der psychiatrischen Systeme durch das Entwerfen von recoveryfördernden Methoden, auf Genesungsprozessen bei schweren psychischen Erkrankungen und Süchten, der Evaluation von innovativen, recoveryorientierten Praxisbeispielen, einschließlich Dienstleistungen, die von Genesungsbegleitenden angeboten werden. Larry Davidson ist selbst psychiatrieerfahren und Autor von über 250 Publikationen.*

Literatur

ANDREASEN, N. (1984): The broken brain: The biological revolution in psychiatry. New York.

BARRIE, J.M. (1991): Peter Pan: The Complete and Unabridged Text. New York

BECKER, D.; DRAKE, R.E. (2003): A working life for people with severe mental illness. New York.

CHAMBERLIN, J. (1990): The ex-patients' movement: Where we've been and where we're going. Journal of Mind and Behavior 11 (3): 323–336.

DAVIDSON, L. (1997): Vulnérabilité et destin dans la schizophrénie: Prêter l'oreille à la voix de la personne. (Vulnerability and destiny in schizophrenia: Hearkening to the voice of the person): L'Evolution Psychiatrique 62: 263–284.

DAVIDSON, L.; HOGE, M.A.; GODLESKI, L. et al. (1996): Hospital or community living? Examining consumer perspectives on deinstitutionalization. Psychiatric Rehabilitation Journal 19 (3): 49–58.

DAVIDSON, L.; STAYNER, D. (1997): Loss, loneliness, and the desire for love: Perspectives on the social lives of people with schizophrenia. Psychiatric Rehabilitation Journal 20 (3): 3–12.

DAVIDSON, L.; STAYNER, D.; HAGLUND, K. (1998): Phenomenological perspectives on the social functioning of people with schizophrenia. In: MUESER, K.T.; TARRIER, N. (Eds.): Handbook of social functioning in schizophrenia, 97–120: Needham Heights, MA.

DAVIDSON, L.; CHINMAN, M.; KLOOS, B. et al. (1999): Peer support among individuals with severe mental illness: A review of the evidence. Clinical Psychology: Science and Practice 6 (2): 165–187.

DAVIDSON, L.; HAGLUND, K.; STAYNER, D. et al. (2001): »It was just realizing ... that life isn't one big horror«: A qualitative study of supported socialization. Psychiatric Rehabilitation Journal 24 (3): 275–292.

DAVIDSON, L.; SHAHAR, G.; STAYNER, D.A. et al. (2004): Supported socialization for people with psychiatric disabilities: Lessons from a randomized controlled trial. Journal of Community Psychology 32 (4): 453–477.

DAVIDSON, L.; TONDORA, J.; O'CONNELL, M. et al. (2009): A practical guide to recovery-oriented practice: Tools for transforming mental health care. New York.

DEEGAN, P.E. (1992): The independent living movement and people with psychiatric disabilities: Taking back control over our own lives. Psychosocial Rehabilitation Journal 15 (3): 3–19.

DEEGAN, P.E. (1993): Recovering our sense of value after being labeled mentally ill. Journal of Psychosocial Nursing and Mental Health Services 31 (4): 7–11.

DEEGAN, P.E. (1994): Recovery: The lived experience of rehabilitation (1 + 2). In: Anthony, W.; Spaniol, L. (Eds.): Reading in Psychiatric Rehabilitation. Boston University Center for Psychiatric Rehabilitation, 54–59 u. 149–161.

DEEGAN, P.E. (2001): Recovery as a self-directed process of healing and transformation. Occupational Therapy in Mental Health: A Journal of Psychosocial Practice Research 17 (3–4): 5–21.

DEEGAN, P.E. (2010): A web application to support recovery and shared decision making in psychiatric medication clinics. Psychiatric Rehabilitation Journal, 34 (1): 23–28.

DEEGAN, P.E.; DRAKE, R.E. (2006): Shared decision making and medication management in the recovery process. Psychiatric Services 57 (11): 1636–1639

DELEUZE, G.; GUATTARI, F. (1983): Anti-Oedipus: Capitalism and schizophrenia. Minneapolis.

Department of Health and Human Services (1999): Mental health: A report of the Surgeon General. Rockville, MD.

Hatfield, A.B.; Lefley, H.P. (1993): Surviving mental illness: Stress, coping and adaptation. New York.

Kreyenbuhl, J.; Nossel, I.R.; Dixon, L.B. (2009): Disengagement from mental health treatment among individuals with schizophrenia and strategies for facilitating connections to care: A review of the literature. Schizophrenia Bulletin 35: 696–703. doi: 10.1093/schbul/sbp046.

McGhie, A.; Chapman, J. (1961): Disorders of attention and perception in early schizophrenia. British Journal of Medical Psychology 34 (2): 103–116.

Mezzina, R.; Borg, M.; Marin, I.; Sells, D.; Topor, A.; Davidson, L. (2006): From participation to citizenship: how to regain a role, a status, and a life in the process of recovery. American Journal of Psychiatric Rehabilitation 9 (1): 39–61.

Narrow, W.E.; Regier, D.A.; Rae, D.S. et al. (1993): Use of services by persons with mental and addictive disorders: Findings from the National Institute of Mental Health Epidemiologic Catchment Area Program. Archives of General Psychiatry 50 (2): 95–107.

Roe, D.; Lereya, J.; Fennig, S. (2001): Comparing patients and staff member's attitudes: Does patient's competence to disagree mean they are not competent? Journal of Nervous and Mental Disease 189 (5): 307–310.

Saks, E. (2007): The Center Cannot Hold: My Journey Through Madness. New York.

Stein, L.I.; Test, M.A. (1980): Alternative to mental hospital treatment. I. Conceptual model, treatment program, and clinical evaluation. Archives of General Psychiatry 37 (4): 392–397.

Tondora, J.; Pocklington, S.; Gorges, A. et al. (2005): Implementation of person-centered care and planning. From policy to practice to evaluation. Washington DC.

Unger, K. (2007): Handbook of supported education: Providing services for students with psychiatric disabilities. New York.

Velligan, D.I.; Weiden, P.J.; Sajatovic, M. et al. (2009): The Expert Consensus Guideline Series: Adherence problems in patients with serious and persistent mental illness. Journal of Clinical Psychiatry 70 (Supplement 4): 1–48.

WHO – World Health Organization (2003): Adherence to long term therapies: Evidence for action. Genf.

Wellbeing-Konzepte: Vielfalt in Theorie und Anwendung

Susanne Schmalwieser, Beate Schrank

Geht es uns gut? Wie messen wir das – und was bedeutet diese Frage überhaupt? Obwohl das Thema Wellbeing in den letzten Jahren reges wissenschaftliches Interesse auf sich gezogen hat, fehlt in der Forschung eine einheitliche Definition des Begriffs. So fand etwa ein systematischer Review im Jahr 2013 unter 28 Studien 20 verschiedene Beschreibungen (Schrank, Riches, Coggins et al.). Das folgende Kapitel befasst sich mit unterschiedlichen Konzepten von Wellbeing, in besonderem Hinblick auf Patientinnen und Patienten mit Psychosen.

Verschiedene Aspekte und Perspektiven

Die Wissenschaft kennt verschiedene Felder, die sich mit dem Konzept Wellbeing beschäftigen: Wirtschaft, Medizin, Psychologie.

Um diese Forschungsrichtungen zu verstehen, werfen wir einen Blick auf die Geschichte des Begriffs »Wellbeing«, der im Laufe des 20. Jahrhunderts einen Wandel von einem mehr kollektivistischen Konzept mit objektiven Messgrößen hin zu einem individualistischen Konzept mit subjektiven Messgrößen durchlebte. Erst durch diesen Wandel wurde Wellbeing zu einem Schlüsselbegriff in der Forschung zu psychischer Gesundheit (Schrank, Riches, Coggins et al. 2013).

Wirtschaft Im frühen 20. Jahrhundert wurden erste Erhebungen und vergleichende Studien zum Wohlbefinden durchgeführt; dabei ging es um Gesamtbevölkerungen und nicht um Einzelpersonen. Zu diesen Studien wurden ausschließlich finanzielle Indikatoren herangezogen, wie etwa das Bruttosozialprodukt. Allerdings war es nicht möglich, anhand dieser Indikatoren Länder mit ähnlichen Entwicklungsniveaus zu vergleichen. Daher ging man dazu über, weitere objektive Parameter zu betrachten, wie Alphabetisierung, Bildung und – unter anderem mit Ernährung und Mortalität – erste gesundheitliche Kriterien (HICKS & STREETEN 1979).

Später wurden die Beurteilungskriterien des Wohlbefindens um subjektive Indikatoren erweitert wie die allgemeine Lebenszufriedenheit (GLOCK 1976). Durch diese Erweiterung erhöhte sich die Treffsicherheit der Aussagen zum Wellbeing der Bevölkerung (HICKS & STREETEN 1979). Diese kombinierten objektiven und subjektiven Faktoren bezeichnen wir heute als »Quality-of-Life-Measures«, man verwendet sie zur Messung des gesamtgesellschaftlichen Wohlbefindens. Neben wirtschaftlichen und medizinischen Parametern werden hier also auch subjektive Messgrößen aus der Psychologie miteinbezogen.

Medizin Aus medizinischer Sicht geht es weniger um statistische Gesamtwerte als um den individuellen Gesundheitszustand. Die Ergebnisse von Messungen der Lebensqualität, die unter Einbeziehung medizinischer Faktoren erfolgen, werden in diesem Kontext als »Health Related Quality of Life« (HRQoL) bezeichnet. Wie für den Begriff »Wellbeing« gibt es auch dafür eine Reihe unterschiedlicher Konzepte (GILL & FEINSTEIN 1994). Sie verbindet der Fokus auf Krankheitssymptome sowie die Annahme, dass sich Krankheit und Behinderung negativ auf das persönliche Wohlbefinden auswirken (KAPLAN et al. 1976). Beim Erfassen der HRQoL wird häufig der Begriff »Wellbeing« als Parameter herangezogen, genauso wie psychische Gesundheit, d. h. die Abwesenheit von psychischen Krankheitssymptomen (vgl. BECH et al. 2003).

Will man die HRQoL bei Menschen mit psychischen Störungen messen, kann es zu einer verzerrten Einschätzung des persönlichen Zustands aufgrund »psychopathologischer Irrtümer« kommen. Am prominentesten unter diesen »Irrtümern« ist der »affektive Trugschluss«. Hier beeinflusst der momentane affektive Zustand einer Person deren Urteil über ihr gesamtes Leben (KATSCHNIG 2005). Quantitative Forschungsergebnisse belegen die Existenz dieses Phänomens: So zeigte sich z. B., dass depressive Symptome subjektive Bewertungen der HRQoL eindeutig negativ beeinflussen (MECHANIC et al. 1994). Es stellte sich also ganz allgemein die Frage nach der Zuverlässigkeit von subjektiven Beurteilungen bei Menschen mit psychiatrischen Störungen im Rahmen von HRQoL-Messungen. Aufgrund dieser Bedenken wurden vermeintlich objektive Beurteilungen durch Familienmitglieder oder behandelnde Fachkräfte einbezogen (KATSCHNIG 2005). In der Zwischenzeit konnte jedoch nachgewiesen werden, dass die subjektive

Einschätzung der Lebensqualität auch für Menschen mit schweren psychischen Erkrankungen zuverlässig möglich ist, auch wenn sie von einer externen Einschätzung abweichen kann. Infolgedessen wird der subjektiven Einschätzung des eigenen Befindens mittlerweile mehr Bedeutung beigemessen (Vothknecht et al. 2011). Schließlich kann auch eine externe Einschätzung, z. B. von Klinikern oder Familienmitgliedern, parteiisch und voreingenommen sein. Die Sichtweisen der Betroffenen müssen nicht weniger wahr sein als die von Außenstehenden, auch wenn diese Sichtweisen voneinander abweichen. (Wright & Lopez 2011)

Psychologie Die subjektiven Parameter für Wellbeing, die im HRQoL neben objektiven Messwerten stehen, sind psychologische Parameter. Dieser Ansatz steht für eine völlig subjektive Bewertung von Wellbeing ohne den Einbezug anderer, rein objektiver Parameter. Der Fokus liegt also auf subjektiven Erfahrungen und persönlichen Gefühlen sowie auf positiver psychischer Gesundheit. (McDowell 2010; Böckerman et al. 2008; Bettazzoni et al. 2008)

Darüber hinaus gibt es psychologische Wellbeing-Konzepte, um außergewöhnliche positive Erfahrungen (peak experiences), beziehungsweise dadurch ausgelöste Affekte zu messen, oder das vorübergehende Ausbleiben von Affekten während solcher Erfahrungen (Magyar-Moe 2009). Solche spezifischen Erlebnisse können symptomatische Erleichterung bringen, die in den Messungen der HRQoL nicht erfasst wird.

Obwohl Einigkeit besteht, dass Wellbeing ein subjektiver Zustand ist, in dem positive Gefühle dominieren, ist man sich nicht einig, was Wellbeing konkret auszeichnet. Die verschiedenen Ansichten zu diesem Thema kann man grob in zwei Strömungen unterteilen: Hedonismus und Eudämonie. Hedonisten denken, dass Vergnügen und Glück maximiert und gleichzeitig Schmerzen reduziert werden sollen, Eudämonisten gehen davon aus, dass für einen Zustand von Wellbeing nicht alle Wünsche erfüllt werden müssen. (McDowell 2010; Ryan & Deci 2001)

Betrachtet man psychologische Wellbeing-Konzepte, ist es außerdem wichtig, zwischen Wellbeing als Abwesenheit von psychischen Krankheitssymptomen und Wellbeing als Vorhandensein eines aktiv positiven Zustands zu unterscheiden.

Diese Unterscheidung ist erkennbar im Aufbau von Fragebögen zur Erfassung von Wellbeing, in die zunehmend positive Selbstbeschreibungen als Variablen einbezogen werden. Zum Beispiel: »Ich fühle mich gut gelaunt und glücklich.« Oder: »Ich bin aufgewacht und habe mich frisch und ausgeruht gefühlt.« Ein Grund dafür, solche positiven Aussagen in Fragebögen einzubeziehen, war die Beobachtung, dass ein erheblicher Teil der Befragten selten oder nie über das Vorkommen von psychischen Beschwerden berichtet (Veit & Ware 1983). Dieses Ergebnis zeigt auf einer Depressionsskala vielleicht die Abwesenheit von Depressionen, aber nicht die Gegenwart von Glück beziehungsweise Wellbeing (Joseph & McCollam 1993). Mit der Einbeziehung positiver Komponenten wie Lust, Interessen oder Lebensfreude erhöht sich also die Präzision der Messung (Veit & Ware 1983).

Trotz aller Gegensätze gibt es Überschneidungen zwischen hedonistischen und eudämonischen Konzepten. (McDowell 2010; Ryan &, Deci 2001) Das Gleiche gilt für die Konzepte, die Wellbeing über die Abwesenheit psychischer Erkrankungen oder negativer Affekte definieren oder durch das Gegenteil, das Vorhandensein seelischen Wohlbefindens bzw. positiver Affekte. (McDowell & Praught 1982) Alle diese Ansätze sind nicht immer eindeutig zu trennen. Messinstrumente für Wellbeing können daher nur schwer anhand dieser Ansätze beschrieben werden. Geeigneter erscheinen Beschreibungen der inhaltlichen Schwerpunkte, die den Messungen zugrunde liegen. Man spricht hier von affektiven, kognitiven und multidimensionalen Messstrategien.

Fragebögen, die Wellbeing anhand von Affekten erfassen, verwenden den Begriff »Affekt« üblicherweise in Bezug auf Stimmungszustände oder Gefühle, ohne zwischen den Begriffen Affekt, Emotion und Gefühl zu unterscheiden. Diese Bewertungsskalen gehen davon aus, dass Wellbeing der Punkt ist, an dem positive Gefühle die negativen überwiegen. Positive und negative Gefühle werden entweder als zwei gegensätzliche Dimensionen gesehen, die zu zwei ganz verschiedenen Ergebnissen führen, oder als zwei Komponenten, die zu einem Gesamtergebnis führen. Dass es Überschneidungen zwischen affektiven Messungen des Wohlbefindens und Messungen für psychiatrische Symptome gibt, ist offensichtlich; diese Überschneidungen werden besonders in Bezug auf Depressionen empirisch gestützt. (Lewis et al. 2000)

Auch kognitive Messstrategien überschneiden sich mit affektiven. Ein Beispiel ist Dieners Konzept des »subjektiven Wohlbefindens« und die dazugehörende Lebenszufriedenheit-Skala, die positive Affekte und subjektive Lebenszufriedenheit erhebt. Ebenso definiert das Oxforder Glücksinventar Glück als Kombination von positiven Affekten, Freude

und Zufriedenheit sowie der Abwesenheit von Stress und negativen Gefühlen. (Diener et al. 1985; Hills & Argyle 2002)
Rein kognitive Maßstäbe beinhalten Single-Item-Fragebögen mit Fragen wie: »Wie zufrieden sind Sie insgesamt mit Ihrem Leben?« oder »Unter Berücksichtigung aller Komponenten, wie würden Sie sagen, geht es Ihnen heute?«. (McDowell 2010) Die Beantwortung solcher Fragen erfordert, dass die Befragten über ihr Verhalten und ihr Gesamtbefinden nachdenken mit allen individuell relevanten Bereichen. (Cummins 1998)
Die Ergebnisse solcher kognitiven Messstrategien waren auch Grundlage für die Theorie der »Subjektiven Wellbeing-Homöostase« von Cummins (2003). Diese Theorie basiert auf der Feststellung, dass die durchschnittlichen Werte für die Lebenszufriedenheit in einer Bevölkerung normalerweise nur gering voneinander abweichen. Auf einer Skala von 0 bis 100 antworten die Menschen in den westlichen Ländern auf die Frage nach der allgemeinen Lebenszufriedenheit mit ungefähr 75; in nichtwestlichen Ländern liegt der Durchschnitt bei 70. (McDowell & Praught 1982)
Nach der Theorie der subjektiven Wellbeing-Homöostase wird das subjektive Wohlbefinden – vergleichbar der homöostatischen Regulation von Körperfunktionen – innerhalb enger Spielräume tendenziell immer aufrechterhalten. Das geschieht mithilfe von persönlichen psychologischen Hilfsmitteln; zu diesen gehören z. B. die Anpassungsfähigkeit oder diverse Persönlichkeitsmerkmale. In der Regel zeigt das Wohlbefinden von Menschen daher nur geringe Schwankungen. Nur höchst ungewöhnliche Ereignisse führen zu einer deutlichen, wenn auch nur vorübergehenden Veränderung des subjektiven Wohlbefindens, das im Laufe der Zeit wieder zum Ausgangsniveau zurückkehrt. So liegt etwa das Glücksempfinden sowohl bei Lottogewinnern wie auch bei gelähmten Unfallopfern rasch wieder auf dem ursprünglichen Niveau (Oswald & Wu 2010). Für die Messung von Wellbeing lässt sich daraus möglicherweise schlussfolgern, dass es im Allgemeinen die klassische Frage nach der Bewertung des »Lebens als Ganzes« sei, die nützlich für die Schätzung des persönlichen Wohlbefindens ist (Ryff & Keyes 1995).
Neben den affektiven und kognitiven Aspekten werden noch eine Vielzahl anderer psychologischer Dimensionen für mehrdimensionale Wellbeing-Konzepte herangezogen. Ein Beispiel hierfür ist Ryffs Konzept des »psychologischen Wellbeing«, das einen Fokus auf lebenslange Entwicklung, Individuation, Reife und Selbstaktivierung legt. Obwohl

mehrdimensionale Wellbeing-Konzepte sehr umfassend sind, deckt keines von ihnen alle Aspekte von Wellbeing ab. Keines der vorgestellten Konzepte ist den anderen überlegen, da ihr Nutzen stark von der Zielgruppe abhängt, auf die diese angewendet werden. (RYFF & KEYES 1995; RYFF 1989)

Integrative Ansätze

Die unterschiedlichen Perspektiven werden im integrativen Forschungsansatz zusammengeführt. Die WHO (2004) definiert Gesundheit als »vollständiges körperliches, geistiges und soziales Wohlbefinden« und nicht lediglich als Abwesenheit von Krankheiten oder Gebrechen. Psychische Gesundheit ist ein »Zustand des Wohlbefindens«, in dem das Individuum seine eigenen Fähigkeiten erkennt, mit den normalen Belastungen des Lebens zurechtkommt, erfolgreich seiner Arbeit nachgeht und einen Beitrag für die Gemeinschaft leistet. Diese sehr inklusiven Definitionen von physischer und psychischer Gesundheit erstrecken sich von einem Pol des Spektrums zum anderen: von Krankheit über deren Abwesenheit, bis hin zu optimalen oder außergewöhnlich guten Zuständen persönlichen Wohlbefindens. Vor allem in der Psychologie haben Forschende ähnlich umfassende Definitionen von Wellbeing und Gesundheit konzipiert, in denen die Komponenten aller bisher beschriebenen Ansätze einbezogen werden. Während dabei die medizinischen und der psychologischen Aspekte meist abgedeckt werden, werden wirtschaftliche Aspekte weniger häufig berücksichtigt. Diese Gewichtung der Aspekte wird teilweise durch Studien gerechtfertigt, die zeigen, dass die Lebensqualität von Menschen für gewöhnlich von Glück und Sinnhaftigkeit und seltener vom Wohlstand abhängt. (KING & NAPA 1998)
Der integrative Ansatz fokussiert besonders auf positive psychische Gesundheit. Dieser Fokus auf das Positive anstatt nur auf Defizite korreliert mit der zunehmenden Recoveryorientierung in der psychiatrischen Forschung und Praxis sowie mit der Entwicklung der der positiven Psychologie. Beide Entwicklungen schaffen einen neuen und positiven Deutungsrahmen für das Leben mit psychiatrischen Diagnosen. (SLADE 2012)
Derzeit gibt es kein einheitliches Modell psychischer Gesundheit. Es finden sich in der Literatur sechs Modelle, die je verschiedene

Eigenschaften einer Person als Indikatoren für deren positive psychische Gesundheit definieren (vgl. VAILLANT 2003): Das Modell der »Überdurchschnittlichkeit« nennt hohe Effizienz, Empathie, soziale Kompetenz, Belastbarkeit, Zukunftsorientiertheit, Autonomie und Selbstbewusstsein als zentrale Begriffe. Das Modell der »positiven Psychologie« umfasst Charakterstärke, Talente und Fähigkeiten. Das Modell der »Reife« besagt, dass zunehmende Reife und Reflexion des eigenen Lebens zu einer besseren psychischen Gesundheit führen. Weiter gibt es das Modell der »sozialen und emotionalen Intelligenz« und das Modell des »Wellbeing«, wo Wohlbefinden von genetischen Faktoren sowie Umwelt- und Persönlichkeitsfaktoren abhängt. Das letzte Modell bezieht sich auf persönliche Belastbarkeit und Resilienz. Hier sieht man erneut, wie groß die Vielfalt der Wellbeing-Konzepte und die Subjektivität ihrer Klassifizierung ist.

Eine weitere Möglichkeit, psychische Gesundheit zu verstehen ist das »Complete State Model of Mental Health«, ein Modell, dass psychische Gesundheit und Wellbeing auf zwei separaten Spektren verortet. Psychische Erkrankungen bewegen sich auf einem Spektrum von abwesend bis präsent. Wellbeing liegt in einem Spektrum von niedrig bis hoch. Diese Vorstellung eines dualen Kontinuums kann für ein Konzept der psychischen Gesundheit besonders relevant sein, weil es zeigt, dass Menschen gleichzeitig Wohlbefinden und psychische Erkrankungen erleben können. (RYFF & KEYES 1995; KEYES 2005; KEYES et al. 2010)

Anhand der Vielzahl verschiedener Wellbeing-Konzepte identifizierte ein systematischer Review fünf Dimensionen von Wellbeing: wahrnehmbar, nicht wahrnehmbar, proximal, distal und selbst definiert. Die wahrnehmbare Dimension beinhaltet alles, was Außenstehende beobachten können wie physische Gesundheit oder die Fähigkeit einer Person, mit ihrer Umwelt umzugehen und sich darin zurechtzufinden. Im Gegensatz dazu umfasst die nicht wahrnehmbare Dimension Ebenen wie Stimmung oder Selbstwahrnehmung, die nicht von außen erfassbar sind. Distale und proximale Dimension unterscheiden, ob die betroffene Person selbst einen Einfluss auf die Faktoren hat, von denen ihr Wohlbefinden abhängt: In der proximalen Dimension – etwa bei Beziehungen oder Finanzen – ist das der Fall; in der distalen Dimension dagegen nicht. Ein Beispiel für einen distalen Faktor wären Zugriffsmöglichkeiten auf die Infrastruktur. Zuletzt beschreibt die selbst definierte Dimension die gesamte individuelle Wahrnehmung und Bewertung des eigenen Wohlbefindens. Um alle der genannten Dimensionen zu erfassen, braucht es eine Kombination an Instrumenten, da es bis jetzt keine Möglichkeit gibt, mit nur einem Fragebogen sämtliche Dimensionen zu erfassen. (Schrank, Bird et al. 2013)

Ein Entwurf von Wellbeing für Menschen mit Psychosen

Besonders in Hinblick auf Patientinnen und Patienten mit Psychosen sollten sich Vorstellungen von Wellbeing auf individuelle Faktoren konzentrieren, was nicht heißt, dass distale, also gesellschaftliche Faktoren ganz in den Hintergrund rücken müssen. Der fünfdimensionale Definitionsrahmen für Wellbeing zeigt, dass nicht nur die wahrnehmbare Ebene berücksichtigt werden muss, sondern auch nicht wahrnehmbare Komponenten relevant sind, wie zum Beispiel individuell bedeutsame Aktivitäten oder der Umgang mit gesellschaftlichem Stigma (Slade 2009). Das System der psychiatrischen Versorgung sollte sich also nicht nur mit psychopathologischen, sondern auch mit psychologischen und gesellschaftlichen Themen auseinandersetzen. (Schrank, Bird et al. 2013)
Weiter validiert wird die Vorstellung der fünf Dimensionen von Wellbeing durch eine qualitative Studie aus dem Jahr 2013, die beleuchtet, wie Menschen mit Psychosen Wellbeing entwickeln (Schrank, Riches, Bird et al. 2013). In der Analyse von Leitfaden-Interviews mit 23 Patientinnen und Patienten konnten drei Stadien identifiziert werden: das momentane Befinden und dessen Wahrnehmung, das Streben nach einem besseren persönlichen Befinden und das Erreichen eines besseren persönlichen Befindens. Die momentane Selbstwahrnehmung wird durch Faktoren wie Persönlichkeit, Gesundheit und Erinnerungen determiniert. Einfluss auf das Streben nach Verbesserung nehmen wahrnehmbare, nicht wahrnehmbare, proximale und distale Faktoren. Als Indikatoren für eine besseres persönliches Befinden werden wahrgenommen: positive Emotionen, Besserung der Krankheitssymptome, soziale Verbundenheit, Hoffnung, Selbstwerterleben sowie die Gefühle von Empowerment und Sinnhaftigkeit. Auch hier überschneiden sich also einzelne Ansätze, genauso wie es Überschneidungen zwischen Wellbeing und anderen

Konzepten von Lebensqualität, Persönlichkeitswachstum und Selbstverwirklichung gibt.

Noch gibt es wenige Interventionen für Patientinnen und Patienten mit Psychosen, die eine Verbesserung ihres Wohlbefindens zum Ziel haben. Mit »Wellfocus« wurde 2015 eine für Menschen mit Psychosen adaptierte positive Psychotherapie getestet. Dabei konnte gezeigt werden, dass die positive Psychotherapie deren Symptome und Depression positiv beeinflusste (Schrank et al. 2016). Abgesehen davon besteht eine konzeptuelle Konvergenz von Recovery und Wellbeing (Amering 2012): Wellbeing wird oft als wichtiges Ziel von recoveryorientierten Interventionen erwähnt. Das bedeutet, dass eine psychiatrische Gesundheitsversorgung, die sich Unterstützung von Recovery zum Ziel setzt, sich an gängigen Wellbeing-Quellen orientieren könnte. (Slade 2012)

Alltägliche Quellen von Wellbeing wie etwa Arbeit, Freundschaften, Sport, Sex oder Spiritualität sind für Menschen mit Psychosen genauso wichtig, wie für jede andere gesellschaftliche Gruppe. Diese gemeinsamen Quellen von Wellbeing zu identifizieren, könnte sich als sinnvoller und zielführender erweisen als der Versuch, diagnosenspezifische Quellen zu definieren (Schrank, Riches, Coggins et al. 2013). Dass bei dieser Betrachtungsweise auch medizinisches Fachpersonal Unterstützung brauchen könnte, zeigte die Auswertung von 14 Interviews im südlichen London. In der psychiatrischen Versorgung arbeitende Personen wurden dabei zu ihren Meinungen und Vorstellungen von Wellbeing befragt: Während sie in Bezug auf ihr persönliches Wohlbefinden stärkenbasierte Faktoren wie Ausgeglichenheit oder Karriere als relevant betrachteten, erschien ihnen das Wohlbefinden der Patientinnen und Patienten stark von der Abwesenheit von Symptomen abzuhängen (Schrank et al. 2015). Wie bereits beschrieben, reicht die Abwesenheit von Symptomen einer psychischen Erkrankung jedoch nicht aus, um von Wellbeing zu sprechen.

Wellbeing und Recovery

Zusammenfassend kann festgehalten werden, dass der Begriff »Wellbeing« höchst komplex ist. Dieses Kapitel hat eine weite Spannbreite an Definitionen und Messmethoden aufgezeigt. Diese Heterogenität spiegelt sich wahrscheinlich im integrativen Forschungsansatz am besten wider, weshalb das Argument naheliegt, dass dieser Ansatz am besten für die psychiatrische Forschung und Praxis geeignet ist. Ein Verständnis von Wellbeing als multidimensionales Konstrukt ist auch im Rahmen von Recoveryprozessen belegt (Leamy et al. 2011; Slade & Hayward 2007; Slade et al. 2001).

Ein wichtiger Fortschritt in der Forschung zu Wellbeing war die Entwicklung eines dynamischen Definitionsrahmens, der auf Menschen mit schweren psychischen Erkrankungen anwendbar ist. (Schrank, Riches, Bird et al. 2013) Diese Konsensdefinition von Wellbeing besagt, dass verbessertes Wellbeing einem von dem Individuum selbst wahrgenommenen besseren Befinden entspricht. Diese Definition verbindet Wellbeing mit Identität und bietet eine empirisch vertretbare Grundlage für ein Verständnis von Wellbeing sowie den Determinanten, Indikatoren und Einflüssen, die darauf wirken (Schrank, Bird, Tylee et al. 2013). Die genannten Einflüsse können eine Grundlage für Interventionen zur Verbesserung von Wellbeing bieten. Die Indikatoren wiederum helfen, die Wirksamkeit solcher Interventionen zu beurteilen.

In der Praxis spricht die Konvergenz von Wellbeing und Recovery für eine Neuorientierung der psychiatrischen Versorgung. Von Recoveryexperten wird argumentiert, dass für alltägliche Probleme wenn möglich eine alltägliche anstatt einer Spezialisten-Lösung gefunden werden soll (z. B. Slade 2012). Dasselbe kann in Bezug auf Wellbeing gelten, da Faktoren wie Beschäftigung, Freundschaft, Bewegung, Sex oder Gebet für Menschen mit schweren psychischen Erkrankungen ebenso bedeutend sind wie für jede andere gesellschaftliche Gruppe.

***Susanne Schmalwieser** ist Sprachwissenschaftlerin und Expertin aus Erfahrung als Tochter einer Mutter mit schwerer psychischer Erkrankung. Sie arbeitet in ihrer Expertinnenrolle in der Forschungsgruppe DOT, die sich mit der Förderung sozialen Wohlbefindens bei Kindern von Eltern mit psychischen Erkrankungen befasst.*

***OA Priv. Doz. Dr Beate Schrank, MSc, PhD**, ist Fachärztin für Psychiatrie und psychotherapeutische Medizin. Ihr Forschungsschwerpunkt ist die Anwendung positiver psychologischer Konzepte bei psychisch und körperlich schwerkranken Personen sowie deren Angehörigen. Sie leitet die Forschungsgruppe DOT.*

Literatur

AMERING, M. (2012): Recovery, science and human rights. In: Epidemiology and Psychiatric Sciences 21: 367–369.
BECH, P.; OLSEN, L.; KJOLLER, M. et al. (2003): Measuring well-being rather than the absence of distress symptoms. A comparison of the SF-36 Mental Health subscale and the WHO-Five WellBeing Scale. Int. J. Methods Psychiatr. Res. 12 (2): 85–91.
BETTAZZONI, M.; ZIPURSKY, R.; FRIEDLAND, J.; DEVINS, G.M. (2008): Illness intrusiveness and subjective well-being in schizophrenia. J. Nerv. Ment. Dis. 196 (11): 798–805.
BÖCKERMAN P.; JOHANSSON, E.; SAARNI, S.I. (2008): Do established health-related quality-of-life measures adequately capture the impact of chronic conditions on subjective well-being? Health Policy 100 (1): 91–95.
BRICKMAN, P.; COATES, D.; JANOFF-BULMAN, R. (1978): Lottery winners and accident victims. Is happiness relative? J. Pers. Soc. Psychol. 36 (8): 917–927.
CUMMINS, R. (1998): The second approximation to an international standard for life satisfaction. Soc. Ind. Res. 43 (3): 307–334.
CUMMINS, R. (2003): Normative life satisfaction: measurement issues and a homeostatic model. Soc. Ind. Res. 64 (2): 225–256.
DIENER, E.; EMMONS, R.; LARSEM, R.; GRIFFIN, S. (1985): The Satisfaction with Life Scale. J. Pers. Assess. 49 (1): 71–75.
GILL, T.; FEINSTEIN, A. (1994): A critical appraisal of the quality of quality-of-life measurements. In: JAMA 272 (8): 619–626.
GLOCK, C. (1976): The sense of well-being: developing measures. Science, 194, 52–54.
HICKS, N.; STREETEN, P. (1979): Indicators of development: the search for a basic needs yardstick. In: World Development 7 (6): 567–580.
HILLS, P.; ARGYLE, M. (2002): The Oxford Happiness Questionnaire. A compact scale for the measurement of psychological well-being. Pers. Individ. Dif. 33 (7): 1073–1082.
JOSEPH, S.; MCCOLLAM, P. (1993): A bipolar happiness and depression scale. J. Genet. Psychol. 154 (1): 127–129.
KAPLAN, R.; BUSH, J.; BERRY, C. (1976): Health status. Types of validity for an index of well-being. Health Serv. Res. 11 (4): 478–507.
KATSCHNIG, H. (2005): How useful is the concept of quality of life in psychiatry? In: KATSCHNIG, H.; FREEMAN, H.; SARTORIUS, N. (Hg.) (2005): Quality of Life in Mental Disorders, 3–18. Chichester: Wiley.
KEYES, C. (2005): Mental illness and/or mental health? Investigating axioms of the complete state model of health. J. Consult. Clin. Psychol. 73 (3): 539–548.
KEYES, C.; DHINGRA, S.; SIMOES, E. (2010): Change in level of positive mental health as a predictor of future risk of mental illness. Am. J. Public Health 100 (12): 2366–2371.
KING, L.; NAPA, C. (1998): What makes a life good? J. Pers. Soc. Psychol. 75: 156–165.
LEAMY, M.; BIRD, V.; LE BOUTILLIER, C.; SLADE, M. (2011): Conceptual framework for personal recovery in mental health. Systematic review and narrative synthesis. Br. J. Psychiatry 199 (6): 445–452.
LEWIS, C.A.; MCCOLLAM, P.; JOSEPH, S. (2000): Convergent validity of the Depression–Happiness Scale with the Bradburn Affect Balance Scale. In: Soc. Behav. Per. 28 (6): 579–584.
MAGYAR-MOE, J.L. (2009): Therapist's Guide to Positive Psychological Interventions. New York.
MCDOWELL, I. (2010): Measures of self-perceived well-being. J. Psychosom. Res. 69 (1): 69–79.

McDowell, I.; Praught, E. (1982): On the measurement of happiness. An examination of the Bradburn scale in the Canada Health Survey. Am. J. Epidemiol. 116 (6): 949–958.

Mechanic, D.; Mcalpine, D.; Rosenfield, S.; Davis, D. (1994): Effects of illness attribution and depression on the quality of life among persons with serious mental illness. Soc. Sci. Med. 39 (2): 155–164.

Oswald, A.; Wu , S. (2010): Objective confirmation of subjective measures of human well-being. Evidence from the USA. Science 327 (5965): 576–579.

Ryan, R.; Deci, E. (2001): On happiness and human potentials. A review of research on hedonic and eudaimonic well-being. In: Annu. Rev. Psychol. 52 (2): 141–166.

Ryff, C. (1989): Happiness is everything, or is it? Explorations on the meaning of psychological well-being. J. Pers. Soc. Psychol. 57: 1069–1081.

Ryff, C.; Keyes, C. (1995): The structure of psychological well-being revisited. J. Pers. Soc. Psychol. 69 (4): 719–727.

Schrank, B.; Bird, V.; Tylee, A.; Coggins, T.; Rashid, T.; Slade, M. (2013): Conceptualising and measuring the well-being of people with psychosis. Systematic Review and narrative synthesis. Social Science & Medicine 92 (10): 9–21.

Schrank, B.; Brownell, T., Riches, S.; Chevalier, A.; Jakaite, Z.; Larkin, C.; Lawrence, V.; Slade, M. (2015): Staff views on wellbeing for themselves and for service users. J Ment Health 24 (1): 48–53.

Schrank, B.; Brownell, T.; Jakaite, Z.; Larkin, C.; Pesola, F.; Riches, S.; Tylee, A.; Slade, M. (2016): Evaluation of a positive psychotherapy group intervention for people with psychosis. Pilot randomised controlled trial. Epidem. Psych. Sci. 25 (3): 235–46.

Schrank, B.; Riches, S.; Bird, V.; Murray, J.; Tylee, A.; Slade, M. (2013): A conceptual framework for improving well-being in people with a diagnosis of psychosis. In: Epidem. Psych. Sci. 23 (4): 377–87.

Schrank, B.; Riches, S.; Coggins, T.; Tylee, A.; Slade, M. (2013): From objectivity to subjectivity. Conceptualization and measurement of well-being in mental health. Neuropsychiatry 3 (5): 525–534.

Slade, M. (2009): Personal recovery and mental illness. A guide for mental health professionals. Cambridge.

Slade, M. (2012): Everyday solutions for everyday problems. How mental health systems can support recovery. Psychiatr. Serv. 63 (7): 702–70.

Slade, M.; Bird, V.; Le Boutillier, C.; William, J.; McCrone, P.; Leamy, M. (2001): REFOCUS trial. Protocol for a cluster randomised controlled trial of a pro-recovery intervention within community based mental health teams. BMC Psychiatry 11: 185.

Slade, M.; Hayward, M. (2007): Recovery, psychosis and psychiatry. Research is better than rhetoric. In: Acta Psychiatr. Scand. 116 (2): 81–83.

Vaillant, G. (2003): Mental Health. Am. J. Psychiatry 160: 1373–1384.

Veit, C.; Ware J. (1983): The structure of psychological distress and well-being in general populations. J. Consult. Clin. Psychol. 51 (5): 730–742.

Vothknecht, S.; Schoevers, R.; De Haan, L. (2011): Subjective well-being in schizophrenia as measured with the Subjective Well-Being under Neuroleptic Treatment Scale. A review. Aust. NZ J. Psychiatry 45 (3): 182–192.

WHO (2004): Promoting Mental Health. Concepts, Emerging Evidence, Practice. Genf: WHO.

Wright, B.; Lopez, S. (2011): Widening the diagnostic focus. A case for including human strengths and environmental resources. In: Snyder, C.; Sloan, J. (Hg.): The Oxford Handbook of Positive Psychology: 71–88. Oxford: Oxford University Press.

Das Empowerment College: Recovery und Bildung

Monika Möhlenkamp, Jörn Petersen

Das Empowerment College ist ein Bildungsangebot für Menschen mit Psychiatrie- und Krisenerfahrung, Angehörige und Profis. Das Kursangebot zielt darauf ab, einerseits Kompetenzen im Selbstmanagement, im Umgang mit der eigenen Erkrankung und mit sozialen Schwierigkeiten zu erarbeiten und andererseits eine individuelle und ressourcenorientierte Lebens- und Arbeitsperspektive zu entwickeln. Im Mittelpunkt stehen die Stärkung der eigenen Fähigkeiten, die Ermutigung und die Ausbildung von Empowerment und Recovery.
Beim Besuch des Empowerment College machen alle Teilnehmenden gemeinsame Bildungserfahrungen. Im Fokus steht erfahrungsbasiertes Lernen, es wird ergänzt durch Informationsvermittlung. Auf dieser Basis stärken die Teilnehmenden ihre eigenen Recoveryprozesse, aber auch die der Personen, die sie unterstützen.
Wie in einer Hochschule organisieren die Teilnehmenden ihren Lernprozess in einer empowermentorientierten Lernatmosphäre selbst und verfolgen eigene Ziele. Dadurch werden die Teilnehmenden zu aktiven Subjekten ihres Recoveryprozesses. Sie sind nicht länger Hilfeempfängerinnen und Hilfeempfänger, sondern Lernende. Dies ermöglicht neue Beziehungs- und Selbsterfahrungen und ergänzt herkömmliche Angebote des psychosozialen Hilfesystems.
Weiterhin ist das Empowerment College offen für alle Menschen, die sich von den Inhalten angesprochen fühlen.
Es werden viele unterschiedliche Kurse angeboten, die sich um die Themen Gesundheit, selbstbestimmte Lebensführung, Mitbestimmung und Weiteres drehen. Im Empowerment College können psychiatrie- und krisenerfahrene Menschen wieder Perspektiven entwickeln.
Ziel ist es, ein besseres Verständnis der eigenen Lebenssituation, der real zur Verfügung stehenden Möglichkeiten und damit einhergehend eine bessere Kontrolle über das eigene Leben zu erlangen (vgl. WHO 2010, S. 1).

ABBILDUNG 1 Zielgruppen des Empowerment College

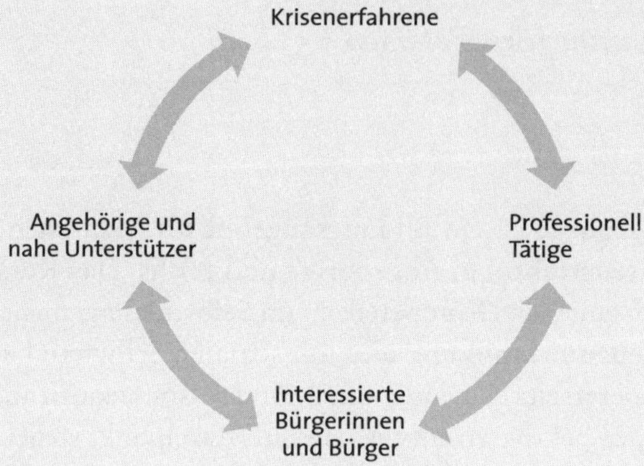

Das College hat einen niedrigschwelligen Zugang. Dadurch können auch weniger leistungsfähige Menschen, Menschen mit schlechten Lernerfahrungen und Menschen mit Sprachbarrieren an den Lernangeboten teilnehmen. Gleichzeitig werden auch anspruchsvollere Kurse angeboten, die einen Aus- und Fortbildungscharakter haben, wie z. B. ein Kurs zur Gremienarbeit. Das Bildungsziel ist nicht das »Korrigieren« von gescheiterten Lebensentwürfen und Bildungsbiografien, sondern – anknüpfend an die bisherige Lebenserfahrung – die Stärkung der Selbstwirksamkeit, die Wertschätzung der Lebensleistung und damit auch und besonders des Umgangs mit der psychischen Krankheit. Insbesondere für junge Menschen ist dies wichtig, damit diese frühzeitig selbst den Wechselwirkungen von psychischer Erkrankung, Arbeitslosigkeit und Armutsbedrohung entgegentreten. Somit ist das Empowerment College auch relevant für andere Gruppen von Benachteiligten.
Vorbild für das Empowerment College in Deutschland waren die Recovery Colleges in England. Sie erfuhren eine schnelle Ausbreitung: Zwischen 2012 und 2016 wurden 4.161 Teilnehmende mit insgesamt 12.764 Anwesenheiten registriert. 64 % der Teilnehmenden sind Betroffene, 8 % Angehörige und nahe Unterstützende und 28 % Mitarbeitende des englischen Gesundheitssystems (vgl. Perkins et al. 2018).

Die Entwicklung in England wurde in anderen europäischen Ländern aufmerksam verfolgt.

Das EU-Projekt

Von 2016 bis 2018 erarbeiteten Partner aus sechs Ländern unter der Projektleitung von F.O.K.U.S., dem Zentrum für Bildung und Teilhabe der Initiative zur sozialen Rehabilitation e. V. in Bremen, das Empowerment College:

- F.O.K.U.S., Bremen, Deutschland, Pionier der EX-IN-Ausbildung und von Projekten im Bereich sozialer Inklusion;
- ImROC (UK), Pionier der Recovery Colleges in England;
- Global Initiative on Psychiatry – Sofia (GIP-Sofia), Bulgarien, Transformation der psychiatrischen Versorgung in Osteuropa;
- Azienda Sanitaria Universitaria Integrata di Trieste, Italien, Vorreiter in der Auflösung stationärer psychiatrischer Strukturen;
- Polish Institute of Open Dialogue (Piod), Polen, Experte für Angehörigenarbeit und »Open Dialogue«;
- Institute for user participation and user policy (IGPB), Niederlande, Experte für Partizipative Forschung, Biografiearbeit und Peersupport (in den Niederlanden heißt die Ausbildung TOED und nicht EX-IN).

Das Projekt erhielt finanzielle Mittel aus »Erasmus +«, dem EU-Programm für allgemeine und berufliche Bildung, Jugend und Sport. Das war möglich, weil die Europäische Strategie 2010–2020 für Menschen mit Behinderungen vorsieht, die Beschäftigung und den Zugang zum Arbeitsmarkt zu verbessern.
Bildung ist für viele Menschen ein wichtiger Baustein, um den eigenen Handlungsspielraum zu erweitern und Genesung zu fördern. Menschen mit einer psychischen Erkrankung gelingt es aufgrund ihrer Einschränkungen und negativen Vorerfahrungen jedoch häufig nicht, an den herkömmlichen Bildungsangeboten teilzunehmen. Strukturen und Rahmenbedingungen von Bildungseinrichtungen stellen häufig zusätzliche Barrieren dar. Um die Teilhabe dieser Menschen und weiterer Personengruppen, die von sozialer Benachteiligung betroffen sind, an Bildung und damit auch an Arbeit zu vergrößern, müssen neue Bildungsinstrumente entwickelt werden.

Im Rahmen des EU-Projekts wurden verschiedene Materialien entwickelt:

- ein Manual zur Implementierung von Empowerment Colleges;
- ein Curriculum zur Entwicklung von Lernangeboten;
- ein Individueller Lernplan. Dieser wird von allen Teilnehmenden des College erarbeitet, bevor sie die Kursangebote wahrnehmen. Damit identifizieren sie ihre persönlichen Ziele und stellen sich danach ihr Kursprogramm zusammen. Nach Kursdurchführung evaluieren sie anhand dieser Zielsetzung ihre Ergebnisse;
- Blended Learning Tools, um internetbasiertes Arbeiten möglich zu machen;
- Evaluationsinstrumente, um die Qualität der Angebote, der Trainer und des College zu sichern;
- sechs Module zu Themen wie »Gesundheit und Wohlbefinden«, »Meine Rechte« oder »Umgang mit Geld«;
- ein Trainerkurs für Dozentinnen und Dozenten;
- eine Zusammenstellung der Best-Practice-Projekte der einzelnen Länder im Bereich »Empowerment und Recovery« und »Teaching and Learning«.

Die Grundprinzipien

Das Empowerment College beruht auf fünf Grundprinzipien (vgl. Abbildung 2, S. 81).

Partnerschaftliche Zusammenarbeit (Koproduktion)

Sie bildet in jeder Hinsicht das Herz eines Empowerment College und ist das leitende Prinzip. Es geht um das Zusammenwirken von Experten, die ihre Expertise durch Beruf oder Ausbildung erlangt haben, und Experten aus Erfahrung, d. h. dass die Kurse grundsätzlich von einem Trainertandem oder Team, bestehend aus mindestens einem Experten aus Erfahrung und einem Experten durch Bildung, vom ersten Moment an gemeinsam entwickelt und durchgeführt werden. Die Arbeit muss auf Augenhöhe geschehen, auch wenn – wie es in der Realität oft der Fall ist – die Person mit Wissen durch Bildung oft eine höhere Position

ABBILDUNG 2 Die fünf Grundprinzipien des Empowerment College

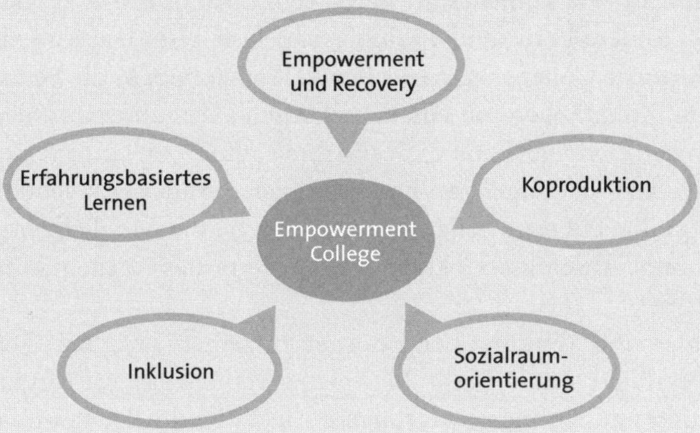

in der Hierarchie der Einrichtung hat. Es geht darum, dass das Fachwissen aller Parteien anerkannt wird, nicht mehr nur jenes der »Profis«. Tandemarbeit organisiert nicht einfach ein Nebeneinander von Profis und Erfahrenen, sondern lädt die Menschen ein, etwas Neues zu wagen, etwas, das die Expertise von allen mit einbezieht, damit neue Wege entstehen können, um alte Probleme zu lösen.

Die Beteiligung von Psychiatrieerfahrenen und Angehörigen als Dozenten stellt sicher, dass Kurskonzepte und -inhalte nah an der Lebensrealität der Teilnehmenden entlang entwickelt werden, dass Inhalte Raum lassen für individuelle Erfahrungen jenseits von Konzepten und wissenschaftlichen Ansätzen. Gleichzeitig erfüllen die Dozierenden mit eigenem Erfahrungshintergrund eine Vorbild- und Brückenfunktion. Sie zeigen: Auch mit psychischer Erkrankung kann ich vorne stehen und zu den Lehrenden gehören. Sie verhindern, dass Menschen mit Krisenerfahrung weiterhin mit dem Gefühl herumlaufen, dass sie die Aliens unter lauter Normalen sind, dass sie durch eine Schlucht von allen anderen getrennt sind und bleiben werden (vgl. UTSCHAKOWSKI et al. 2016). Gleichzeitig können Lehrende mit eigener Krisenerfahrung die Berührbarkeit der anderen Dozenten verstärken. Eine andere Form von Beziehung entsteht: von Klienten zu Studierenden und Dozierenden und auch von Therapeuten zu Studierenden und Dozierenden.

Bildung

Empowerment Colleges können und sollen kein Ersatz für traditionelle Bildungs- oder andere Lern- und Trainingsangebote sein. Die Aufgabe eines Empowerment College ist, Menschen dabei zu helfen, die Selbstbestimmung in ihrem Leben mit einem seelischen Gesundheitsproblem wiederzuerlangen. Dennoch kann die Teilnahme am Empowerment College Menschen dazu befähigen, an herkömmlichen Bildungsangeboten oder Trainingsmöglichkeiten teilzunehmen, welche die Möglichkeiten eines anerkannten Abschlusses beinhalten – sofern dies eigenen Wünschen entspricht.
Um die Qualität und Wirkung der Colleges zu sichern, werden Qualitätssysteme etabliert: Individuelle Lernpläne, standardisierte Modulplanentwicklung und Trainerbewertungen. Ein Individueller Lernplan (ILP) kann als Hilfe zur individuellen Zielsetzung, Kursauswahl, als Leistungsnachweis und Diskussion über Studienunterstützung dienen. Standardisierte Modulpläne stellen sicher, dass in allen Kursen die notwendigen Prozesse mit ihren Zielen und Lernergebnissen stattfinden. Gleichzeitig ist es wichtig, dass alle Teilnehmenden und Trainierenden darüber nachdenken, was funktioniert hat, was verbessert werden könnte und was sie das nächste Mal anders machen würden. Dies stellt sicher, dass Kurse kontinuierlich verbessert und weiterentwickelt werden.

Erfahrungsbasiertes Lernen

Wenn in einem Bildungsraum nicht nur Theorie und wissenschaftliche Erkenntnisse referiert werden, sondern auch neue Erfahrungen in der Gruppe und mit sich selbst eingebracht werden dürfen und als relevant und wertvoll bewertet werden, dann findet ein Lernprozess auf Basis der eigenen Erfahrungen statt. Um diesen Raum entstehen zu lassen, müssen einige Dinge beachtet werden:

- angemessene Sprache, d. h. eine einfache Sprache mit wenig Fachvokabular;
- Aufteilung der Inhalte in fachlichen Input, Erfahrungsaustausch und Diskussion.

Erfahrungsbasiertes Wissen entsteht, indem Erfahrungen reflektiert werden. Durch den Austausch mit anderen Menschen bildet sich ein Wissenspool. Indem alle Beteiligten voneinander lernen, macht jeder die Erfahrung, hilfreich für andere sein zu können. Wenn Menschen mit einer psychischen Erkrankung die Erfahrung machen, dass Menschen, die als gesund betrachtet werden, ähnliche Schwierigkeiten haben können wie sie selbst, dann fangen sie an, sich selbst wohlwollender und als weniger defizitär zu betrachten. »Der Einbezug von Erfahrungswissen direkt in den Gruppen soll einerseits durch das aktivere Einbeziehen und Erzählenlassen der Teilnehmenden geschehen, aber auch durch die Anwesenheit von Peer-Mitarbeitenden, die zum Beispiel ihre Recoverygeschichten erzählen« (Burr et al. 2018, S. 26).

Die besondere Herausforderung des Empowerment College ist es, Wissen zu vermitteln und gleichzeitig Raum für den Erfahrungsaustausch in der Gruppe zu lassen. Aber wie kann man methodisch sicherstellen, dass Menschen im Kurs an neuen Erfahrungen lernen können, die Raum lassen für eigene Erkenntnisse und Entscheidungen? Eine Möglichkeit ist z. B. das Brainstorming zu bestimmten Fragestellungen und der Austausch darüber: Was hilft beim Einschlafen? Oder eine Wahrnehmungsübung in der Natur mit anschließendem Wahrnehmungsprotokoll. Dies ist ergebnisoffen und lädt mehr zur eigenen Entscheidung ein als der ärztliche Vortrag über Achtsamkeit oder regelmäßigen Schlaf.

Es ist sehr nützlich, wenn eine örtliche Basis für das Empowerment College mit Klassenzimmern, einer Bibliothek und Computern vorhanden ist. So können die Teilnehmerinnen und Teilnehmer auch selbstständig eigenen Forschungen nachgehen. Weiterhin können die Menschen diesen Ort aufsuchen und sich dort über die Lernangebote informieren. Dieser ist gleichzeitig ein administrativer Knotenpunkt, an dem sich das College-Team treffen und organisieren kann, wo sich die Teilnehmenden registrieren lassen und anmelden können. Der Ort sollte über eine klare Identität verfügen und wie eine Bildungseinrichtung aussehen: mit Aushängen über Veranstaltungen, Kurse und weitere Angebote der Umgebung, die nichts mit dem psychosozialen Hilfesystem zu tun haben.

Inklusion und Sozialraumorientierung

Das gesamte Kursangebot ist offen für alle Bürgerinnen und Bürger, die sich für die Kurse interessieren. Dies fördert soziale Inklusion.

Die Colleges sind barrierefrei, für Menschen mit Einschränkungen erreichbar und kooperieren mit (nicht psychiatrischen) regionalen

Einrichtungen und Organisationen, um Kurse durchzuführen, die sich auch um das Leben außerhalb des psychosozialen Versorgungssystems drehen (z. B. Haushaltsführung, Umgang mit Geld, Wohlbefinden und Essen, Bewerbungstraining).
Das College muss für Mitarbeitende von psychischen Gesundheitsdienstleistern und Fachleute offen sein, damit diese auch von den Erfahrungen von Menschen mit psychischen Gesundheitsproblemen lernen und eigene Themen bearbeiten können.

Recovery und Empowerment

Die Idee, Menschen mit einer psychischen Erkrankung durch Bildung darin zu unterstützen, wieder Hoffnung zu schöpfen, Chancen wahrzunehmen und Kontrolle (zurück)zuerlangen, ist nicht neu. Bereits die Teilnehmenden der EX-IN-Kurse erlebten, dass sie aktive Erwachsene sind, die Informationen bekommen und selbst Entscheidungen treffen können. Sie sind Studierende, die auf dem Weg sind, ihr Wissen zu erweitern. Diese Erfahrung unterscheidet sich häufig von vorangegangenen Angeboten, wo es vielen Psychiatrieerfahrenen nicht gelang, sich aus der Rolle des Objekts, das behandelt oder aufgeklärt werden soll, zu lösen. Im EX-IN-Kurs steuern sie ihre Lernprozesse selbst.
Auch das Empowerment College zielt darauf ab, die Studierenden zu befähigen, ihr Leben selbst in die Hand zu nehmen und sich gesellschaftlich zu beteiligen. Das stärkt das Selbstvertrauen und das Selbstbewusstsein. Häufig entsteht so der Mut, den eigenen Weg weiterzugehen. Die aktive Beteiligung fördert die Entwicklung eines positiveren Selbstbilds.
In England z. B. sind die Recovery Colleges ein Instrument, um die Recoveryorientierung von Gesundheitsdiensten zu stärken und voranzubringen. Dadurch, dass Mitarbeitende, Nutzende des Hilfesystems und Angehörige an den Kursen teilnehmen, werden alle Akteure im Versorgungssystem erreicht. Der Austausch mit Psychiatrieerfahrenen in einem Bildungssetting verändert häufig die Perspektive auf Konzepte wie Recovery. Die Inhalte werden weniger theorielastig diskutiert. Genauso ist es möglich, den eigenen Recoveryprozess in den Blick zu nehmen, z. B. als Krankenschwester, die seit zwanzig Jahren in der Psychiatrie tätig ist und mit Belastungen und Erschöpfungszuständen zu tun hat, als Arzt, der sich überfordert fühlt, oder als Angehöriger, der sich schuldig fühlt und gleichzeitig enttäuscht ist. Empowerment wird so auf individueller

Ebene als ein wichtiger Prozess der menschlichen Entwicklung verstanden. Er beinhaltet vier Dimensionen:

- Eigenverantwortung;
- Beteiligung an Entscheidungen;
- Würde und Respekt;
- Zugehörigkeit und Beitrag zu einer größeren Gemeinschaft.

Für den Einzelnen bedeutet der Empowermentprozess, einen Zustand der Ohnmacht zu überwinden und die Kontrolle über das eigene Leben zu erlangen. »Aus den EX-IN-Kursen wissen wir, dass das Lernen aus der Erfahrung von Erschütterung, Stigmatisierung, Entpowerment, Empowerment, Wiedererstarken und Genesung eine ungemein stärkende Erfahrung ist« (Utschakowski 2014, S. 10). Studien zeigen, dass die Zufriedenheit von Nutzern der Dienste, in denen Peers arbeiten, als außerordentlich höher beschrieben wird (vgl. Greenfield et al. 2008).

Rahmenbedingungen

Da das Empowerment College ein Bildungsangebot ist, sollte dies in der Gestaltung und Umsetzung zum Tragen kommen. Dazu gehört, dass das College möglichst an einem neutralen Ort zu finden ist mit den in anderen Bildungsinstituten bekannten Standards, wie dem Zugang zu Computern, einer Bibliothek mit Leseraum sowie einer Atmosphäre, die von zielgerichtetem Arbeiten und Aktivität geprägt ist.

Die Studierenden sind selbst verantwortlich für ihre Teilnahme und haben Rechte und Pflichten.

Einige Kurse werden mithilfe von internetbasierten digitalen Medien unterstützt. Dies ermöglicht den Studierenden eine flexible Gestaltung des »Unterrichts« und den Austausch über das Internet. Es unterstützt den Prozess des »Flipped Classroom«, bei dem sich die Lernprozesse individuell vollziehen. Die Impulse der Lehrenden sind nicht mehr maßgeblich für den Lernprozess, sondern die Teilnehmenden organisieren ihren Lernprozess selbst, sind Lernende, Forschende, Experten und Entscheidende.

Wie bei den Recovery Colleges in England soll das Empowerment College helfen, Hürden abzubauen und die Akzeptanz von Recovery bei den

Teilnehmenden, aber auch bei den Angehörigen und Mitarbeitenden des psychosozialen Hilfesystems fördern (PERKINS et al. 2018, S. 8).

Englische Untersuchungen (MEDDINGS et al. 2014) zeigen, was die Teilnehmenden der Colleges mit psychischen Problemen zu schätzen wissen:

- Lernen von anderen Teilnehmenden: »Wir sitzen alle im selben Boot«; »Erkennen, dass Sie nicht der Einzige sind«;
- Koproduktion und Wertschätzung der gelebten Erfahrung: »Es war die Gleichberechtigung, das Lernen aus den Erfahrungen der Peer-Trainer und von Fachleuten, die geholfen haben«;
- ein sicheres, unterstützendes Umfeld und die persönlichen Qualitäten des Personals: »Empathie und Herzlichkeit«;
- neues Wissen lernen: »Es war hilfreich, Techniken zu erlernen, die mir helfen, meine Angst zu bewältigen«, »Etwas Neues zu lernen, gab mir Vertrauen«;
- soziale Möglichkeiten: »Ich habe Menschen getroffen, mit denen ich mich weiterhin treffen werde«;
- Struktur: »Ich habe gelernt, dass ich für die Woche eine Struktur haben muss«;
- Wahl und Kontrolle: »Wahl macht Ermächtigung – Ich wähle den Kurs aus einem Prospekt aus, von Beurteilungen und Referenzen von Fachleuten«.

ABBILDUNG 3 Die Themengebiete, für die das College Angebote unterbreitet

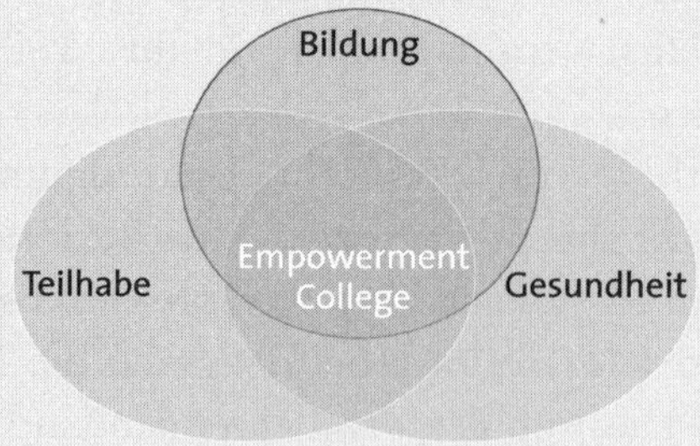

Das erste deutsche Empowerment College startet Ende 2019 in Bremen. Mit Kooperationspartnern aus der Erwachsenenbildung und dem psychosozialen Hilfesystem werden von Anfang an Bildungsangebote in

verschiedenen Stadtteilen implementiert. F.O.K.U.S., das Zentrum für Bildung und Teilhabe, wird Kurse mit unterschiedlichen Zeitrahmen entwickeln, Trainerkurse durchführen, Finanzierungsmodelle erarbeiten und Einrichtungen bei der Implementierung von Colleges beraten. Das Empowerment College wird auch offen sein für Themen von anderen benachteiligten Gruppen.
Weitere Informationen auch unter: www.empowerment-college.com

Monika Möhlenkamp ist Gesundheitswissenschaftlerin, Physiotherapeutin und engagiert sich als leitende Mitarbeiterin für die Inklusion von Menschen mit Psychiatrieerfahrung bei der Initiative e. V.

Jörn Petersen ist Diplom-Sozialarbeiter, EX-IN-Trainer, Supervisor in Ausbildung und arbeitet seit 23 Jahren in der ambulanten Psychiatrie. Beide leiten gemeinsam F.O.K.U.S., das Zentrum für Bildung und Teilhabe der Initiative zur sozialen Rehabilitation e. V.

Literatur

Burr, C.; Zehnder, U.; Schumacher, B. (2018): Recoveryorientierte Psychoedukation bei Menschen mit Psychoseerfahrung. Sozialpsychiatrische Informationen 48 (3): 24–29.

Greenfield, T.; Stoneking, B.; Humphreys, K. (2008): Antistigma-Kompetenz in der psychiatrisch-psychotherapeutischen und psychosozialen Praxis. Das Trainingsmanual. Stuttgart: Schattauer.

Meddings, S.; Byrne, D.; Barnicoat, S.; Campbell, E.; Locks, L. (2014): Co-delivered and co-produced: Creating a recovery college in partnership. Journal of Mental Health Training, Education and Practice 9 (1): 16–25. https://www.sussexrecoverycollege.org.uk/footer-downloads/general/47-co-delivered-and-co-produced-creating-a-recovery-college-in-partnership-2014-1/file (08.06.2019).

Perkins, R.; Meddings, S.; Williams, S.; Repper, J. (2018): Recovery colleges 10 years on. Nottinghamshire: Centre for Mental Health Care. http://imroc.org/wp-content/uploads/2018/03/ImROC-Recovery-Colleges-10-Years-On.pdf (08.06.2019).

Utschakowski, J. (2014): Selbstkonzept in psychischen Krisen stützen. Über die Schädlichkeit von Krankheitseinsicht. Praxis Wissen Psychosozial 18: 9–11.

Utschakowski, J.; Sielaff, G.; Bock, T.; Winter, A. (2016): Experten aus Erfahrung. Köln: Psychiatrie Verlag.

WHO (2010): User empowerment in mental health. Genf: WHO.
http://www.empowerment-college.com (29.11.2018).

Soziale Inklusion und Recovery[1]

Dirk Richter

Persönliche Recovery in der psychiatrischen Versorgung umfasst Elemente wie individuelle Sinngebung, Hoffnung und Empowerment. Schon in den frühen Konzepten vom Beginn der 2000er-Jahre war allerdings die soziale Inklusion ein zentrales Thema (Repper & Perkins 2003). Soziale Inklusion, wenn sie denn im Rahmen von Recovery adressiert wird, kann genau die gerade genannten Elemente befördern. Arbeit, Beschäftigung, ein ausreichendes Einkommen, die Wahrnehmung persönlicher Rechte, ein geeignetes Wohnsetting und soziale Beziehungen können Sinn vermitteln, sie können Hoffnung machen auf eine Weiterentwicklung im Leben und sie können dazu beitragen, sich besser ermächtigt zu fühlen, das Leben zu bewältigen.

Die Zielsetzung der Inklusion ist in der Psychiatrie jedoch nicht vollkommen neu. Seit Beginn der zweiten Hälfte des 20. Jahrhunderts haben sich die Versorgungsforschung und -planung intensiv mit der Frage der sozialen Integration von Menschen mit einer psychischen Erkrankung befasst – und sie tun es bis heute (Forster 1997; Richter 2003). Um die letzte Jahrhunderthälfte herum zeigte sich das erhebliche Dilemma der Versorgung dahingehend, dass die Anzahl der in psychiatrischen »Anstalten« oder »Asylen« eingeschlossenen und dadurch von der Gesellschaft ausgeschlossenen Menschen einen Höchststand erreichte (Geller 2000). Sowohl der Einschluss als auch der Ausschluss stellten für sich erhebliche Probleme dar. Der Einschluss war für viele Betroffene zutiefst inhuman, perspektivlos und auch mit keinen oder nur geringen therapeutischen Wirkungen verbunden (Goffman 1973). Auf Dauer war der Ausschluss durch Einschluss weder moralisch noch politisch oder medizinisch zu rechtfertigen. Und auch finanziell war diese Form der psychiatrischen Versorgung ein erhebliches Problem; insbesondere in den Vereinigten Staaten ist die Deinstitutionalisierung nicht unwesentlich

1 Das Kapitel ist eine leicht veränderte Fassung von: Dirk Richter: Inklusion, Exklusion und Integration: Schlüsselkonzepte für die psychiatrische (Arbeits-)Rehabilitation. In: Kawohl, W.; Rössler, W. (Hg.) (2018): Arbeit und Psyche: Grundlagen, Therapie, Rehabilitation, Prävention. Ein Handbuch. S. 94–106. Stuttgart: Kohlhammer. Wir danken dem Kohlhammer-Verlag für die Genehmigung.

durch die explodierenden Kosten der stationären Versorgung mit verursacht worden (MECHANIC & ROCHEFORT 1990).
Der Ausschluss von Menschen mit einer psychischen Erkrankung von der Gesellschaft stellte sich als Problem spätestens zu dem Zeitpunkt dar, als die Deinstitutionalisierung begann und für viele Menschen kein adäquater sozialer Raum zur Verfügung stand, der sie bei der Bewältigung der Krankheitsfolgen und der Ausschlussfolgen unterstützen konnte. Die Konzepte der Gemeindepsychiatrie und der Sozialpsychiatrie wurden vor diesem Hintergrund entwickelt, um die Integration psychisch kranker Menschen zu gewährleisten (FORSTER 1997). Die soziale Integration war zu einem der Hauptziele der Psychiatriereformen in der westlichen Welt geworden (WARE et al. 2007). Im Laufe der Zeit wurde jedoch deutlich, dass die soziale Integration im Sinne einer vollen Zugehörigkeit zur »Normalgesellschaft« nicht erreicht wurde (EIKELMANN et al. 2005). Viele, auch chronisch erkrankte Menschen leben zwar außerhalb der Anstalts- und Klinikmauern, ihre Beziehungen sind jedoch oftmals ausschließlich auf ebenfalls erkrankte Menschen und auf Mitarbeitende therapeutischer Einrichtungen beschränkt – aus der Gemeindepsychiatrie war zu einem guten Teil eine Psychiatriegemeinde geworden.
Nicht zuletzt deshalb hat sich gegen Ende des 20. Jahrhunderts die Terminologie des Einschlusses und Ausschlusses von Personengruppen signifikant gewandelt, wobei die Begriffe nicht immer eindeutig verwendet werden und es auch definitorische Unklarheiten gibt. Nunmehr ist die Rede nicht mehr von Integration bzw. Desintegration, sondern von Inklusion und Exklusion und darüber hinaus von den synonymen Begriffen Partizipation und Teilhabe. Der Begriff »Teilhabe« hat mit dem Bundesteilhabegesetz (BTHG) Eingang in das deutsche Sozialrecht gefunden. Die Hintergründe dieses terminologischen Wandels liegen zum einen in der Sozialpolitik der Europäischen Union, die sich gegen die Marginalisierung von Personengruppen wendet, und zum anderen in der Behindertenrechtskonvention der Vereinten Nationen (UN-BRK). Die UN-BRK betont nicht nur die Inklusion in eine Gemeinschaft als Recht und Anspruch behinderter Menschen, sondern insbesondere den Zugang zu Rechten und Ressourcen wie etwa Ausbildung, Arbeit und Wohnen (BARTLETT 2012).

Inklusion und Exklusion: Theoretische Perspektiven

Die soziale Realität für Menschen mit psychischen Erkrankungen und vor allem mit länger andauernden chronischen Verläufen sieht in vielen Ländern der westlichen Welt leider nicht positiv aus. Die intendierte Integration ist in weiten Teilen nicht gelungen. Stattdessen fühlen sich viele Betroffene ausgeschlossen, und zwar nicht nur von sozialen Kontakten, sondern auch von materiellen und kulturellen Ressourcen sowie von Rechten, wie sie »Gesunden« zustehen (Boardman 2011; Tew et al. 2012).

Der Ausschluss von Sozialbeziehungen, Ressourcen und Rechten geht weit über das hinaus, was in der Soziologie und in der Sozialpolitik als Armut verstanden wird. Um diesen Sachverhalten gerecht zu werden, ist der Begriff der »Exklusion« gewählt worden. Der Exklusionsbegriff hat verschiedenste theoretische Wurzeln und damit verbundene Konzeptionen (Kronauer 2002).

Soziologie Ein Ursprung liegt in der Soziologie, wo er ebenfalls diverse theoretische Traditionen aufweist. Populär geworden ist die »Exklusion« als Beschreibung der Lebenssituation marginalisierter und diskriminierter Personengruppen im Frankreich der 1980er-Jahre. Hintergrund waren hier die gewaltsamen sozialen Konflikte in den Banlieues der Großstädte, welche auf die exkludierende Lebenssituation insbesondere der Menschen mit Migrationshintergründen aufmerksam machten.

Diese sozialen Entwicklungen führten in der Sozialpolitik, insbesondere in der Europäischen Union, zu verschiedenen Initiativen, die auf eine Verminderung von Armut, Ausgrenzung und Diskriminierung zielten (Daly 2008). Soziale Inklusion war einer der Schwerpunkte der EU-Politik der 2000er-Jahre. Allerdings waren die Erfolge relativ bescheiden; gleichwohl setzte die Begrifflichkeit von In- und Exklusion zumindest rhetorisch neue Akzente in der Sozialpolitik.

In der soziologischen Systemtheorie wurde schon früh der Ressourcen- und Rechtscharakter der Exklusion (und damit auch der Inklusion) untersucht. Talcott Parsons bemühte im Zusammenhang mit der Integration afroamerikanischer Personen den Begriff der »Citizenship«, mit dem in der angelsächsischen Rechts- und Sozialpolitiktradition »volle« Bürgerrechte im umfassenden Sinne gemeint waren (Parsons 1967).

In der modernen Systemtheorie waren Inklusion und Exklusion eng aneinander gekoppelt (NASSEHI 2006). Im Gegensatz zu vormodernen Gesellschaften, welche als »ganze« Individuen in ihren Gemeinschaften oder Sozialklassen inkludiert hatten, zeichnet sich die moderne Sozialform dadurch aus, dass die verschiedenen sozialen Teilsysteme immer wieder neu die Inklusion notwendig machen – konkrete Beispiele im Zusammenhang mit psychischen Störungen werden unten gegeben.

Behinderung Ein zweiter theoretischer Hintergrund der In- und Exklusion ist die Theorie der Behinderung (JAEGER & BOWMAN 2005; WANSING 2005). Das Gebot der Inklusion hat sich hier vor allem im Bereich der schulischen Erziehung stark bemerkbar gemacht. Im Unterschied zum medizinischen Modell der Behinderung, das die Problematik der betroffenen Person zuschob, geht das soziale Modell der Behinderung davon aus, dass die Person durch Einschränkungen vom sozialen Umfeld behindert wird in der Teilhabe und in der Verwirklichung ihrer Lebenschancen (DEPOY & GILSON 2011).

Capability-Approach Eine dritte theoretische Perspektive, welche allerdings auch auf die beiden zuvor genannten zurückgreift, ist der Capability- bzw. Capabilities-Ansatz, der aus einer interessanten Kombination von Ökonomie und Philosophie entstanden ist. Federführend sind hier der indische Wirtschaftswissenschaftler und Nobelpreisträger Amartya Sen und die US-amerikanische Philosophin Martha C. Nussbaum, die gemeinsam an einem theoretischen Konzept arbeiten, das auf viele Bereiche übertragbar ist, in denen Exklusion herrscht. Capabilities kann in dem hier gebrauchten Sinn nicht direkt ins Deutsche übersetzt werden, es geht um Befähigungs- und Verwirklichungschancen, die jedem Menschen zustehen, gleich welche Eigenschaften er mitbringt.

Während Sen auf die Linderung wirtschaftlicher und sozialer Ungleichheit zielt (SEN 1992), geht es bei Nussbaum um das in der Philosophie der letzten Jahrzehnte sehr prominente Thema der (sozialen) Gerechtigkeit (NUSSBAUM 2011). Beide Autoren haben sich in diesem Zusammenhang auch mit dem Thema der Behinderung befasst, wo betroffenen Personen die Befähigungs- und Verwirklichungschancen oftmals verweigert werden.

Martha NUSSBAUM (2011) hat zentrale Befähigungs- und Verwirklichungsbereiche definiert, aus denen sich die entsprechenden Inklusionsthemen mühelos ableiten lassen, unter anderem eine Lebenslänge, die »normal« lang ist und nicht vorzeitig beendet wird, körperliche

Gesundheit und Integrität, Sinneserfahrungen und Kognition, Emotionen und Beziehungen (also psychosoziale Gesundheit), soziale Bindungen und die Kontrolle über das eigene Umfeld, was auch materielle Ressourcen und Arbeit umfasst. Das für die Inklusionsthematik Interessante daran ist, dass diese Capabilities sowohl auf der Befähigung der Person beruhen als auch darauf, dass die äußeren Bedingungen so gestaltet werden müssen, dass sie die Verwirklichung ermöglichen.

Anpassungsdruck und Wahlfreiheit Mit den äußeren Bedingungen, welche Inklusion ermöglichen oder verhindern, befasst sich ebenfalls eine vierte Theoriediskussion innerhalb der Psychiatrie. Hier geht es um die Frage, wie sehr sich Menschen mit einer psychischen Erkrankung den sozialen Verhältnissen anzupassen haben bzw. inwieweit Inklusion, beispielsweise in den Arbeitsmarkt, zur Norm erklärt wird (Clifton et al. 2013; Labonte 2004). Nicht wenige Menschen mit einer psychischen Erkrankung erleben die soziale Umwelt als abweisend und exkludierend, können sich daher entweder nicht vorstellen, dort inkludiert und vor allem akzeptiert zu werden, oder sie wollen sich nicht in diese Umwelt inkludieren lassen. Hier wiederum kommt ein Aspekt ins Spiel, der auch im Capability-Ansatz zentral ist. Vor allem bei Amartya Sen werden die Wahlmöglichkeiten herausgestellt, die bestehen müssen, um die Verwirklichungschancen tatsächlich umsetzen zu können und um ein würdevolles Leben zu führen.

Aus den bis hier vorgestellten theoretischen Perspektiven lässt sich eine – wie immer – vorläufige Abgrenzung von Inklusion und Integration destillieren, die für die Problemlage in der psychiatrischen Versorgung anschlussfähig ist. Der zentrale Unterschied zwischen Inklusion und Integration besteht darin, dass bei der Inklusion primär die soziale Umwelt an die Person mit Behinderung angepasst wird, um dieser Chancen zu gewähren. Demgegenüber wird bei der Integration erwartet, dass die Person sich den Umweltbedingungen anzupassen hat. Inklusion bedeutet daher, Verwirklichungschancen durch Zugang zu unterschiedlichen sozialen Systemen bzw. Dimensionen zu haben. Es geht um den gleichberechtigten Zugang zu Ressourcen und Rechten in den Bereichen Bildung, Arbeit, Einkommen, Sozialbeziehungen, Gesundheit, Recht, Politik und Kultur. Dieser Zugang muss gemäß dem Normalitätsprinzip für alle Menschen, ob mit oder ohne Behinderung, gleichermaßen offenstehen. Die therapeutischen Implikationen dieses Inklusionsansatzes werden am Ende des Kapitels skizziert.

Exklusion von Menschen mit schweren psychischen Erkrankungen

Die Datenlage zur Exklusion von Menschen mit schweren psychischen Erkrankungen ist ernüchternd. Auf der Basis einer repräsentativen Datenerhebung in der Schweiz konnte Folgendes festgestellt werden (RICHTER & HOFFMANN 2017c): Über 70 % der betroffenen Personen sind nicht in Arbeit, 60 % nehmen nie an sozialen oder kulturellen Aktivitäten teil, mehr als 50 % haben keine Partnerin oder keinen Partner, über 45 % leben an oder unter der Armutsgrenze, mehr als ein Drittel fühlt sich oft oder sehr oft einsam, und 15 % haben keine Person, mit der sie vertrauensvoll reden können. Selbst wenn statistische Faktoren wie Alter und Geschlecht adjustiert wurden, konnte für Menschen mit schweren psychischen Erkrankungen im Vergleich zu anderen Personengruppen mit Behinderungen und Benachteiligungen bei nahezu allen Indikatoren eine besondere Benachteiligung festgestellt werden.

Der soziale Ausschluss beginnt bei elementaren Ressourcen wie Arbeit und Einkommen. Die Arbeitslosigkeit unter Menschen mit psychischen Erkrankungen ist erheblich höher als bei Menschen ohne diese Beeinträchtigungen. Daten des deutschen Instituts für Arbeitsmarkt- und Berufsforschung zeigen, dass der Anteil von Menschen, die wegen einer psychischen Erkrankung behandelt worden sind, im »regulären« Arbeitslosengeldbezug um 30 % erhöht ist gegenüber den Berufstätigen und im längerfristigen reduzierten Bezug (ALG II / Hartz IV) sogar um 100 % (SCHUBERT et al. 2013). Eine größere europäische Studie bei Menschen mit einer schizophrenen Störung in verschiedenen Städten hat Beschäftigungsraten im ersten Arbeitsmarkt von 2–18 % berichtet (MARWAHA et al. 2007). Eigene Erhebungen im Bereich eines großen deutschen Betreuungsnetzwerks für Menschen mit psychischen Behinderungen haben ergeben, dass Personen, die in der Gemeinde leben, aber ambulant betreut werden, zu 95 % nicht in den ersten Arbeitsmarkt inkludiert sind (RICHTER 2010). Hinzu kommt die große Zahl psychisch kranker Menschen, die frühzeitig berentet werden und dem Arbeitsmarkt aus diesem Grund nicht zur Verfügung stehen (RICHTER 2006).

Die Rate der Menschen mit psychischen Erkrankungen oder Behinderungen in einer Gesellschaft hängt natürlich auch von den Bedingungen des Arbeitsmarkts ab. Interessanterweise liegt die Arbeitslosigkeit dieser Menschen selbst in einem Land mit einem extrem großen Niedriglohnsektor wie den Vereinigten Staaten, wo ein Einstieg in den Arbeitsmarkt theoretisch leichter sein sollte, bei über 80 % (NAMI 2014). Und die Effekte eines Jobs im Niedriglohnsektor auf die psychische Gesundheit sind offenbar nicht besser als die Arbeitslosigkeit selbst (Broom et al. 2006; Butterworth et al. 2013).

Mit dem relativ großen Arbeitslosigkeitsrisiko einher geht die finanzielle Unsicherheit. Dies betrifft sowohl das aktuelle Einkommen wie auch Ersparnisse und Rentenansprüche (Cook & Mueser 2013; Richter et al. 2006). Insofern kann man davon sprechen, dass Menschen mit psychischen Erkrankungen auch ein erheblich größeres Armutsrisiko haben. Viele Menschen, die unter chronischen und länger andauernden Krankheitsverläufen leiden, sind schon früh erkrankt. Bei Psychosen kommt es zu ersten Krankheitsepisoden beispielsweise nicht selten während der späten Schulausbildung oder zu Beginn der Berufsausbildung. Wenn die Betroffenen dann nicht in der Lage sind, ihre Ausbildung abzuschließen, macht sich das während der gesamten Lebensarbeitszeit bemerkbar.

Ein anderer großer Lebensbereich, in dem Exklusion sich bemerkbar macht, sind Partnerschaften bzw. Intimbeziehungen (Kessler et al. 1998). Menschen mit psychischen Störungen oder Behinderungen haben im Allgemeinen weniger Partnerschaften, erleben weniger sexuelle Beziehungen und sind auch weniger häufig verheiratet. Darüber hinaus ist mit allen psychischen Erkrankungen ein erheblich erhöhtes Scheidungsrisiko verbunden. Ähnlich der Problematik der Arbeit ist auch hier die Richtung der Verursachung nicht eindeutig. Psychische Probleme stellen Partnerschaften vor erhebliche Belastungen, die dann oftmals zur Auflösung der Beziehung führen. Andererseits tragen Partnerschaftsprobleme nicht selten auch zur Ursachenkonstellation sowie zur Ressourcenminderung der Betroffenen bei, wodurch psychische Störungen entstehen oder aber sich gravierender entwickeln können als ohne diese Probleme.

Weitere Lebensbereiche, die ebenfalls beeinträchtigt sind, wenn länger andauernde Erkrankungen vorliegen: der Zugang zum Rechtssystem, bedingt durch das Risiko, zwangseingewiesen zu werden und unter Beistandschaft bzw. Betreuung zu stehen; der Zugang zum politischen System (Lawn et al. 2014), ebenfalls bedingt durch rechtliche Folgen sowie durch einen Verlust an Interesse und Motivation; eine drastisch verringerte Lebenserwartung infolge der Medikamente und/oder des ungesunden Lebensstils, der mit vielen psychischen Erkrankungen einhergeht (Nordentoft et al. 2013).

Exklusion durch Nichtpassung

Unbestritten stellt die zeitgenössische Gesellschaft das moderne Individuum – und mit ihm auch Menschen mit psychischen Erkrankungen – auf eine neue und zum Teil recht harte Probe. Während in der Standardbiografie auch noch der ersten Nachkriegsjahrzehnte für die einzelne Person durch das soziale Milieu gesorgt und Stabilität vorgehalten wurde, muss nunmehr das Individuum selbst für sich und seinen Lebenslauf sorgen. Ganz gleich, welcher soziale Bereich betrachtet wird, von der Kernfamilie über die Bildung und Ausbildung bis hin zu Beruf und sozialen Beziehungen, ist Eigenverantwortung und Motivation gefragt. Die oder der Einzelne, so hat der Soziologe Ulrich Beck die Situation mehr als treffend beschrieben, müsse »bei Strafe seiner permanenten Benachteiligung lernen, sich selbst als Handlungszentrum, als Planungsbüro in Bezug auf seinen eigenen Lebenslauf, seine Fähigkeiten, Orientierungen, Partnerschaften usw. zu begreifen« (Beck 1986). Wer sich nicht selbst motivieren kann, das eigene Leben in den Griff zu bekommen, der hat schlechte Chancen in der modernen Gesellschaft.
Am sichtbarsten werden diese In- oder Exklusionsverhältnisse sowie die damit verbundenen hohen Eigenleistungen im Arbeitsmarkt oder bei Partnerbeziehungen. In beiden Bereichen muss man eine vernünftige Auswahl potenzieller Arbeitgeber oder Partnerinnen und Partner treffen. Der zweite Schritt besteht üblicherweise in der Erstellung eines aussagefähigen Angebots via schriftliche oder mündliche Bewerbung; in jedem Fall ist man gezwungen, sich zu präsentieren. Ob das Angebot vom Arbeitgeber oder vom Partner bzw. von der Partnerin akzeptiert wird, hängt dann von der Passung des Angebots zur Nachfrage ab. »Anschlussfähigkeit« heißt das aus der soziologischen Systemtheorie stammende Zauberwort in diesem Zusammenhang (Luhmann 1981). Nur wenn mein Angebot den besten Anschluss unter mehreren Bewerberinnen und Bewerbern hat, kommt es zum entsprechenden (Vertrags-) Abschluss. Über die Anschlussfähigkeit entscheidet – zum Leidwesen des

sich bewerbenden Individuums – nicht das tatsächliche Bedürfnis der Person, sondern die Nachfrage durch das System.
Diese kurze Analyse legt mit einigen weiteren Überlegungen nahe, weshalb psychisch kranke Menschen zunehmend Anschlussprobleme in verschiedenen sozialen Sektoren haben. Im Laufe der letzten Jahrzehnte haben sich mit dem sozialen und technologischen Wandel die Anforderungen und Erwartungen an anschlusssuchende Individuen verändert. Bewerberinnen und Bewerber, gleich ob auf dem Arbeits- oder auf dem Beziehungsmarkt, müssen flexibel, leistungsbereit und »vorzeigbar« sein, wie es gelegentlich in Bekanntschaftsanzeigen formuliert wird. Moderne Individuen müssen den hohen Erwartungen eines technologisch fortgeschrittenen Arbeitsmarkts sowie den Erwartungen an stabile Partnerschaft, Emotionalität und Sexualität, nebst einem adäquaten Aussehen, für die Intimbeziehung genügen (EIKELMANN et al. 2005).
Wer diese Erwartungen oder Anforderungen nicht oder nicht ausreichend erfüllt, der muss mit Exklusion rechnen. Und genau hier liegen die Schwierigkeiten vieler psychisch kranker Menschen begründet: Ausbildungsdefizite, kognitive Inflexibilität, biografische Defizite (wie der vierzigjährige Mann, der noch bei seiner Mutter lebt) machen den Personenkreis psychisch kranker Menschen für die Nachfrage nicht sonderlich attraktiv. Wer zudem noch ein – aus Sicht der nachfragenden Person – inadäquates Sozialverhalten oder ein nicht verlässliches Zeitmanagement bietet, dessen Exklusionsrisiken sind ohnehin recht ausgeprägt. Unglücklicherweise sind gerade diese Risiken mit bestimmten Störungsbildern vergesellschaftet (RICHTER et al. 2006).

Inklusion als Ziel und Mittel psychiatrischer Interventionen

Im Rahmen der psychiatrischen Versorgung war die Rehabilitation lange zuständig für die Integration in die Gesellschaft. Ähnlich dem Stufenkonzept bei der Rehabilitation körperlich Erkrankter gab es eine starke und die Versorgungsrealität prägende Vorstellung der allmählich zu steigernden Anforderungen an die betroffene Person, welche dann auch mit einer zunehmenden Integration korrespondieren sollte. Dieses Stufenkonzept sah (und sieht in weiten Teilen nach wie vor) für den

Bereich Arbeit und Beschäftigung die Ergotherapie, die Werkstätten, die Sozial- oder Zuverdienstfirmen und schlussendlich den kompetitiven Arbeitsmarkt vor. Im Bereich Wohnen geht die Stufenleiter nach der Klinik von einem Wohnheim aus, das dann in betreute Wohngemeinschaften übergeht und schließlich über das betreute Einzelwohnen in das unabhängige Wohnen führen soll. Selbstverständlich durchlaufen die betroffenen Personen nicht sämtlich die beschriebenen Stufen, aber viele werden irgendwo auf diesen Stufen gemäß ihrem klinisch festgestellten Bedarf sowie nach der Verfügbarkeit freier Plätze eingeordnet.

Die Effektivität dieses Stufenkonzeptes ist seit Längerem insbesondere in der Arbeitsrehabilitation infrage gestellt worden. Die einschlägigen Studien, auch und gerade im deutschsprachigen Raum, beschreiben eher eine Beharrungstendenz in den jeweiligen Versorgungsformen als ein zügiges »Erklimmen« der Rehabilitationsleiter (Gurtner et al. 2015; Reker & Eikelmann 1997; Reker et al. 2000; Richter 2010). Im Allgemeinen tragen auch die Sonderwelten der Wohnheime und Werkstätten eher zur sozialen Exklusion als zur Inklusion bei. Diese Tendenz des Hilfesystems zeigt sich auch bei der Frühberentung von Menschen mit schweren psychischen Störungen. Das Risiko einer frühen Berentung ist erheblich, wie verschiedene Studien aus dem europäischen und auch aus dem deutschsprachigen Raum zeigen (Agerbo et al. 2004; Richter 2006).

Demgegenüber scheint sich aktuell die Inklusion nicht nur als Ziel, sondern auch als Mittel der erfolgreichen Rehabilitation anzubieten. Die Evidenz aus der Arbeitsrehabilitation ist mittlerweile eindeutig: Die Platzierung im kompetitiven Arbeitsmarkt – mit professioneller Unterstützung (Supported Employment, SE) – ist der Stufenleiter weitaus überlegen. Dies konnte sowohl durch Metaanalysen von kontrollierten Studien als auch von Routinedaten aus SE-Programmen gezeigt werden (Richter & Hoffmann 2019; Suijkerbuijk et al. 2017). Im Bereich der Wohnrehabilitation ist die Evidenz nicht so nachdrücklich vorhanden. In neueren systematischen Übersichtsarbeiten erweisen sich Housing-First-Modelle bei Menschen in Obdachlosigkeit als deutlich überlegen, während bei Menschen, die nicht in Obdachlosigkeit leben, im Wesentlichen keine Unterschiede zwischen Heimsettings und dem Wohnen in der eigenen Wohnung festgestellt wurden (McPherson et al. 2018; Richter & Hoffmann 2017a). Angesichts dieser Datenlage sollten die Menschen, die Unterstützung beim Wohnen benötigen, auswählen können, in welchem Umfeld sie leben wollen. Die Präferenzen sind hierbei eindeutig auf der Seite des Lebens in der eigenen Wohnung (Richter & Hoffmann 2017b).

Der aktuelle Forschungsstand legt somit nahe, dass Inklusion dann erfolgreich sein kann, wenn das reale Leben nicht nur als Anlass für Trainingsmaßnahmen genommen wird, sondern das Training im realen Leben stattfindet. Die primäre Aufgabe von Professionellen in der Psychiatrie besteht gemäß dem Konzept der unterstützten Inklusion in der Begleitung und Beratung, also in der Anwendung von Coachingtechniken (Richter et al. 2016).

Ein vermutlich wesentlicher Wirkfaktor werden dabei die gerade angesprochenen Präferenzen der betroffenen Personen sein, die zweifelsfrei die Motivation maßgeblich stützen. In der US-amerikanischen Rehabilitation wird dieser Umstand im Rahmen des sogenannten »Choose-Get-Keep«-Modells therapeutisch genutzt (Danley et al. 1992; Rogers et al. 2006). Das heißt, die betroffene Person wählt ihren Lebensentwurf sowie die damit verbundenen sozialen Rollen und Funktionen mit professioneller Unterstützung aus. Anschließend wird versucht, diesen Lebensentwurf umzusetzen, und schlussendlich besteht die größte Herausforderung im Erhalt der erworbenen Fertigkeiten und sozialen Rollen.

Die empirische Forschung trifft in diesem Zusammenhang auf politische Forderungen sowie auf theoretische Konzepte. Die eingangs beschriebenen Anforderungen der UN-BRK wie auch die Überlegungen im Rahmen der Capabilities-Theorie setzen Wahlfreiheit als grundlegende Prämisse eines würdevollen Lebens voraus. Und noch ein weiterer Aspekt der Theorie wird bei den oben genannten neueren Rehabilitationsformen umgesetzt. Das soziale Modell der Behinderung erforderte sozialpolitisch den Abbau von Barrieren (siehe auch den Beitrag von Michaela Amering und Andrea Gmeiner in diesem Buch).

Noch ist die Botschaft des Primats des realen Lebens bzw. der wirklichen »Normalität« nicht bei allen Akteuren der psychiatrischen Versorgung angekommen. Die Sonderwelten der Versorgung zeigen ein nicht unerhebliches Beharrungsvermögen. Dabei geht es gar nicht um die Abschaffung dieser Bereiche, wie Wohnheime oder Werkstätten. Wenn die oben referierten Forschungsresultate sich weiter bestätigen, sollte jedoch die Priorität im Einklang mit den Inklusionspräferenzen von Nutzerinnen und Nutzern jenseits der Sonderwelten liegen. Ganz sicher werden nicht alle betroffenen Personen es schaffen, trotz intensivster Unterstützung ihre erwünschten sozialen Rollen zu finden und auch zu erhalten. Werkstätten,

Wohnheime und andere Versorgungseinrichtungen kämen nach diesen Vorstellungen dann zum Zuge, wenn die Versuche der unterstützten Inklusion als gescheitert betrachtet werden müssen. Dies würde ihre Rollen im Versorgungssystem sicherlich deutlich verändern. Es geht – mit anderen Worten – um eine neue Akzentuierung im Versorgungssystem, welche die Inklusion als oberstes Ziel setzt. Alles andere ist aktuell nicht mehr zeitgemäß und auch dem Recoveryziel nicht zuträglich.

***Dr. phil. habil. Dirk Richter** ist Soziologe und Pflegefachmann, Leiter Forschung und Entwicklung des Zentrums Psychiatrische Rehabilitation der Universitären Psychiatrischen Dienste Bern und Dozent für Pflegeforschung am Departement Gesundheit der Berner Fachhochschule.*

Literatur

Agerbo, E.; Byrne, M.; William, W.; Mortensen, P. (2004): Marital and labor market status in the long run in Schizophrenia. Archives of General Psychiatry 61 (1): 28–33.

Bartlett, P. (2012): The United Nations Convention on the Rights of Persons with Disabilities and mental health law. Modern Law Review 75 (5): 752–778.

Beck, U. (1986): Risikogesellschaft: Auf dem Weg in eine andere Moderne. Frankfurt a. M.: Suhrkamp.

Boardman, J. (2011): Social exclusion and mental health – how people with mental health problems are disadvantaged: An overview. Mental Health and Social Inclusion 15 (3): 112–121.

Broom, D. H.; D'Souza, R. M.; Strazdins, L.; Butterworth, P.; Parslow, R.; Rodgers, B. (2006): The lesser evil: Bad jobs or unemployment? A survey of mid-aged Australians. Social Science and Medicine 63 (3): 575–586.

Butterworth, P.; Leach, L. S.; McManus, S.; Stansfeld, S. A. (2013): Common mental disorders, unemployment and psychosocial job quality: Is a poor job better than no job at all? Psychological Medicine 43 (8): 1763–1772.

Clifton, A.; Repper, J.; Banks, D.; Remnant, J. (2013): Co-producing social inclusion: The structure/agency conundrum. Journal of Psychiatric and Mental Health Nursing 20 (6): 514–524.

Cook, J. A.; Mueser, K. T. (2013): Economic security: An essential component of recovery. Psychiatric Rehabilitation Journal 36 (1): 1–3.

Daly, M. (2008): Whither EU social policy? An account and assessment of developments in the Lisbon social inclusion process. Journal of Social Policy 37 (1): 1–19.

Danley, K. S.; Sciarappa, K.; MacDonald-Wilson, K. (1992): Choose-get-keep: A psychiatric rehabilitation approach to supported employment. New Directions in Mental Health Services (53): 87–96.

DePoy, E.; Gilson, S. F. (2011): Studying disability: Multiple theories and responses. Thousand Oaks: Sage.

Eikelmann, B.; Reker, T.; Richter, D. (2005): Zur sozialen Exklusion psychisch Kranker – Kritische Bilanz und Ausblick der Gemeindepsychiatrie zu Beginn des 21. Jahrhunderts. Fortschritte der Neurologie Psychiatrie 73 (11): 664–673.

FORSTER, R. (1997): Psychiatriereformen zwischen Medikalisierung und Gemeindeorientierung: Eine kritische Bilanz. Opladen: Westdeutscher Verlag.

GELLER, J. L. (2000): The last half-century of psychiatric services as reflected in psychiatric services. Psychiatric Services 51 (1): 41–67.

GOFFMAN, E. (1973): Asyle: Über die soziale Situation psychiatrischer Patienten. Frankfurt a. M.: Suhrkamp.

GURTNER, C.; HOFFMANN, H.; RICHTER, D. (2015): Pflege- und betreuungsrelevante Bedürfnisse und Erwartungen von Bewohnenden eines Wohnheims für psychisch und geistig behinderte Menschen: Welche Anforderungen ergeben sich daraus für die Mitarbeitenden? Ergebnisse einer Fokusgruppenbefragung. QuPuG – Journal for Qualitative Forschung in Pflege- und Gesundheitswissenschaft 2 (1): 82–90.

JAEGER, P. T.; BOWMAN, C. A. (2005): Understanding disability: Inclusion, access, diversity, and civil rights. Westport, CT: Praeger.

KESSLER, R. C.; WALTERS, E. E.; FORTHOFER, M. S. (1998): The social consequences of psychiatric disorders, III: Probability of marital stability. American Journal of Psychiatry 155 (8): 1092–1096.

KRONAUER, M. (2002): Exklusion: Die Gefährdung des Sozialen im hoch entwickelten Kapitalismus. Frankfurt a. M. u. New York: Campus.

LABONTE, R. (2004): Social inclusion/exclusion: Dancing the dialectic. Health Promotion International 19 (1): 115–121.

LAWN, S.; MCMILLAN, J.; COMLEY, Z.; SMITH, A.; BRAYLEY, J. (2014): Mental health recovery and voting: Why being treated as a citizen matters and how we can do it. Journal of Psychiatric and Mental Health Nursing 21 (4): 289–295.

LUHMANN, N. (1981): Soziale Systeme: Grundriss einer allgemeinen Theorie. Frankfurt a. M.: Suhrkamp.

MARWAHA, S.; JOHNSON, S.; BEBBINGTON, P.; STAFFORD, M.; ANGERMEYER, M. C.; BRUGHA, T.; AZORIN, J. M.; KILIAN, R.; HANSEN, K.; TOUMI, M. (2007): Rates and correlates of employment in people with schizophrenia in the UK, France and Germany. British Journal of Psychiatry 191 (1): 30–37.

MCPHERSON, P.; KROTOFIL, J.; KILLASPY, H. (2018): Mental health supported accommodation services: A systematic review of mental health and psychosocial outcomes. BMC Psychiatry 18 (1): 128.

MECHANIC, D.; ROCHEFORT, D. A. (1990): Deinstitutionalization: An appraisal of reform. Annual Review of Sociology 16 (1): 301–327.

NAMI (2014): Road to recovery: Employment and mental illness. Arlington, VA: National Alliance on Mental Illness.

NASSEHI, A. (2006): Die paradoxe Einheit von Inklusion und Exklusion: Ein systemtheoretischer Blick auf die »Phänomene«. In: BUDE, H.; WILLISCH, A. (Hg.): Das Problem der Exklusion, S. 47–69. Hamburg: Hamburger Edition.

NORDENTOFT, M.; WAHLBECK, K.; HALLGREN, J.; WESTMAN, J.; OSBY, U.; ALINAGHIZADEH, H.; GISSLER, M.; LAURSEN, T. M. (2013): Excess mortality, causes of death and life expectancy in 270,770 patients with recent onset of mental disorders in Denmark, Finland and Sweden. PloS one 8 (1): e55176.

NUSSBAUM, M. C. (2011): Creating capabilities: The human development approach. Cambridge, Mass.: Harvard UP.

PARSONS, T. (1967): Sociological theory and modern society. New York: Free Press.

REKER, T.; EIKELMANN, B. (1997): Work therapy for schizophrenic patients: Results of a 3-year prospective study in Germany. European Archives of Psychiatry and Clinical Neuroscience 247 (6): 314–319.

REKER, T.; HORNUNG, P. W.; SCHONAUER, K.; EIKELMANN, B. (2000): Long-term psychiatric patients in vocational rehabilitation programmes: A naturalistic follow-up study. Acta Psychiatrica Scandinavica 101 (6): 457–463.

REPPER, J.; PERKINS, R. (2003): Social inclusion and recovery: A model for mental health practice. Edinburgh: Ballière Tindall.

RICHTER, D. (2003): Psychisches System und soziale Umwelt: Soziologie psychischer Störungen in der Ära der Biowissenschaften. Bonn: Psychiatrie Verlag.

RICHTER, D. (2006): Psychische Störung und Erwerbsminderungsberentung. In: DRV (Hg.): Erfahrungen und Perspektiven. Bericht vom Dritten Workshop des Forschungsdatenzentrums der Rentenversicherung, Bd. 55, S. 212–223. Berlin: Deutsche Rentenversicherung Bund.

RICHTER, D. (2010): Evaluation des stationären und ambulant betreuten Wohnens psychisch behinderter Menschen in den Wohnverbünden des Landschaftsverbands Westfalen-Lippe. Psychiatrische Praxis 37 (3): 127–133.

RICHTER, D.; EIKELMANN, B.; REKER, T. (2006): Arbeit, Einkommen, Partnerschaft: Die soziale Exklusion psychisch Kranker. Gesundheitswesen 68 (11): 704–707.

RICHTER, D.; HERTIG, R.; HOFFMANN, H. (2016): Psychiatrische Rehabilitation – von der Stufenleiter zur unterstützten Inklusion. Psychiatrische Praxis 43 (8): 444–449.

RICHTER, D.; HOFFMANN, H. (2017a): Independent housing and support for people with severe mental illness: Systematic review. Acta psychiatrica Scandinavica 136 (3): 269–279.

RICHTER, D.; HOFFMANN, H. (2017b): Preference for independent housing of persons with mental disorders: Systematic review and meta-analysis. Administration and Policy in Mental Health 44 (6): 817–823.

RICHTER, D.; HOFFMANN, H. (2017c): Social exclusion of people with severe mental illness in Switzerland: Results from the Swiss Health Survey. Epidemiology and Psychiatric Sciences.

RICHTER, D.; HOFFMANN, H. (2019): Effectiveness of supported employment in non-trial routine implementation: Systematic review and meta-analysis. Social Psychiatry and Psychiatric Epidemiology 54 (5): 525–531.

ROGERS, E.S.; ANTHONY, W.A.; FARKAS, M. (2006): The choose-get-keep model of psychiatric rehabilitation: A synopsis of recent studies. Rehabilitation Psychology 51 (3): 247–256.

SCHUBERT, M.; PARTHIER, K.; KUPKA, P.; KRÜGER, U.; HOLKE, J.; FUCHS, P. (2013): Menschen mit psychischen Störungen im SGB II. Nürnberg: Institut für Arbeitsmarkt- und Berufsforschung.

SEN, A. (1992): Inequality reexamined. Cambridge, Mass.: Harvard UP.

SUIJKERBUIJK, Y.B.; SCHAAFSMA, F.G.; VAN MECHELEN, J.C.; OJAJARVI, A.; CORBIERE, M.; ANEMA, J.R. (2017): Interventions for obtaining and maintaining employment in adults with severe mental illness: A network meta-analysis. Cochrane Database of Systematic Reviews 9: CD011867.

TEW, J.; RAMON, S.; SLADE, M.; BIRD, V.; MELTON, J.; LE BOUTILLIER, C. (2012): Social factors and recovery from mental health difficulties: A review of the evidence. British Journal of Social Work 42 (3): 443–460.

WANSING, G. (2005): Teilhabe an der Gesellschaft: Menschen mit Behinderung zwischen Inklusion und Exklusion. Wiesbaden: VS.

WARE, N.C.; HOPPER, K.; TUGENBERG, T.; DICKEY, B.; FISHER, D. (2007): Connectedness and citizenship: Redefining social integration. Psychiatric Services 58 (4): 469–474.

Koproduktion: Wie Zusammenarbeit gestaltet werden kann

Gianfranco Zuaboni

Die psychische Gesundheit des einzelnen Menschen ist maßgeblich von sozialen Netzwerken beeinflusst. Wird diese Gesundheit beeinträchtigt, z. B. durch eine psychische Erkrankung, wird die betroffene Person im besten Fall von einem Netz diverser Hilfsangebote, professioneller als auch nicht professioneller Art, »aufgefangen« und auf ihrem weiteren Weg unterstützt. In der Auseinandersetzung mit Recovery-Biografien (Schulz & Zuaboni 2014) hat sich deutlich gezeigt, dass neben der enormen persönlichen Anstrengung der betroffenen Menschen gerade das Mitwirken zahlreicher Personen und Dienste für den Genesungsprozess bedeutsam ist. Auch wenn einzelnen Personen wie die Hausärztin, Familienangehörige oder ein Freund auf der persönlichen Recoveryreise eine Schlüsselposition einnehmen können, sind es letztlich immer soziale Netzwerke und Systeme, welche Einzelnen dabei helfen, zu »recovern«.

Entgegen dieser Ausgangslage ist es nach wie vor so, dass die Verantwortlichkeit und die Aufgabenteilung einseitig geregelt sind; so obliegt es primär den Fachpersonen, Lösungen für Probleme im Zusammenhang mit psychischer Krankheit und Gesundheit zu erarbeiten und anzubieten, während es die Aufgabe der betroffenen Personen und auch ihres Umfeldes ist, die Dienstleistungen anzunehmen und die professionellen Vorgaben umzusetzen. Dabei werden die Potenziale und Ressourcen der einzelnen Personen und der Systeme nicht aktiv genutzt und zu selten einbezogen. Demgegenüber stellt der Ansatz der Koproduktion eine andere Form von Beteiligung und Zusammenarbeit bereit, die hier näher vorgestellt werden soll.

Der Begriff und seine Traditionen

Der Begriff »Koproduktion« wird in verschiedenen Disziplinen und Fachbereichen verwendet und jeweils etwas anders ausgelegt. Grundsätzlich signalisiert er, dass Menschen nicht passiv Dienstleistungen empfangen, sondern über Expertisen und Fertigkeiten verfügen, die für die Weiterentwicklung der Dienstleistungsangebote überaus wertvoll sind. Oder wie es Tony Bovaird (2007) in seinem Artikel »Beyond Engagement and Participation« formuliert:

» Wir definieren nutzer- und gemeindebezogene Koproduktion als die Erbringung von Dienstleistungen durch reguläre, langfristige Beziehungen zwischen professionellen Dienstleistern und Nutzenden der Dienstleistungen oder anderen Mitgliedern der Gemeinschaft, in denen alle Parteien substanzielle Ressourcen-Beiträge leisten « (Übersetzung des Autors).

Erstmals wurde der Begriff der Koproduktion im Bereich der politischen Ökonomie durch die Professorin und Politikwissenschaftlerin Eleonor Ostrom verwendet. Gemeinsam mit ihren Kolleginnen und Kollegen untersuchte die spätere Nobelpreisträgerin die Auswirkungen der Bürgerbeteiligung auf die Polizeiarbeit (Ostrom et al. 1978). Sie konnte nachweisen, dass durch eine gute Zusammenarbeit zwischen der Polizei und den Quartierbewohnern die Sicherheit im Quartier positiv beeinflusst wurde. Die verbesserte Sicherheit wurde nicht allein durch erhöhte Polizeipräsenz erreicht, sondern durch den verbesserten Austausch mit der Bevölkerung, war somit das Ergebnis einer Koproduktion der verschiedenen Protagonisten.

Im Fachbereich der Sozialen Arbeit wird der Begriff der Koproduktion schon lange genutzt, um die Bildung von Sozialkapital zu beschreiben, also das Geflecht wechselseitiger Beziehungen, die Vertrauen, gegenseitige Unterstützung und soziale Aktivitäten in Gemeinschaften schaffen (Needham & Carr 2009). Dass der Begriff der Koproduktion auch im Bereich der psychischen Gesundheit Fuß fassen konnte, geht u. a. auf die Initiative der unabhängigen englischen Organisation »Mind« zurück. Diese setzt sich für die Förderung der psychischen Gesundheit in der englischen Gesellschaft ein und erteilte Anfang 2013 dem Thinktank »new economics foundation« (nef) den Auftrag, herauszuarbeiten, wie koproduktive Arbeitsweisen im Bereich der psychischen Gesundheit eingesetzt werden können und welchen Einfluss diese auf das Leben und die Genesung der Menschen haben. Die Ergebnisse dieser Studie (Slay & Stephens 2013) wurden in den entsprechenden Fachkreisen sehr positiv aufgenommen, und es folgten zahlreiche weitere Publikationen dazu. Der Begriff der Koproduktion wurde mittlerweile in einigen Konzepten und Ansätzen integriert, die sich der Transformation von traditionellen Dienstleistungen in recoveryorientierte verschrieben haben (Repper & Perkins 2013). Seitdem steht Koproduktion im Bereich psychischer Gesundheit für eine erweiterte Form der partizipativen Zusammenarbeit aller an der Dienstleistung beteiligten Parteien.

Von der Manipulation zur Koproduktion

Wie lässt sich der Ansatz der Koproduktion von herkömmlichen Ansätzen der Zusammenarbeit in Versorgung und Beratung unterscheiden?
Um Formen der Partizipation differenziert darzustellen, wird häufig das Modell der »Leiter der Partizipation« von Sherry Arnstein (1969) genutzt. Dieses setzt sich aus acht aufeinander aufbauenden Stufen zusammen. Sie reichen von manipulativen Prozessen über Konsultation bis hin zur Selbststeuerung der Bürgerinnen und Bürger und werden in drei Kategorien zusammengefasst: keine Beteiligung, Scheinbeteiligung und Bürgermacht.
Julia Slay und Ben Robinson (2011) haben das Modell weiterentwickelt. Die einzelnen Stufen und Kategorien lauten nun wie folgt (Abbildung 1):

Abbildung 1 **»Leiter« der Partizipation** (nach Slay & Robinson 2011, S. 4)

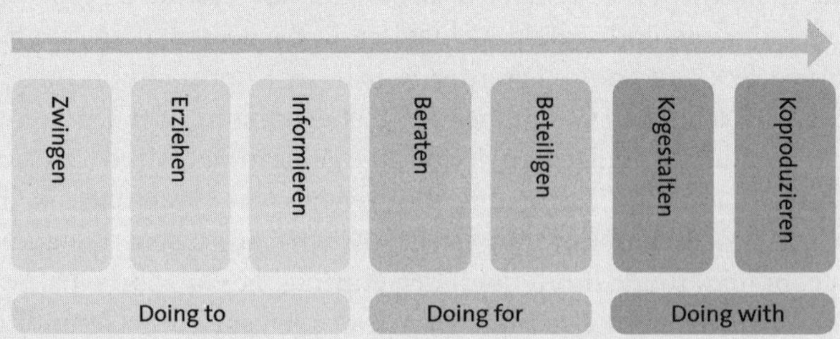

»Doing to« – es tun Die erste Stufe stellt traditionelle Dienstleistungen dar, die ihre Angebote dem Individuum gegebenenfalls auch unter Anwendung von Druck und Zwang vermitteln. Diese Formen von Dienstleistungen zielen nicht so sehr darauf ab, den Bedürfnissen des Individuums zu entsprechen, sondern sie wollen die Nutzenden durch Aufklärung und Aufzeigen von Alternativen dahingehend formen, dass sie den idealisierten Normen und Standards entsprechen. Es bestehen keine Möglichkeiten, sich bei der Gestaltung und Erbringung der Dienste zu beteiligen. Von den Dienstleistungsempfängerinnen und -empfängern wird erwartet, dass sie sich auf die Angebote einlassen und darauf vertrauen, dass diese ihnen guttun.

»Doing for« – tun für Mit den nächsten Stufen entfernt man sich vom Zwang hin zu einer von den Professionellen bestimmten Form der Beteiligung. Die Beteiligung nimmt in diesem Bereich zwar zu, aber sie bleibt immer noch innerhalb klarer Grenzen, die einseitig von den Professionellen gesetzt werden. Die Dienstleistungen werden von Profis konzipiert, mit dem Anspruch, dabei die Interessen der Nutzenden im Blick zu haben. Die Beteiligung der Menschen an der Gestaltung und Erbringung der Dienstleistungen ist jedoch eingeschränkt. Beispielsweise können Fachpersonen die Personen konsultieren, wie sie z. B. über die geplanten Veränderungen denken. Die Einladung, sich zu äußern, stellt aber nicht sicher, dass die eingebrachten Ideen berücksichtigt und umgesetzt werden.

»Doing with« – tun mit Die nächste Ebene stellt den umfassenden Einbezug der Dienstleistungsnutzenden dar. Sie geht einher mit dem Teilen von Entscheidungskompetenzen und damit auch von Macht. Dies ist eine große Herausforderung für Fachpersonen und erfordert einen grundlegenden Wandel in der Art und Weise, wie sie miteinander, aber auch mit den Nutzerinnen und Nutzern arbeiten. Zentral ist dabei die Überzeugung, dass positive Ergebnisse nur mit dem konsequenten Einbezug aller an der Dienstleistung beteiligten Personen erzielt werden können. Dies wird durch die gleichberechtigten und wechselseitigen Beziehungen aller Beteiligten ermöglicht. Die Mitgestaltung eines Dienstes beinhaltet die gemeinsame Nutzung des Angebots. Das bedeutet, dass die Stimmen aller Beteiligten gehört, bewertet, diskutiert und dann – am wichtigsten – umgesetzt werden.

Diese Form der Partizipation wird als Koproduktion bezeichnet. Im Zentrum steht die Zusammenarbeit respektive die geteilte Form von Verantwortung.

Die Grundelemente der Koproduktion lassen sich nach SLAY und ROBINSON (2011) durch sechs Merkmale beschreiben:

Personen als wertvoll anerkennen Patientinnen, Patienten und Angehörige anders wahrnehmen: nicht als passive Empfänger von Behandlungsmaßnahmen oder als eine »Belastung« für das System, sondern als gleichberechtigte Partner bei der Erarbeitung und Durchführung von Dienstleistungen.

Auf den vorhandenen Fähigkeiten der Personen aufbauen Personen aktiv unterstützen, ihre Fähigkeiten zu erkennen und zu nutzen (Fokus auf Ressourcen und nicht auf Defizite).

Wechselseitigkeit und Gemeinsamkeit Wechselseitige Beziehungen zu Fachpersonen und anderen Personen entwickeln und sich auf gemeinsame Verantwortlichkeiten und Erwartungen einlassen.

Peersupport-Netzwerke Wissenszuwachs und Wissenstransfer durch die Einbindung von persönlichen und Peernetzwerken fördern, als Ergänzung zu den Netzwerken der Fachpersonen.

Barrieren abbauen Die Unterscheidung zwischen Fachpersonen, die Dienstleistungen entwickeln, und Personen, die Dienstleistungen nutzen, beseitigen. Neugestaltung der Machtverhältnisse und der Art und Weise, wie Dienstleistungen entwickelt und erbracht werden.

Erleichtern statt bereitstellen Fachpersonen befähigen, Katalysatoren des Wandels zu werden und nicht nur Anbieter von Dienstleistungen zu sein.

Verschiedene Ebenen der Koproduktion

Koproduktion kann auf unterschiedlichen Ebenen erfolgen: auf der staatlichen wie auf kommunaler Ebene, auf der institutionellen Ebene und auf der Ebene der Arbeitsbeziehung zwischen der Fachperson und der Person mit psychischen Problemen. Dabei können viele Ideen, Lösungen und Ergebnisse in verschiedenen Bereichen erarbeitet werden, die Dienstleistungen, Projekte, Forschung und Aus- und Weiterbildung betreffen. Koproduktion ist immer dann gefragt, wenn es Personen und Gemeinschaften gibt, die Dienstleistungen nutzen und bereitstellen.

In der therapeutischen Arbeitsbeziehung ist dabei die Ebene der Fachperson-Nutzenden-Beziehung zu beachten, aber auch die strukturelle Ebene der Organisationen, die Dienstleistungen erbringen.

Koproduktion in der Fachperson-Nutzenden-Beziehung Nach Alba Realpe und Louise Wallace (2010) bedeutet Koproduktion in einer Fachperson-Nutzenden-Beziehung, dass die Nutzenden als Experten in eigener Sache betrachtet werden, die in der Lage sind, selbst Entscheidungen über ihre Behandlung und ihr Leben zu fällen. Die Fachperson hat sich in dieser Konstellation von der Problemlöserin zur Vermittlerin zu entwickeln. Damit diese Beziehung auf Augenhöhe gestaltet werden kann, benötigt es eine Verlagerung der Macht hin zu den Nutzenden der Dienstleistungen. Im Gegenzug müssen Fachpersonen Macht abgeben. Um die neue Vermittlerrolle übernehmen zu können, benötigen Fachpersonen entsprechende Schulungen. Die Nutzenden benötigen Wissen über die Behandlungsoptionen, welches für sie verständlich aufbereitet ist. Auch sollten sie dazu befähigt werden, sich an einem Entscheidungsprozess zu beteiligen.
Diese Form der koproduktiven Zusammenarbeit wird z. B. im Handbuch »Partnering for Recovery in Mental Health«(Tondora et al. 2014) beschrieben. Hier werden u. a. Praxisbeispiele der personenzentrierten Zusammenarbeit in psychiatrischen Settings vorgestellt. Tondora und Kollegen definierten die Personenzentrierung als Form der Kooperation mit Nutzenden, welche diese dabei unterstützt, persönlich bedeutsame Ziele zu erreichen. Und zwar auch, wenn die Ziele über den traditionellen klinischen Bereich hinausweisen, also z. B. den Wiedereinstieg in Arbeit betreffen, den Abschluss der Ausbildung, den Wiederaufbau eines Freundeskreises, die Wiederaufnahme einer Freizeitaktivität, das Finden einer Partnerin oder eines Partners.
Für Tondora und Kollegen (2014) gilt es dabei, folgende Punkte zu beachten:

- Die primäre Richtung im Planungsprozess kommt von der Person selbst – oder von ihrer Familie, falls die Person nicht volljährig oder nicht in der Lage ist, sich zu äußern.
- Maximaler Einbezug der Lebenspartner, basierend auf der Überzeugung, dass persönliche Beziehungen die wichtigsten Quellen der Unterstützung sind.
- Fokus auf Fertigkeiten und Stärken statt auf Defizite und Einschränkungen.
- Ressourcen und Angebote auch außerhalb der psychiatrischen Dienstleistungen in den Gemeinden nutzen.
- Akzeptanz von Unsicherheiten: Rückschläge und Unstimmigkeiten sind natürliche Schritte auf dem Weg zu mehr Selbstbestimmung.

Koproduktion auf der Ebene der Organisation Hier geht es um die partnerschaftliche Gestaltung, Erbringung und Evaluation der Dienstleistungen. Im Bereich der psychiatrischen Dienstleistungen stellt die Etablierung der Peerarbeit ein wesentliches Element der Koproduktion dar. Im vorliegenden Buch werden zahlreiche Praxisprojekte vorgestellt, die zeigen, wie Koproduktion in Organisationen wirksam werden kann. Diese Beispiele können als Inspiration und Orientierung genutzt werden, um eigene Initiativen voranzubringen.

Ermächtigung der Nutzenden in der Psychiatrie

In der Praxis kann die Koproduktion viele Formen annehmen, von Peersupport und Mentoring bis hin zur Durchführung von Alltagsaktivitäten oder der Erarbeitung von Entscheidungsgrundlagen, wie die Organisation geführt wird.

Ein zentrales Anliegen von Koproduktion liegt in der Neuausrichtung bestehender Machtverhältnisse. Im Unterschied zu anderen Bereichen der öffentlichen Dienste ist in der Gesundheitsversorgung und speziell in der Psychiatrie die Auseinandersetzung mit dem Thema »Macht und Partizipation« schwierig, auch weil die Psychiatrie die z. T. konkurrierenden gesellschaftlichen Aufträge der Behandlung und Sicherung hat.

Die Neuausrichtung der Machtverhältnisse zwischen Gesundheitsdienstleistern und Nutzenden inklusive der Angehörigen ist ein zentrales Element des Empowerment-Konzepts. Für die Weltgesundheitsorganisation (WHO) ist die Forderung, die Nutzenden und deren Angehörige zu »empowern«, mit der primären Absicht verbunden, die Ergebnisse der Dienstleistungen zu verbessern (WHO 2010, 2013). Auch wenn entsprechende Methoden zur Etablierung von Nutzenden-Empowerment entwickelt wurden, wie beispielsweise das »Shared Decision Making« (Hamann et al. 2003), oder Instrumente wie die Patientenverfügung (z. B. Bridler 2019), werden sie doch noch wenig genutzt. Gründe dafür können in fehlendem Wissen und mangelnden Fertigkeiten der Fachpersonen zum Einbezug von unterschiedlichen Anspruchsgruppen und Personen liegen (Ocloo & Matthews 2016). Eine weitere mögliche Ursache könnte das fehlende Bewusstsein der psychiatrischen Fachpersonen bezüglich der Machtasymmetrie und deren Auswirkungen auf die Nutzenden sein. Selbst Zwangsmaßnahmen werden von Fachpersonen für legitime Vorgehensweisen gehalten und die Auswirkungen auf die betroffenen Personen unterschätzt (Elmer et al. 2018).

Vor diesem Hintergrund scheint es wichtig – bevor man sich in einen Prozess der Zusammenarbeit einlässt –, sich seiner eigenen Macht und Wirkung bewusst zu werden. Deshalb werden nun mögliche Vorgehensweisen dargelegt, wie man in traditionellen hierarchischen Settings – die in medizinischen Einrichtungen vorherrschen – Macht thematisieren kann. Die Maßnahmen wurden von Roper, Grey und Cadogan (2018) vorgeschlagen und ergänzt:

Nutzende oder Peermitarbeitende

- umfassend über das Projekt oder Vorhaben informieren (z. B. über Ziel, Zielgruppe, Inhalte, Abgrenzung von anderen Projekten, Dauer);
- fördern und dabei unterstützen, die Leitungsaufgaben in Projekten zu übernehmen;
- erstellen die Tagesordnung und entscheiden darüber, wie viel Zeit bei der Bearbeitung einzelner Themen eingesetzt wird;
- erarbeiten gemeinsam Regeln der Zusammenarbeit, die von allen Teilnehmenden unterschrieben werden;
- bleiben nicht allein;
- bilden eine Projektlenkungsgruppe, die die Steuerung von Projekten übernimmt.

Weitere nützliche Hinweise:

- Bezahlung der Tätigkeit sollte im Vorfeld festgelegt sein;
- Personen mit mehr Macht können sich zurücknehmen, um denjenigen mit weniger Macht die Möglichkeit zu geben, sich stärker einzubringen;
- zusätzliche Termine festlegen, wo die Entwicklung der Zusammenarbeit evaluiert wird;
- grundsätzlich demokratische Abläufe fördern (Kommunikation und Aushandlungsprozesse);
- unterschiedliche Perspektiven anerkennen und zulassen.

Implementierung von Koproduktion in der Praxis

Die Forscherin Daniella M. Holland-Hart (2019) hat mit ihren Kollegen untersucht, welche Faktoren die Implementierung von Koproduktion behindern oder fördern. Zu diesem Zweck führten sie eine qualitative Untersuchung durch, in welcher sie Nutzende und Fachpersonen befragten. Sowohl bei den Nutzenden als auch bei den Fachpersonen waren die Vorkenntnisse zum Ansatz der Koproduktion gering. Erst nach entsprechenden Informationen wurde dieser von den meisten Studienteilnehmenden sehr positiv aufgenommen.
Um Koproduktion nachhaltig zu implementieren, benötigen Nutzende und Fachpersonen Unterstützung in Form von Schulungen und Informationsmaterialien, um ein gemeinsames Verständnis und notwendige Fertigkeiten zu entwickeln. Und es braucht mehr Zeit, um zusammenzukommen, vertrauensvolle, respektvolle Beziehungen aufzubauen und gemeinsam getragene Lösungen auszuhandeln. Der dadurch erzielte Mehrwert liegt darin, dass einerseits der Graben zwischen Fachpersonen und Nutzenden überwunden wird und anderseits die gemeinsam erarbeiteten Dienstleistungen über eine höhere Akzeptanz verfügen.

Dr. rer. medic. Gianfranco Zuaboni ist Pflegewissenschaftler, Recovery-Beauftragter und Leiter der Pflegeentwicklung im Sanatorium Kilchberg. Er leitet das Projekt »Recovery College Bern« der Universitätsklinik für Psychiatrie und Psychotherapie Bern.

Literatur

Arnstein, S. (1969): A ladder of citizen participation. Journal of the American Institute of Planners 35 (4): 216–224.

Bovaird, T. (2007): Beyond engagement and participation: User and community co-production of public services. Public Administration Review 67 (5): 846–860. DOI: 10.1111/J.1540-6210.2007.00773.X.

Bridler, R. (2019): Patientenverfügung. https://www.sanatorium-kilchberg.ch/patienten-angehoerige/psychiatrische-patientenverfuegung/ (24.07.2019).

Elmer, T.; Rabenschlag, F.; Schori, D.; Zuaboni, G.; Kozel, B.; Jaeger, S.; Mahlke, C.; Heumann, K.; Theodoridou, A.; Jaeger, M. (2018): Informal coercion as a neglected form of communication in psychiatric settings in Germany and Switzerland. Psychiatry Research 262: 400–406. DOI: 10.1016/j.psychres.2017.09.014.

HAMANN, J.; LEUCHT, S.; KISSLING, W. (2003): Shared decision making in psychiatry. Acta Psychiatrica Scandinavica 107 (6): 403–409. DOI: 130 [pii].

HOLLAND-HART, D. M.; ADDIS, S. M.; EDWARDS, A.; KENKRE, J. E.; WOOD, F. (2019): Coproduction and health: Public and clinicians' perceptions of the barriers and facilitators. Health Expect 22 (1): 93–101. DOI: 10.1111/hex.12834.

NEEDHAM, C.; CARR, S. (2009): Co-production: An emerging evidence base for adult social care transformation. Research Briefing 31. London: Social Care Institute for Excellence.

OCLOO, J.; MATTHEWS, R. (2016): From tokenism to empowerment: Progressing patient and public involvement in healthcare improvement. BMJ Qual Saf 25 (8): 626–632. DOI: 10.1136/bmjqs-2015-004839.

OSTROM, E.; PARKS, R. B.; WHITAKER, G. P.; PERCY, S. L. (1978): The public service production process: A framework for analyzing police services. Policy Studies Journal 7: 381–389.

REALPE, A.; WALLACE, L. M. (2010): What is co-production. London: The Health Foundation.

REPPER, J.; PERKINS, R. (2013): The Team Recovery Implementation Plan: A framework for creating recovery-focused services. London: Centre of Mental Health.

ROPER, C.; GREY, F.; CADOGAN, E. (2018): Co-production: Putting principles into practice in mental health contexts. https://recoverylibrary.unimelb.edu.au/__data/assets/pdf_file/0010/2659969/Coproduction_putting-principles-into-practice.pdf (12.06.2019).

SCHULZ, M.; ZUABONI, G. (Hg.) (2014): Die Hoffnung trägt. Köln: Balance buch + medien.

SLAY, J.; ROBINSON, B. (2011): In this together: Building knowledge about co-production. A NEF Report detailing the design and delivery of several co-production projects. https://info.copronet.wales/in-this-together-building-knowledge-about-co-production/ (13.06.2019).

SLAY, J.; STEPHENS, L. (2013): Co-production in mental health. A literature review. London: new economics foundation.

TONDORA, J.; MILLER, R.; SLADE, M.; DAVIDSON, L. (2014): Partnering for recovery in mental health : A practical guide to person-centered planning. 2. Aufl. Chichester: Wiley.

WHO (2010): User empowerment in mental health: A statement by the WHO Regional Office of Europe. Copenhagen: WHO.

WHO (2013): Mental Health Action Plan 2013–2020. Geneva: WHO.

»Mach dir nicht ständig Sorgen um mich, Mami!«
Tochter und Mutter als Recoveryteam

Henriette Peer und Janine Berg-Peer

Wir sind schon öfter als Recoveryteam bezeichnet worden, das hat uns gut gefallen. Aber nur, weil man Mutter und Tochter ist, ist man nicht gleich ein Recoveryteam. Wir wollen darüber berichten, wie wir uns als lernendes System allmählich zu einem Recoveryteam entwickelt haben. Wir haben erst allmählich gelernt, miteinander ins Gespräch zu kommen, und das ist vielleicht die wichtigste Bedingung, um ein Team werden zu können.

Henriette, was ist Recovery überhaupt für dich?

Recovery bedeutet für mich, sich etwas zutrauen. Es bedeutet für mich, seine eigenen Belastungsgrenzen herauszufinden. Dafür muss man an seinen Wünschen und Zielen festhalten, auch wenn mal etwas nicht klappt. Wenn Schwierigkeiten auftauchen, heißt das ja nicht gleich, dass das ganze Vorhaben falsch war. Dann fängt man einfach wieder neu an.

Das war aber nicht immer so, oder? Wie fing das eigentlich mit deiner Erkrankung an, Henriette?

Als ich 17 war, also vor 22 Jahren, wurde mein Leben mit einem Schlag vollkommen anders: Ich erhielt die Diagnose Schizophrenie. Ich weiß inzwischen, dass diese Diagnose viel zu schnell kam; nach nur zehn Minuten Unterhaltung kam die Ärztin zu ihrer Einschätzung. Heute sagen die Fachleute, dass ich an einer schizoaffektiven Störung oder einer bipolaren Erkrankung leide. Ich selbst denke, dass ich eine bipolare Grunderkrankung habe. Übrigens *leide* ich daran nicht immer, nur in den Krisen, die erfreulicherweise in den letzten fünf Jahren kaum auftraten.

In der Zeit davor kamen immer wieder Krisen, aber auch gute Zeiten, insgesamt waren es ca. zehn Krankenhausaufenthalte. Trotz Krisen und Krankenhaus habe ich aber mehrere Abschlüsse gemacht. Ich betone das deshalb, weil ich alle Betroffenen ermutigen will: Probieren Sie etwas aus, auch wenn zwischendurch mal wieder eine Krise kommt. Dann muss man einfach wieder weitermachen.

Ende 2014 habe ich die EX-IN-Ausbildung begonnen. Seit Beginn arbeite ich bei einem Träger, erst als Praktikantin, jetzt mit unbefristeter Stelle als Bezugsbetreuerin, was mir viel Spaß macht.
Wie war das für dich im ersten Moment, Mami, als dir meine Diagnose mitgeteilt wurde?
Vor 22 Jahren wurde auch für mich das Leben mit einem Schlag anders: Mir wurde der Boden unter den Füßen weggezogen. Ich bekam keine Informationen, ich wusste nicht, was diese Diagnose für unser Leben bedeutete, und ich wusste nicht, wie ich mich dir gegenüber verhalten sollte.
Henriette, hast du gleich gewusst, wie du mit der Krankheit umgehen solltest?
Nein, natürlich nicht. Ich war 17, fand mich völlig in Ordnung, vielleicht ein bisschen überdreht, habe überhaupt nicht verstanden, warum ich in die Psychiatrie sollte. Ich war empört und sauer auf dich, dass du mich ins Krankenhaus gebracht hast. Ich wollte auch diese angebliche Krankheit nicht haben. Irgendwie dachte ich, wenn ich die Krankheit negiere, dann gibt es sie auch nicht.
Die Jugendpsychiatrie war für mich wie ein Knast. Ich wurde behandelt und bekam starke Tabletten. Dadurch wurde ich sofort sehr dick, was für mich schrecklich war. Aber niemand redete mit mir darüber, warum ich behandelt wurde, wie ich behandelt werden müsste und vor allem, was das bewirken sollte. Niemand hat sich bemüht, mir diese Krankheit zu erklären. Dadurch konnte ich auch nichts von der Krankheit verstehen. Ich habe daher diesen ersten Krankenhausaufenthalt als furchtbar und nutzlos empfunden, sodass ich auch Jahre später kein Krankenhaus als Hilfe für mich verstand.
Ich fühlte mich auch lange sehr allein mit der Krankheit. Du hast mich zwar oft im Krankenhaus besucht, aber ich merkte natürlich, dass du dir schreckliche Sorgen gemacht hast. Ich sah dein sorgenvolles Gesicht und wollte dich nicht noch mehr belasten. Deshalb konnte ich dir aber manchmal auch nichts von meinen Sorgen und Ängsten erzählen. Ich hatte leider auch niemanden in meinem Alter, der auch krank war, mit dem ich über die Krankheit und die Psychiatrie hätte reden können.
Vor allem: Niemand im Krankenhaus oder auch später bei meinem niedergelassenen Arzt, der eigentlich sehr nett war, hat jemals mit mir über mein zukünftiges Leben geredet oder nach meinen Wünschen gefragt und mit mir überlegt, wie ich trotz Krankheit ein gutes Leben erreichen könnte. Im Gegenteil, als ich meinen Realschulabschluss nachmachen

wollte, haben die Ärzte mich und auch meine Mutter gewarnt, das würde schlimme Konsequenzen haben, ich sei schwerstkrank, ich würde niemals ein selbstständiges Leben führen oder gar einen Job bekommen können. Gut, dass ich mich nicht nach den Ärzten gerichtet habe und dass du mich damals auch unterstützt hast.

Mami, wie war das bei dir? Hast du gleich gewusst, wie du mit meiner Krankheit umgehen solltest?

Nein, natürlich auch nicht. Ich war erst mal total unter Schock. Mir hat der Begriff »Schizophrenie« große Angst gemacht. Man stellt sich dabei entsetzliche Sachen vor, aber das passte alles überhaupt nicht zu deinem Verhalten, das wirklich nicht bedrohlich war. Für mich war es so, als ob ab jetzt alles Gute in unserem Leben ein Ende hätte. Mir haben später dann deine wechselnden Stimmungen Angst gemacht. Du warst abwechselnd lethargisch oder sehr hektisch und oft auch wenig freundlich zu mir.

Anfangs habe ich in meiner Angst nur daran gedacht, was denn getan werden kann, damit »deine Symptome weggehen«. Ich habe viele Bücher gelesen, aber habe niemals ein Buch gefunden, in dem uns Angehörigen erklärt wurde, was wir wirklich wissen wollen: was wir tun können, wie wir uns verhalten können, um unseren Kindern zu helfen. Und weil mir niemand etwas erklärt hat, habe ich getan, was ich damals für richtig hielt: Ich wollte alles tun, damit es dir besser geht: Ich kam fast täglich zu Besuch, wenn ich das beruflich einrichten konnte, ich habe immer versucht, herauszufinden, was du möchtest, und habe möglichst alle Wünsche erfüllt.

Ja, schade, Mami, das war eigentlich eine schöne Zeit!

Ja, für dich! Nein, natürlich war es auch für dich keine schöne Zeit. Ich habe mich aufgeopfert, manchmal auch dich kontrolliert, war völlig mit den Nerven am Ende, manchmal auch wütend, auf das Schicksal und auch auf dich. Ich habe mich als Opfer deiner Krankheit und der Psychiatrie gesehen. Auch von anderen Angehörigen hörte ich damals immer nur Klagen über die Schwierigkeiten mit dem eigenen Kind oder mit der Psychiatrie. Es gab niemanden, der mir Hoffnung machte und der mir sagte, dass man auch mit so einer Krankheit ein gutes Leben führen kann. Recovery ist für mich deshalb ein Prozess, in dem ich gelernt habe, nicht mehr Opfer der Krankheit meiner Tochter zu sein, sondern mein Leben so zu führen, wie ich es führen möchte, und dennoch auch eine Unterstützung für meine Tochter zu sein.

Wie hat der Recoveryprozess begonnen?

Henriette, wann hat denn dein Umdenken begonnen?
Eigentlich hat es so begonnen: Nach vielen Krankenhausaufenthalten, auch Zwangseinweisungen, habe ich angefangen, darüber nachzudenken, wie es mit mir weitergehen soll und was ich vom Leben will. Das kam natürlich nicht plötzlich, man macht ja auch einen Reifeprozess durch. Ich war 17, als die Krankheit begann, und mit dreißig, da ändern sich die Prioritäten – übrigens auch bei gesunden Menschen. Ich habe dann akzeptiert, dass ich diese Erkrankung habe und dass ich durch ihre Negierung nichts erreiche. Und ich wollte – da bin ich dir wohl ähnlich – kein Opfer der Krankheit und der Psychiatrie mehr sein, sondern mein Leben selbst gestalten.
Den letzten Anstoß zu meiner veränderten inneren Haltung gab ein netter Arzt in einer Klinik, in die ich zwangseingewiesen werden sollte. Nachdem er kurz mit mir geredet hatte, machte er mir einen Vorschlag: Er sei nicht der Meinung, dass ich sechs Wochen auf die geschlossene Abteilung müsse, aber er fände, dass es mir nicht gut ginge. Wenn ich freiwillig bleiben würde, dann käme ich auf die offene Station und könne dann sicher nach zwei oder drei Wochen wieder nach Hause gehen. Das war das erste Mal in meiner Krankheitskarriere, dass ein Psychiater mit mir geredet hat wie mit einem vernünftigen, erwachsenen Menschen. Er hat mir eine gewisse Entscheidungsfreiheit und damit Würde und Autonomie gelassen. Ich bin natürlich nicht vollkommen freiwillig dageblieben, aber die Haltung dieses Arztes war sehr wichtig für mich, es war wie ein Eye-Opener.
Diese neue Erfahrung hat mit dazu beigetragen, dass ich merkte, ich kann selbst Entscheidungen treffen und durch mein Handeln mein Leben beeinflussen.
Mami, wann hat denn dein Umdenken begonnen?
Als Erstes hat mein Buch »Schizophrenie ist scheiße, Mama« dazu beigetragen, in dem ich meine Erfahrung mit deiner Krankheit aufgeschrieben habe. Je öfter ich daraus vorgelesen habe, desto mehr habe ich mich gefragt: Warum bist du eigentlich ständig in Tränen ausgebrochen? War das denn so schlimm, wenn dich Henriette am Telefon angebrüllt hat? Im Nachhinein wurde mir klar, dass ich in vielen Situationen auch anders hätte reagieren können. Dass ich oft viel zu emotional reagiert habe, mehr an mich und meine Angst gedacht habe als daran, wie ich

dich in der Krise unterstützen kann. Ich habe allmählich gelernt, dass ich eine Situation deeskalieren kann, wenn ich nicht zu ängstlich bin, sondern ruhig auf deine Aufgeregtheit reagiere.
Als Zweites waren für mich Gespräche mit dir ganz wichtig. Als ich aufgehört habe, nur auf die Symptome zu starren, habe ich dich gefragt, welche Gefühle du hast und warum du dich manchmal »schwierig« verhältst. Mein Ziel bei unseren Gesprächen war nicht, dass du das Verhalten einfach abstellst, sondern ich wollte verstehen, wie es dazu kommt. Ich wollte es wirklich wissen. Du hast mir dann erklärt, warum du dich in bestimmten Situationen so verhältst – etwa in einer Manie – und auch nicht anders verhalten kannst. Du hast mir z. B. gesagt, dass deine Wut in der Manie überhaupt nichts mit mir zu tun hat. Mir haben diese Gespräche viel erklärt und mir vor allem meine unnötigen Ängste vor diesen Symptomen genommen. Ich habe z. B. verstanden, dass du in manischen Krisen so viel Geld ausgegeben hast, die ganze Nacht nicht schlafen konntest, in der Zeit alles aufgeraucht und aufgegessen hast, sodass dir für den Rest der Woche nichts mehr blieb. Anfangs folgte ich – leider – dem Rat der Fachleute, dass ich dir nicht immer Geld geben dürfe, dass ich konsequent sein müsse und dass du lernen müsstest, mit Geld umzugehen. Das musst du sicher, aber eine Manie ist nicht der Moment, in dem man versuchen sollte, pädagogisch Einfluss zu nehmen. In den letzten Krisen habe ich es dann anders gemacht: Ich bin zweimal die Woche mit Lebensmitteln, Tabak und etwas Geld zu dir gegangen. Wir haben dann ein bisschen geredet, bis es dir zu viel wurde. Dann ging ich wieder. Diese Krisen sind viel harmloser verlaufen als die früheren Krisen. Mir hat dann beim Umdenkprozess auch meine Erfahrung als Coach geholfen: Ich weiß, dass wir unseren Gefühlen nicht nur ausgeliefert sind, sondern dass wir unser Denken, unsere Gefühle und unser Verhalten ändern können, wenn wir es wollen. Vor allem, wenn wir erkennen, welche unserer Verhaltensstrategien eine Krise eher verstärken als sie abzumildern. Immer unseren Ängsten zu folgen ist weder für uns noch für unsere Kinder gut.
Wir sollten auch damit aufhören, uns ständig Sorgen zu machen über Dinge, auf die wir keinen Einfluss haben. Wir können »das Problem« nicht lösen, aber das sollte uns nicht daran hindern, uns auf Probleme zu konzentrieren, die lösbar sind. Wir Angehörigen glauben, dass Sorgen ein Zeichen für besonderes Verantwortungsgefühl sind. Aber oft sind Sorgen auch nur ein Zeichen für unsere übertriebenen Ängste. Vor allem

belasten wir unsere Kinder mit unseren Sorgen. Aber wir können – ebenso wie es unsere Kinder lernen müssen – wieder Kontrolle über unsere Emotionen erlangen.

Was können beide Seiten anders machen?

Henriette, was hast du anders gemacht, als du beschlossen hast, dein Leben in die eigenen Hände zu nehmen?
Zunächst einmal habe ich mich gefragt, auf welche Frühwarnzeichen ich achten soll und was ich dann tun kann. Ich habe auch mein Umfeld gebeten, auf Frühwarnzeichen zu achten. Das darf natürlich nicht in eine zwanghafte Beobachtung und Selbstbeobachtung ausarten. Es geht um eine gesunde Balance zwischen Beobachtung und einfach leben. Ich habe dann mit dir und mit meiner ambulanten Betreuerin eine Vereinbarung getroffen, dass ihr beide mir Bescheid sagt, wenn ihr das Gefühl habt, es geht mir schlechter.
Dann habe ich mir überlegt, was meine kurz- und langfristigen Ziele sind: Ich wusste, das Wichtigste war für mich, dass ich meine schöne Wohnung behalte – mir ist schon mal eine Wohnung fristlos gekündigt worden. Außerdem wollte ich herausfinden, was ich dazu beitragen konnte, meine Krankenhausaufenthalte zu minimieren oder die Abstände zwischen den Krankenhausaufenthalten möglichst groß werden zu lassen. Außerdem wollte ich unbedingt wieder arbeiten.
Mir war klar, dass ich dazu Unterstützung brauche und dass das nicht immer meine Mutter sein sollte. Ich habe mir eine ambulante Betreuerin gesucht, die mich in den letzten Jahren in guten und schlechten Zeiten sehr unterstützt hat. Ich bin außerdem regelmäßig zum Arzt gegangen – was ich natürlich vorher nicht gemacht habe, wenn man keine Krankheit hat, braucht man auch keinen Arzt! –, habe eine Therapie gemacht und nehme bis heute Tabletten. Wir haben dann auch gemeinsam – ich, meine Betreuerin und meine Mutter – einen Krisenplan und eine Vorsorgevollmacht unterzeichnet. Der Krisenplan war für uns alle eine große Beruhigung. Ich glaube, das war auch für dich eine große Erleichterung. Damit war nicht mehr alle Verantwortung bei dir, sondern ich habe selbst Verantwortung für mich übernommen, und die Betreuerin hat mich dabei unterstützen können. Du konntest

mich dann aber auch leichter bei meinen Zielen unterstützen, weil du etwas mehr Luft für dich hattest.
Mami, was hast du eigentlich seitdem anders gemacht?
Ich habe mich langsam von meinen ständigen Ängsten und Sorgen befreit. Dazu hat beigetragen, dass ich allmählich mehr von dir in deinen Krisenzeiten verstanden habe. Ich kann immer besser mit Situationen umgehen, wenn ich verstanden habe, was gerade passiert.
Ich habe auch nicht mehr alles auf mich bezogen. Ich habe aufgehört, immer nur darüber nachzudenken, was du ändern müsstest, damit es dir besser geht, sondern ich habe mehr darüber nachgedacht, was ich verändern kann. Wie jeder andere Mensch habe ich auch ich meine Schwächen oder Macken. Jetzt setze ich eher Grenzen, was mir schwergefallen ist. Ich breche nicht mehr sofort in Tränen aus, wenn du in einer Manie etwas weniger freundlich bist. Ich weiß, es geht vorüber und ich muss dich in dieser Zeit einfach möglichst gelassen begleiten. Wenn es mir zu viel wird, dann gehe ich eine Weile weg oder lege den Telefonhörer auf.
Ich habe jetzt verstanden, dass ich auch deine Grenzen respektieren muss. Wie deine Wohnung aussieht, geht mich nichts an.
Ich will dich bei dem, was du willst, unterstützen, auch wenn ich die Entscheidung vielleicht nicht vernünftig finde. Es sind deine Entscheidungen. Wenn du z. B. die Tabletten absetzen willst, dann werde ich dich dabei unterstützen, obwohl mir das ein wenig Angst macht.
Vor allem denke ich jetzt anders über die Krankheit. Für mich ist eine psychische Krankheit keine Katastrophe mehr, und eine neue Krise ist kein Drama. Das werden dann ein paar schwierige Wochen, aber dann ist es auch wieder vorbei.

Was kann Recovery unterstützen?

Henriette, was wünschst du dir denn von Profis und Angehörigen, um deinen Recoveryweg zu unterstützen?
Erst mal möchte ich sagen, dass Freundlichkeit von Psychiatern sehr helfen würde! Außerdem sollten sie uns gleich zu Beginn über Medikamente und Nebenwirkungen aufklären. Dann bitte keine Prognosen abgeben, die entmutigen nur. Sie können doch gar nicht voraussagen, was in der Zukunft passieren wird!

Und: Mehr Verständnis für die persönliche Situation. Mir wurde damals gesagt, es sei doch nicht so schlimm, dass ich so zugenommen hätte. Es ist aber eben doch schlimm für mich, 20 Kilo zuzunehmen. Vor allem, wenn das ein gertenschlanker Arzt sagt, der hinter sich auf dem Schreibtisch ein Foto von seiner gertenschlanken Frau und zwei gertenschlanken Teenagern hat!

Profis sollten uns mehr ermutigen. Sie sollten sagen, dass die Krise ein Ende hat, dass ein gutes Leben auch mit Krankheit möglich ist, dass wir etwas ausprobieren sollen. Sie sollten uns nach unseren Zielen und Wünschen fragen. Es reicht nicht als Perspektive, wenn der Arzt sagt: »Es muss Ihnen erst mal besser gehen!« Wir müssen ein Ziel haben, für das es sich lohnt, die Krise und das Krankenhaus und auch die Medikamente auszuhalten. Wir brauchen Hoffnung. Es ist nicht schlimm, wenn man mal mit einem Vorhaben scheitert, das tun Gesunde auch. Ich habe ja erlebt, dass man eine Ausbildung auch abschließen kann, wenn zwischendurch ein oder sogar zwei Krankenhausaufenthalte stattfinden.

Von Angehörigen wünsche ich mir, dass sie unsere Grenzen respektieren, dass sie uns unsere Entscheidungen treffen lassen. Vielleicht sind unsere Entscheidungen nicht gut, aber wir müssen es ausprobieren, unser Leben selbst zu gestalten. Wir lernen ja nur dadurch, dass wir auch Fehler machen dürfen. Nur wenn wir etwas ausprobieren, wissen wir auch, was wir schaffen und wo die Belastung zu groß ist.

Janine, welche Wünsche hast du an Profis, Angehörige und Betroffene?

Von Profis wünsche ich mir, dass sie mich einbeziehen, immer dann, wenn es dem Recoveryprozess hilft. Wir müssen nicht alles wissen, aber wir sollten wissen, wie wir unterstützen können oder wann unsere Unterstützung oder Hilfe vielleicht sogar kontraproduktiv ist. Bitte keine Schuldzuweisungen, denn die verhindern eher, dass wir uns damit beschäftigen können, was jetzt gut für unsere Kinder ist. Profis sage ich: Nehmen Sie uns die Angst, zeigen Sie Verständnis für unsere Situation, geben Sie uns Hoffnung. Bitte lassen Sie das mit den Prognosen, Sie können gar nicht wissen, wie sich ein bestimmter Mensch entwickelt. Außerdem, selbst wenn Sie Bedenken haben: Manchmal ist ein gewisser Zweckoptimismus besser, um die Hoffnung nicht aufzugeben. Schlechte Prognosen machen nur Angst und beeinflussen vor allem unser Verhalten negativ.

Von anderen Angehörigen wünsche ich mir, dass sie gegenüber Profis und ihren Kindern mehr Selbstbewusstsein zeigen, aber auch mehr

Selbstreflexion. Nicht nur unsere Kinder müssen lernen, mit der Krankheit umzugehen, das müssen wir auch. Unterstützen Sie Ihre Kinder bei ihrem Weg. Opfern Sie sich nicht auf, kontrollieren Sie Ihre Kinder nicht, nur damit Sie selbst weniger Angst haben müssen. Vor allem sollten wir von den Betroffenen nicht verlangen, dass sie sich nach unseren Sorgen richten. Wir müssen selbst für uns sorgen: Selbstfürsorge ist kein Egoismus!

Von Betroffenen wünsche ich mir: Trauen Sie sich mehr zu, lassen Sie sich von niemand in einen Schonwaschgang stecken, nur damit es nicht wieder zu einer Krise kommt. Sicher kann es wieder zu einer Krise kommen, aber wir haben doch inzwischen gelernt, mit einer Krise umzugehen. Es ist doch das Wesen einer Krise, dass sie auch wieder ein Ende hat.

Ich wünsche mir von Betroffenen auch weniger Schuldzuweisungen an uns Angehörige. Wir wissen alle, dass unsere Mütter »furchtbar« waren. Ich war auch jahrelang der Meinung, dass meine Mutter an allem schuld war, was in meinem Leben schieflief. Heute glaube ich, das ist eine kindliche Haltung: Meine Mutter hat es so gut gemacht, wie sie konnte, und ich habe es auch so gut gemacht, wie ich konnte. Richtig macht es niemand. Wenn Betroffene Kinder haben werden, werden sie es auch so gut machen, wie es ihnen möglich ist.

Wenn Betroffene wollen, dass ihre Angehörigen sie unterstützen, sie nicht bevormunden, sie nicht kontrollieren, dann müssen sie ihnen als Erwachsene gegenübertreten: Erklären Sie Ihren Eltern, warum Sie sich manchmal so oder so verhalten, sagen Sie ihnen, welche Hilfe Sie in diesen Momenten brauchen und was Ihre Angehörigen möglichst nicht machen sollten. Selbstverständlich ist das in schweren Krisen nicht möglich, aber Betroffene befinden sich nicht immer in einer Krise.

Mami, ich möchte zum Abschluss Angehörigen noch etwas mit auf dem Weg geben.

Vergessen Sie Ihr eigenes Leben nicht, das ist für Sie und für uns wichtig. Wenn ich gesehen habe, dass es meiner Mutter schlecht ging, dann ging es mir auch schlecht, ich hatte Schuldgefühle. Und diese Schuldgefühle hinderten mich daran, mich um mein eigenes Leben zu kümmern. Außerdem: Wenn meine Mutter sich ständig Sorgen macht, dann zeigt sie mir damit auch, dass sie mir nichts zutraut.

Wir wollen und können unser Leben nicht nach den Sorgen unserer Eltern ausrichten. Sie müssen sich nicht aufopfern: Sie müssen Ihr Kind nicht jeden Tag im Krankenhaus besuchen. Sie müssen auch nicht alle

Wünsche erfüllen. Sie müssen nicht akzeptieren, dass sie zehnmal am Tag angerufen werden. Das müssen Sie alles nicht, auch wenn wir dann wahrscheinlich erst mal richtig wütend werden. Lassen Sie sich von uns nicht emotional manipulieren. Das ist dann eben so, dass wir sauer sind, das geht auch wieder vorbei. Diese Gelassenheit wünsche ich mir für Angehörige.

Recovery für alle oder: Kann jeder, wenn er nur will?

Henriette, glaubst du, dass Recovery für jeden Betroffenen möglich ist?
Ich denke, da muss man vorsichtig sein. Recovery bedeutet für mich, dass man sich mit der eigenen Krankheitsgeschichte auseinandersetzt und für sich zukunftsfähige Methoden entwickelt, um Krisen möglichst frühzeitig erkennen und dagegen steuern zu können. Außerdem sollte man realistische Wünsche und Ziele für das eigene Leben entwickeln. Das kann nur jede und jeder selbst machen.
Betroffene sind sehr unterschiedlich: Manche wollen sich vielleicht nicht damit beschäftigen, weil das zu schmerzhaft und aufwühlend ist oder ihnen die Kraft fehlt. Sie sind froh, dass die Krise vorbei ist und sie Licht am Ende des Tunnels sehen. Dann gibt es die einen, die nie weder in eine Krise kommen. Es gibt aber auch die anderen, die einfach froh sind, dass sie Unterstützung durch das sozialpsychiatrische System bekommen, und das auch dauerhaft wollen. Vielleicht ist ihre Erkrankung so schwer, dass sie nicht mehr für sich tun können. Das muss man auch akzeptieren.
Wenn man allen Betroffenen sagen will, es kann dir wieder richtig gut gehen, wenn du dich nur anstrengst und »richtig« mit deiner Erkrankung umgehst, dann ist das ähnlich, als wenn man einem Menschen in einer akuten Manie sagt, er solle sich mal zusammenreißen. Ich finde das auch verharmlosend, denn psychische Krankheiten können so schwer sein, dass ein Mensch einfach nicht »wollen« kann.
Mami, bist du denn der Meinung, jeder kann einen Recoveryweg gehen?
Das kommt auch darauf an, was man unter Recovery versteht. Wenn Recovery bedeutet, dass jeder es schafft, die Krankheit weitgehend hinter

sich zu lassen und am normalen Alltag wieder teilzunehmen, dann bin ich eher skeptisch. Es gibt Menschen, die so schwer krank sind, dass sie kaum in der Lage sind, sich rational und emotional mit ihrer Krankheit zu beschäftigen und sich von ihr zu befreien. Du weißt aus deiner Arbeit, dass ihr viele Menschen betreut, die dauerhaft viel Hilfe benötigen werden. Es gibt viele Menschen, die nicht allein wohnen können und die in einem geschützten Wohnbereich viel Hilfe brauchen. Deshalb sollten wir vorsichtig damit sein, Recovery als das ultimative Rezept für alle Menschen mit einer psychischen Störung zu sehen. Es könnte der Eindruck entstehen, dass jeder und jede, die sich nur intensiv mit der eigenen Krankheitsgeschichte beschäftigt, wieder genesen kann. Das würde dann dem neoliberalen Gedanken entsprechen, dass jeder Mensch für sich selbst verantwortlich ist und wer es nicht schafft sich eben nicht genügend angestrengt hat. Das fände ich schade. Wir wissen nicht, weshalb manche Menschen, die eine oder mehrere Krisen hatten, diese langsam hinter sich lassen konnten und heute wieder arbeiten und ein normales Leben führen können und warum das bei anderen Betroffenen nicht möglich ist.

Vor allem diesen Hype um die EX-IN-Ausbildung finde ich etwas schwierig: Sind diese Betroffenen, die eine EX-IN-Ausbildung machen, »tüchtiger« oder reflektierter als andere Betroffene? Waren die »Erfolgreichen« gar nicht so schwer krank? Sind die anderen vor Jahren falsch behandelt worden? Hat man die Krankheit nicht früh genug erkannt? Haben sie mehr dafür getan? Ist die Krankheit einfach zu schwer? Ich habe ein bisschen den Eindruck, dass die Genesungsbegleiter, die EX-INler, inzwischen so eine Art Elite der Betroffenen darstellen. Kaum eine Tagung, auf der ein Betroffener eine Rede hält, der nicht Genesungsbegleiter ist. Das wirft für mich Fragen auf: Ist denn überhaupt jeder Betroffene geeignet, Berater zu werden? Von seinen Fähigkeiten, aber auch von seinen Neigungen her? Möchte jeder Betroffene das? Was ist mit denen, die sich z. B. lieber politisch betätigen? Was ist mit denen, denen die Ausbildung zu anstrengend oder zu teuer ist oder die nicht immer mit den Methoden der Ausbildung übereinstimmen? Mir kommt das ein bisschen stromlinienförmig vor. Der Psychiatrie wird oft vorgeworfen, dass sie nicht individuell genug unterstützt. Aber wenn jeder Betroffene möglichst einen EX-IN-Kurs durchlaufen soll, bleibt da vielleicht nicht auch die Individualität auf der Strecke?

Es ist gut, dass es diese Kurse und die EX-IN-Bewegung gibt. Aber ich bin der Meinung, dass für Betroffene auch andere Wege möglich sein sollten.

Jeder Betroffene sollte die größtmögliche Unterstützung erhalten, ganz unabhängig davon, ob wir glauben, dass er einen guten Genesungsweg einschlagen kann oder nicht.
Ich freue mich für dich und für jeden anderen, der es trotz Krisen schafft, das gute Leben zu führen, das er sich wünscht. Aber ich glaube, dass auch die, die weniger große Schritte in Richtung Genesung machen können, unsere Unterstützung und unseren Respekt brauchen.
Wir sollten deutlich machen, dass der Begriff »Recovery« nicht bedeuten muss, dass jemand inzwischen ein guter Genesungsbegleiter geworden ist. Es gibt andere Wege, andere Schicksale für starke und schwächere Menschen. Für Menschen mit einer psychischen Erkrankung ist jeder noch so kleine Schritt in Richtung Zurückeroberung von mehr Selbstständigkeit, Freude und Zufriedenheit ein guter Schritt auf dem Recoveryweg.

Henriette Peer*, EX-IN, 40, ist seit 2014 Bezugsbetreuerin bei Freunde Integrative Dienste gGmbH in Berlin-Spandau.*

Janine Berg-Peer*, M.A., 74, ist Angehörige, Coach, Autorin, Bloggerin.*

Bedeutsame Faktoren bei der Implementierung von partizipativer Entscheidungsfindung[1]

Shulamit Ramon, Helen Brooks, Sarah Rae und Mary-Jane O'Sullivan

Partizipative Entscheidungsfindung wird in der Psychiatrie als ein notwendiger und nützlicher Prozess gesehen, um Recoveryprozesse zu fördern (Davidson 2003; Ramon et al. 2007; Slade 2009). Der folgende Beitrag geht der Frage nach, wie sich Implementierungsprozesse von partizipativer Entscheidungsfindung (englisch: Shared Decision Making, SDM) in der psychiatrischen Praxis zeigen, welche Formen es gibt, aber auch zu welchen Ergebnissen partizipative Entscheidungsfindung führt und was ein solches Vorgehen fördert oder behindert.

Die Implementierung von SDM wird hier definiert als die routinierte Nutzung partizipativer Entscheidungsfindung bei einer Reihe von medizinischen, psychologischen und sozialen Schlüsselinterventionen in der alltäglichen psychiatrischen Praxis. SDM ist ein Prozess, in dem eine Fachperson und eine Patientin oder ein Patient mögliche Maßnahmen in einem wechselseitigen Austausch von Informationen und Wissen (Fachwissen und Erfahrungswissen) betrachten und gemeinsam über eine Vorgehensweise entscheiden (Charles et al. 1999). Die Zusammenarbeit basiert auf gegenseitigem Respekt, offener Kommunikation und Berücksichtigung individueller Präferenzen und Werte. Er erfordert:

- den Einbezug von mindestens zwei Personen, einer Fachperson und einer Patientin oder eines Patienten;
- den Austausch von Informationen;
- ein stufenweises Vorgehen, um eine Übereinstimmung über die präferierte Intervention zu finden;

1 Dieser Beitrag ist eine gekürzte Version des Artikels von Ramon et al. (2017), der neben den Praxisberichten zweier Akteure auch eine systematische Literaturrecherche zum Thema enthielt, die hier nur kurz zusammengefasst dargestellt wurde. Die Thematisierung der Normalization Process Theory (NPT), ein Erklärungsrahmen für die Implementierung und Integration von Innovationen im Gesundheitsbereich allgemein, wurde ganz herausgenommen. Herausgeber und Verlag danken Emerald Publishing für die Genehmigung.

- das Erreichen einer Vereinbarung über die durchzuführende Intervention.

In diesem Beitrag werden die Praxiserfahrungen zweier Hauptakteure eines Modellprojekts zu SDM vorgestellt. Dabei werden wissenschaftliche Fragestellungen, wie sie in der Literatur diskutiert werden, aus einer erfahrungsbezogenen Perspektive beleuchtet. Solche Praxisberichte fehlen allzu oft in der wissenschaftlichen Literatur, dabei bieten sie wertvolle Hinweise zur Implementation von SDM, das ja sowohl auf wissenschaftliche Erkenntnisse als auch auf Erfahrungswissen angewiesen ist.

Was weiß die Forschung zur Umsetzung von SDM?

Bisher beschäftigt sich nur ein kleiner Teil der SDM-Forschung in der Psychiatrie mit der Umsetzung in die alltägliche Praxis. In der Literatur zu SDM zeigt sich aber auch, dass es möglich ist und oft gewünscht wird, partizipative Entscheidungsfindung in psychiatrischen Diensten einzusetzen. Dafür sprechen mehrere Gründe:

- Die Umsetzung von SDM erfordert nur wenig technologische Unterstützung.
- Ein routinemäßiger Einsatz von SDM spart Zeit.
- SDM verbessert die therapeutische Arbeitsbeziehung und insbesondere die Motivation der Nutzenden.

Die Literatur zeigt aber auch: Die Implementierung erfordert eine explizite strategische Entscheidung in der Organisation, ein klares Verfahren und die Einhaltung der Ziele und Methoden der Umsetzung durch alle Teilnehmenden. Diese notwendigen und angemessenen Bedingungen werden nur selten erfüllt, da das Engagement für SDM und seine Prozesse bei den verschiedenen wichtigen Interessengruppen sehr unterschiedlich ist. Zudem scheinen konkurrierende Ziele innerhalb der Organisation eine wichtige Rolle zu spielen und nicht zuletzt die für die Implementierung zugestandene Zeit.

Was sagen die Akteure?

Der erste Praxisbericht wurde von einer leitenden Pflegefachperson geschrieben, der zweite von einem Experten durch Erfahrung, der als Trainer und Forscher tätig ist und an demselben Projekt von Anfang an dabei war. Es handelt sich um ein evaluiertes Pilotprojekt zu SDM im Kontext von Medikamentenmanagement in der Psychiatrie (Morant et al. 2016; Stead et al. 2017), das nach der experimentellen Phase über einen Zeitraum von 36 Monaten in einem Mental Health Trust (Anm. der Hg.: so werden psychiatrische Institutionen in England bezeichnet) implementiert wurde. Nach Abschluss des Projekts wurden die Pflegefachperson und der Experte aus Erfahrung gebeten, über ihre persönlichen Erfahrungen zu berichten, aber auch über ihre gemeinsamen Erfahrungen als Team. Die Berichte wurden unabhängig voneinander verfasst und anonymisiert.

Bericht einer psychiatrischen Pflegefachperson in leitender Funktion

»Dieser Bericht beschreibt meine Erfahrung bei der Implementierung von SDM in meiner Organisation. Die SDM-Richtlinie der Organisation zu entwickeln war meine erste wichtige Implementierungsaufgabe. Das Identifizieren von Implementierungsaufgaben gab der großen Herausforderung einiges an Struktur. Sie stellten sich wie folgt dar:

Die Bedeutung einer Richtlinie … und wie sie anzuwenden ist Zu den Teams zu gehen und ihnen sagen zu können, dass die zuständigen Leitungspersonen, Pflegende und Psychiater SDM als Methode schätzen, verlieh den Schulungssitzungen, die wir anboten, eine gewisse Autorität. Natürlich besteht in einer großen Organisation mit zahlreichen Richtlinien die Herausforderung darin, das Personal dazu zu bringen, die Richtlinie wahrzunehmen und sie als bedeutsam für die eigene Arbeit zu betrachten. Das geschieht nicht automatisch. Um den Fachpersonen die Methode deutlich zu machen, gliederten wir die Richtlinie in sieben Schritte, die wir als Grundlage in den Schulungen nutzten.

Definieren, was wir implementieren Es gab folgendes Dilemma: SDM mittels Einsatz von Formularen zu fördern und gleichzeitig die »Herzen« der

Mitarbeitenden für SDM zu gewinnen, idealerweise ohne eine Erhöhung des bürokratischen Aufwands, erwies sich als schwierig. Die Nutzenden dazu zu bringen, ihre Präferenzen und Prioritäten aufzuschreiben und über ihre Erfahrungen mit der Medikation zu berichten, und die Fachpersonen zu verpflichten, die gemeinsam getroffenen Entscheidungen zusammenzufassen und zu dokumentieren, bleibt eine Herausforderung.

Eine große Anzahl von Mitarbeitenden erreichen Der Implementierungsrahmen war enorm, gibt es doch eine große Organisation mit vielen Standorten. Dies führte zu einem weiteren Entscheidungsdilemma, nämlich ob wir so viele Teams wie möglich besuchen sollten oder ob es günstiger war, sich auf weniger Teams zu konzentrieren, die man dann häufiger besuchen konnte. Während der ersten Follow-up-Phase verliefen die Termine mit einzelnen Teams rasch im Sande, und einige dieser Sitzungen waren recht unangenehm. Dies führte zu dem Wunsch, etwas anderes auszuprobieren; von da an wurden einmalige Termine für alle gemeindepsychiatrischen Teams der gesamten Organisation durchgeführt. Der offensichtliche Vorteil bestand darin, dass eine große Zahl von Mitarbeitenden die Entwicklungen rund um SDM mitbekam. Auf der anderen Seite handelte es sich um eine einmalige Veranstaltung.

Die meisten dieser Termine dauerten 30 bis 60 Minuten und blieben ohne eine formale Evaluation. Rückmeldungen wie »Wir praktizieren bereits SDM« und »Wir können nicht alle Nutzenden in SDM einbinden (z. B. aufgrund eines Mangels an Einsicht)« gab es in fast allen Sitzungen; die Teams unterschieden sich in der Fähigkeit, diese Annahmen infrage zu stellen. Ich versuchte, jede Schulung mit einem Appell an die Mitarbeiterinnen und Mitarbeiter zu beschließen, nach etwas zu suchen, was sie in ihrer Praxis anders machen könnten, um SDM zu fördern.

Rückblickend betrachtet, wäre es angesichts meiner begrenzten Zeit besser gewesen, eng mit der Abteilung Aus- und Weiterbildung zusammenzuarbeiten. Schon in einer früheren Phase hätte man SDM in die obligatorischen Fortbildungen aufnehmen können, so wie das jetzt geschieht.

Der Wert des Teamtrainings Bei vier der fünf Teams, die an dem Projekt teilnahmen, erhielten fallführende Bezugspersonen aus der Sozialen Arbeit oder der Pflege und Ärztinnen und Ärzte separate Trainings, an denen nur etwa die Hälfte der Fallführenden teilnahm. Beim fünften Team wurden Ärzte und Fallführende gemeinsam in einer Ganztagsveranstaltung geschult, an der fast alle Teammitglieder teilnahmen. Die

Follow-up-Sitzungen mit diesem Team wirkten konstruktiver, es gab mehr Diskussion darüber, wie SDM bei welchen Nutzenden umgesetzt werden kann und wie eine Teampraxis zu entwickeln ist. Die Leitung dieses Teams begegnete der Äußerung der Kollegen und Kolleginnen, dass »wir bereits SDM praktizieren«, mit dem Hinweis, dass sie es besser machen könnten, was zu fruchtbaren Diskussionen führte. Im Gegensatz dazu waren die Mitarbeitenden in den anderen vier Teams kaum in der Lage, einander infrage zu stellen, und die Diskussionen drehten sich allein um das Gefühl, mit Arbeit überlastet zu sein. Im Nachhinein betrachtet lag das möglicherweise an den aktuellen Schwierigkeiten, mit denen die Teams in Zeiten hoher Personalfluktuation und der Neuorganisation konfrontiert waren.

Ein Grund dafür, meine Zeit schließlich den Besuchen von Teams zu widmen, war die Hoffnung, dass das gemeinsame Training die Diskussionen über SDM innerhalb der Teams fördern und die Teammitglieder befähigen könnte, sich gegenseitig bei der Einführung von SDM zu unterstützen. Diese Hoffnung erwuchs zum Teil aus unserer guten Erfahrung mit Teamtrainings während des Projekts.

Schulung von Teams versus gruppenspezifische Schulungen Nichtärztliche Fachpersonen, wie Pflegende oder Sozialarbeitende mit Kompetenzen, Medikamente zu verschreiben (NMPs, non-medical prescribers), und Peermitarbeitende wurden separat geschult. Die schriftlichen Rückmeldungen beider Gruppen waren im Allgemeinen positiv. Allerdings wurde nicht ausgewertet, welche Auswirkungen diese positive Einschätzung auf die Praxis hatte. Das Projektteam war besorgt, dass sich Peermitarbeitende in ihren Teams vielleicht isoliert fühlen könnten, wenn ihre Teamkollegen ihr Engagement für SDM nicht unterstützen. Dies muss noch evaluiert werden; bislang gibt es nur ein paar Einzelberichte über positive und negative Erfahrungen bei der Förderung von SDM durch Peermitarbeitende.

Evaluation der SDM-Implementierung Eine der Herausforderungen bestand durchweg darin, zu beurteilen, ob partizipative Entscheidungsfindung in unserer Organisation zunimmt. Wir haben noch keinen Weg gefunden, wie wir das ermitteln können.

Persönliche Überlegungen – flexibel sein versus strategisch sein Aus persönlicher Sicht war die Arbeit an der Implementierung von SDM eine neue und andere Art des Arbeitens. Als Pflegefachperson hatte ich über zwanzig Jahre in einem Team gearbeitet, in dem die Betreuung der Patientinnen und Patienten auf allen Schultern gleichmäßig verteilt war. Nun war ich mehr oder weniger auf mich allein gestellt. Ich konnte selbst entscheiden, wie ich meine Zeit organisieren und auf welche Bemühungen ich mich konzentrieren wollte, wenn auch mit Unterstützung von Leitungskräften der Organisation. Die anfängliche Liste möglicher Implementierungsaufgaben war entmutigend. Man konnte sich leicht isoliert und überfordert fühlen angesichts des Ausmaßes dessen, was zu tun war.

Rückblickend ist es nicht überraschend, dass einige der Implementierungsaufgaben nicht in der angestrebten Zeit abgeschlossen wurden. Ich selbst habe bei mir eine Tendenz festgestellt, mich auf die klar definierten Aufgaben zu konzentrieren (Entwickeln von Richtlinien, Herstellen von Ordnern und Merkblättern). Die systematische Bearbeitung nicht so genau definierter Aufgaben wie z. B. die Treffen mit Mitarbeiterteams zur Förderung von SDM rückten dabei in den Hintergrund. Mir machte es Spaß, viele Teams zu besuchen, da ich auf viel Enthusiasmus, Wissen und Erfahrung rund um SDM traf und so viele Gespräche begannen. Ich fragte mich jedoch, ob diese Gespräche auch fortgesetzt wurden, nachdem ich den Raum verlassen hatte.

Ich persönlich zog es vor, die Teams mit einem Experten aus Erfahrung als Co-Trainer zu besuchen, mit dem ich schon lange zusammenarbeite. Mir war die Unterstützung eines Co-Trainers wichtig, denn das Anbieten von Schulungen als Tandem aus Fachperson und Nutzer passt zum SDM-Ethos.

Einer der Vorteile der flexiblen Arbeitsweise war, dass neue Ansätze direkt integriert werden konnten. So begannen wir nach einiger Zeit, die Mitarbeitenden dabei zu fördern, die Arztbriefe direkt an die Nutzerinnen und Nutzer zu schicken (und die Kopien an den Hausarzt) und nicht andersherum, so wie es auch in der SDM-Richtlinie geschrieben steht. Wir nahmen also dieses Vorgehen mit Beispielen von Briefen an Nutzende in die Schulungen auf. Während einige Fachpersonen ihre Berichte bereits an die Nutzenden schrieben, weigerten sich andere. Die Bedenken waren, dass Hausärzte eine technische Sprache wollten, dies die Nutzenden aber nicht schätzen und dass es länger dauern würde, Berichte so zu schreiben. Eine Person übernahm es dann, die Idee in der Praxis umzusetzen, und ermutigte andere durch Supervision, dies auch zu tun – mit unterschiedlichem Erfolg.

Überhaupt blieb die Reaktion »Wir praktizieren bereits SDM« versus »Wir können SDM nicht mit bestimmten Nutzergruppen durchführen«

eine stete Herausforderung, genauso wie die Notwendigkeit, unsere Zeitressourcen strategisch einzusetzen, um eine nachhaltige Implementation und Verbesserung von SDM in der Praxis zu erreichen.
Beim Schreiben dieses Textes wurde mir deutlich, dass unser Implementierungsansatz von vielen Schwierigkeiten geprägt war, auf die wir erst in der Projektnachbereitung stießen. Erst die Erfahrungen mit dem Widerstand in den ersten vier Teams führten uns dazu, einen breiteren Ansatz zu wählen, auch wenn nun schwer zu evaluieren ist, ob die partizipative Entscheidungsfindung zunimmt. Immerhin bietet unsere Fortbildungsabteilung nun allen neuen nichtpsychiatrischen Fachpersonen kontinuierlich SDM-Schulungen an.«

Bericht eines Experten aus Erfahrung als Co-Trainer und -Forscher

»Ich arbeitete von 2011 bis 2014 für das SDM-Forschungsprojekt. Als Co-Trainer war ich an SDM-Schulungen für fallführende Mitarbeitende an drei verschiedenen Standorten der Organisation beteiligt. Mit der Fachperson, mit der zusammen ich die Schulungen durchführte, gab es bereits eine gute Arbeitsbeziehung, die sich durch vorige gemeinsame Schulungen aufgebaut hatte. Dies kam uns während der Implementierungsphase zugute, da die Teams bei der Anwendung von SDM Unterstützung benötigten. Die von uns angebotenen praktischen Informationen zu SDM wurden angepasst, um in den einmaligen Sitzungen den Schwerpunkt auf die Implementierung legten. So konnten wir Forschungsergebnisse zur Implementation von SDM mit Erkenntnissen aus unserem Projekt untermauern. Während der Durchführung des Projekts hatte sich auch unser Aufgabenbereich erweitert, da wir nun SDM in allen gemeindepsychiatrischen Teams in allen Bereichen der Behandlung von Erwachsenen förderten, statt uns nur auf das Medikationsmanagement zu konzentrieren. Ziel war letztlich die Einbettung von SDM in alle vorhandenen Systeme, in das Leitbild der Organisation, das Klinik-Reporting-System und das Konzept des Behandlungsprogramms. Wir stellten SDM auch der Direktion vor und es gab Nachfragen von der Führungsebene.
Leider konnten die SDM-Broschüren in unserer Organisation erst erstellt und verteilt werden, nachdem die neue Leitlinie verabschiedet

worden war. Es wäre hilfreich gewesen, die Broschüren schon in den Teammeetings verteilen zu können, um zu zeigen, dass SDM Teil einer breiteren Bewegung ist. Wir haben immer versucht, sicherzustellen, dass diese einzelnen Schulungen interaktiv waren, obwohl es schwierig war, längere Diskussionen zuzulassen, da die Termine nur 30 bis 60 Minuten dauerten. Meine Anwesenheit als Experte durch Erfahrung schien die offenen und ehrlichen Diskussionen nicht zu behindern, da die Teilnehmenden fühlten, dass sie sich in einer sicheren Umgebung befanden.
Neben den zeitlichen Einschränkungen und der Tatsache, dass jedes Team nur eine Schulung erhielt, gab es noch andere Herausforderungen. Die Organisation hatte eine außergewöhnlich schwierige Zeit hinter sich, hatte sie doch vor der Implementierungsphase eine »Wende« vollzogen. Die Mitarbeiterinnen und Mitarbeiter fühlten sich gestresst und nicht wertgeschätzt, weil sie für weniger Lohn mehr tun mussten. Ich kann mir vorstellen, dass dies der Grund war, warum einige nicht aufnahmebereit und neuen Arbeitsweisen gegenüber nicht offen waren. Ein weiterer Faktor waren fortlaufende organisatorische Veränderungen und neue Abläufe, was Verunsicherung auslöste. Dies könnte erklären, warum wir spürten, dass einige Mitarbeitende das Gefühl hatten, dass wir nicht verstehen würden, wie hart ihre Arbeit ist.
Während der Schulungsphase des Forschungsprojekts gab es erheblichen Widerstand gegen die Verwendung der Formulare, die entwickelt worden waren, um den Mitarbeitenden einen klaren Rahmen zu bieten. Diese Formulare sollten den Nutzenden die Möglichkeit geben, ihre Vorlieben und Prioritäten auszudrücken und etwaige Probleme bei der Medikation zu benennen, um den Prozess der Entscheidungsfindung zu erleichtern. Dies wurde jedoch erst mal als zusätzliche Schreibarbeit gesehen, und die Fachpersonen waren der Meinung, dass Nutzende, die schon verschiedene Anmeldeformulare ausfüllen mussten, jedes weitere Formular ablehnen würden.
Es gab auch administrative Schwierigkeiten; die Formulare wurden nicht routinemäßig vor den Besprechungsterminen an die Nutzenden verschickt, und Drucker waren nicht immer in der Nähe. Dazu kam, dass es sich hierbei um ein Forschungsprojekt handelte, das nicht als »Alltagsroutine« wahrgenommen, sondern als zusätzliche Belastung empfunden wurde. Um den Widerstand zu verringern, wurden die Formulare während des Projekts aufgrund der Rückmeldungen aus den Teams gekürzt und verbessert. Trotz dieser Änderungen wurden auch die

überarbeiteten Formulare nicht gut angenommen. Der Vorteil der Verwendung von Formularen bestand darin, dass sie geprüft und ausgewertet werden konnten, um festzustellen, in welchem Umfang SDM genutzt wurde. Aus den oben genannten Gründen wurde jedoch beschlossen, die Verwendung der Formulare während der Implementierungsphase nicht weiterzuverfolgen. Stattdessen lag der Schwerpunkt der Schulungen auf sieben einprägsamen Schritten, um die Fachpersonen durch den SDM-Prozess zu führen.

Die ersten Schulungssitzungen mit den Fachpersonen zur Einführung der zusätzlichen Formulare verliefen spannungsvoll und leicht konfrontativ. Wir hatten das Gefühl, uns zuweilen auf einer Gratwanderung zu befinden, was wiederum die Art beeinflusst haben mag, wie wir die Informationen präsentierten. Obwohl sich in der beratenden Projektgruppe Fachpersonen befanden, wäre es im Nachhinein betrachtet vielleicht der Mühe wert gewesen, eine Stabsgruppe aus Mitarbeitenden für die Entwicklung der Formulare hinzuzuziehen. Diese Stabsgruppe hätte dazu beigetragen, die Formulare besser auf die Bedürfnisse der Mitarbeitenden sowie der Nutzenden zuzuschneiden. Als die Änderungen dann vorgenommen wurden, waren die Würfel bereits gefallen, und die Psychiater hatten sich mehrheitlich gegen die Verwendung der Formulare entschieden.

Es war aus Zeitgründen wichtig, sich in den Schulungen auf die wichtigsten Botschaften zu konzentrieren. Für das Anstoßen der Veränderungen war die Größe der Organisation eine enorme Herausforderung, nicht nur angesichts der begrenzten Zeit, sondern auch angesichts der Tatsache, dass es nur zwei Trainer gab. Ohne die Verwendung von Formularen ist es schwierig, zu beurteilen, welche Effekte die Schulungen hatten, ob sich daraus bleibende Änderungen in der Praxis ergeben haben. In gewisser Weise fühlten sich die durchgeführten Schulungen an wie ein Tropfen auf den heißen Stein, und ich bin nicht sicher, in welchem Ausmaß sie die Praxis beeinflusst haben.

Während des Forschungsprojekts hatten wir der Haltung »Das machen wir doch alles schon« entgegenzuwirken, was möglicherweise daran lag, dass die Mitarbeitenden Angst hatten, zuzugeben, dass sie ihre Arbeit hätten besser machen können. Diese Haltung haben wir auch in der Implementierungsphase angetroffen. Ihr musste sensibel begegnet werden, damit sich die Mitarbeitenden nicht in die Defensive gedrängt fühlten. Darüber hinaus gab es eine kleine Minderheit von Mitarbeitenden, die

der Meinung war, dass mit einem Teil der Nutzerinnen und Nutzer eine partizipative Entscheidungsfindung nicht möglich sei.
Es gibt ferner eine Bestrebung, die Ärztinnen und Ärzte zu ermutigen, die Arztbriefe direkt an die Nutzenden zu schreiben, anstatt sie an den Hausarzt zu senden und für die Nutzenden zu kopieren. Dieser Ansatz wird vom klinischen Direktor der Akutversorgung verfolgt, obwohl nach wie vor die begrenzte Zeit die größte Einschränkung ist. Es gibt auch Widerstand von Ärztinnen und Ärzten, die befürchten, dass dieses Verfahren zeitaufwendiger sei. Doch diese Initiative wächst und wir hoffen, bald ein Instrument entwickelt zu haben, um feststellen zu können, inwieweit sich der Prozess der partizipativen Entscheidungsfindung in diesen Arztbriefen nachvollziehen lässt.
Die Zusammenarbeit mit der psychiatrischen Pflegefachperson als Co-Trainerin sowohl zu Beginn des Projekts als auch während der Implementierungsphase war eine sehr lohnende Erfahrung. Die Beziehung war eine unter Gleichen und somit wurden weitere Grenzen überwunden. Ich denke, es war wichtig für die Mitarbeitenden, zu sehen, wie wir als Team zusammenarbeiteten und dass Koproduktion (siehe den Beitrag zur Koproduktion in diesem Buch) für unser Ethos von zentraler Bedeutung war. Persönlich habe ich von den Erfahrungen enorm profitiert, es hat mir aber auch gezeigt, wie schwierig es in der Praxis ist, so große Organisationen zu verändern. Die Größe der Organisation hatte zur Folge, dass die Botschaft, die wir zu vermitteln versuchten, verwässert wurde. Es ist schwer zu beurteilen, ob andere Methoden erfolgreicher gewesen wären, beispielsweise die Anwendung eines Train-the-Trainer-Ansatzes.

Reflexives Monitoring – eine wenig genutzte Chance, die Implementation von SDM zu verbessern

Reflexives Monitoring in Form von Praxisberichten zeigt, wie Menschen sich partizipative Entscheidungsfindung als Methode erschließen und wie diese Methode sie und ihr Umfeld beeinflusst. Dies kann im Rahmen von stark systematisierten Methoden wie RCTs (randomised controlled trials) geschehen bis hin zu mehr anekdotischen und informellen

Methoden. Die vorgestellten Praxisberichte verweisen insbesondere auf die Möglichkeit, durch professionelle oder Peer-to-Peer-Supervisionen die Akzeptanz von SDM zu verbessern. Die Art und Weise, wie dies am besten zu tun wäre, erfordert allerdings weitere Untersuchungen. Eine bereits genannte Maßnahme könnte sein, dass die Mitarbeitenden der Fort- und Weiterbildung bereits frühzeitig eingebunden werden, um die Nachhaltigkeit solcher Schulungen zu sichern, indem verbindliche SDM-Schulungstermine definiert werden. Mehr Aufmerksamkeit sollte auch die Frage bekommen, wie einzelne Personen die Effekte von SDM auf sich und ihr Umfeld einschätzen. Diese Informationen sind wahrscheinlich von entscheidender Bedeutung für eine erfolgreiche Implementierung von SDM.

Schlussfolgerung

In diesem Artikel wurden Erfordernisse und Hürden für die Umsetzung von SDM beleuchtet, indem zunächst die wichtigsten Fragen erläutert wurden, die mit der Umsetzung verbunden sind (Literaturrecherche). Zweitens, indem die Erfahrungsperspektiven von Teilnehmern am Implementierungsprozess dargestellt wurden, und drittens, indem Teile der »Normalization Process Theory« als sensibilisierender und hilfreicher Rahmen verwendet wurden (nicht Teil dieses Artikels). Durch jeden Teil wurde eine Reihe von Bereichen identifiziert, die Lücken in der Forschung und Praxis darstellen. Zum Beispiel wissen wir wenig über die De-Implementierung bestehender Praktiken und die Rolle der Fachkräfte, die mit der Implementation von SDM beauftragt sind, wie man ihren Zugang zu der vorhandenen Forschung stärken und wie man die Kontrolle der Schulungseffekte verbessern kann. Eine gründliche Abwägung dieser potenziellen Interventionsbereiche kann ebenfalls die Implementierung von SDM verbessern und zukünftige Richtlinien, Praktiken und Forschungsagenden bestimmen.

Dieser Beitrag zeigt, dass bei der Implementierung Interventionen auf Mikro-, Meso- und Makroebene in Betracht gezogen werden sollten, um ein umfassenderes Verständnis der komplexen Implementationsprozesse zu gewinnen, die sich zeigen, wenn es darum geht, die Entscheidungskultur in psychiatrischen Einrichtungen und Diensten partizipativ zu gestalten. Die

Vorteile einer SDM-orientierten Praxis – u. a. eine stärkere therapeutische Allianz, mehr geteiltes Wissen und mehr Verständnis für die zentralen Behandlungsfragen, weniger Kontrolltermine, ein größeres Engagement für die Umsetzung gemeinsam getroffener Entscheidungen – sollten bei der Implementierung sowohl den Ärztinnen und Ärzten wie auch den Führungspersonen deutlich vermittelt werden, damit die Implementation von SDM den Stellenwert bekommt, den es erfordert und verdient.
Um den Umsetzungsprozess innerhalb von Organisationen zu beschleunigen, wären eine positive Einstellung gegenüber SDM auf jeder Organisationsebene förderlich sowie interaktive Schulungen, die von einem Tandem aus Fachperson und Experten aus Erfahrung durchgeführt werden. Dies würde zu einem verbesserten Verständnis für die partizipative Entscheidungsfindung führen und zu einem gemeinsamen, einfachen und verbindlichen Verfahren zur Erfassung von Erreichtem und Problematischem. Ziel von SDM ist die Einbindung sowohl von Nutzenden als auch von Fachpersonen psychiatrischer Einrichtungen und Dienste in alle Entscheidungsprozesse, die den Umgang mit psychischer Erkrankung betreffen.

Übersetzung Anne Katrin Bläser

Professorin Shulamit Ramon *ist Sozialarbeiterin und klinische Psychologin und arbeitet als Forschungsprofessorin an der Schule für Gesundheit und Sozialarbeit der Universität von Hertfordshire in Großbritannien. Sie ist spezialisiert auf die Forschung zu Recovery und die Implementierung von Shared Decision Making in psychiatrischen Diensten und in der Sozialarbeit.*

Dr. Helen Brooks *ist Dozentin am Department für Psychologie der Universität von Liverpool in Großbritannien. Sie hat sich auf die Analyse der Normalisierungsprozesstheorie in psychiatrischen Dienstleitungen und auf die Einführung von Innovationen in diesem Bereich spezialisiert.*

Mary Jane O'Sullivan *leitet das Kriseninterventionsteam von CPFT (Cambridge and Peterborough Foundation Trust) in Cambridge, Großbritannien. Als Pflegefachfrau war sie bei der Ausbildung von Pflegekoordinatoren für SDM in den Jahren 2012–2014 beteiligt.*

Sarah Rae *ist Forscherin im Bereich psychischer Krankheit und Gesundheit und Mitglied von Mind, einer nationalen Vereinigung von*

Menschen mit umfangreichen persönlichen Erfahrungen mit psychischer Erkrankung und Genesung. Mit Nutzern und psychiatrischen Institutionen arbeitet sie an der Einführung von Innovationen in psychiatrischen Gesundheitssystemen.

Literatur

CHARLES, C.; GAFNI, A.; WHELAN, T. (1999): Decision-making in the physician-patient encounter: Revisiting the shared treatment decision-making model. Social Science & Medicine 49 (5): 651–661. https://doi.org/10.1016/S0277-9536(99)00145-8 (01.07.2019).

DAVIDSON, L. (2003): Living outside mental illness: Qualitative studies of recovery in schizophrenia. New York: New York University Press.

MORANT, N.; KAMINSKIY, E.; RAMON, S. (2016): Shared decision making for psychiatric medication management: Beyond the micro-social. Health Expectations: An International Journal of Public Participation in Health Care and Health Policy 19 (5): 1002–1014. DOI: 10.1111/hex.12392.

RAMON, S.; BROOKS, H.; RAE, S.; O'SULLIVAN, M.-J. (2017): Key issues in the process of implementing shared decision making (SDM) in mental health practice. Mental Health Review Journal 22 (3): 257–274. DOI: 10.1108/MHRJ-01-2017-0006.

RAMON, S.; HEALY, B.; RENOUF, N. (2007): Recovery from mental illness as an emergent concept and practice in Australia and the UK. International Journal of Social Psychiatry 53 (2): 108–122. DOI: 10.1177/0020764006075018.

SLADE, M. (2009): Personal recovery and mental illness. A guide for mental health professionals. Cambridge: Cambridge University Press.

STEAD, U.; MORANT, N.; RAMON, S. (2017): Shared decision-making in medication management: Development of a training intervention. BJPsych Bulletin 41 (4): 221–227. DOI: 10.1192/pb.bp.116.053819.

INSTITUTIONELLE VORAUSSETZUNGEN

Recovery-Orientierung in Institutionen verankern

Marianne Farkas

In diesem Beitrag wird auf Grundelemente recoveryorientierter Dienste eingegangen. Es soll dargestellt werden, warum dieses Thema heute so wichtig ist, worum es dabei geht und warum es so schwierig ist, Institutionen recoveryorientiert zu gestalten.

Das Zentrum für Psychiatrische Rehabilitation, in dem ich arbeite, ist Teil der Universität von Boston und besteht seit 1997. Es hat sich vor allem in der Entwicklung von Wissen und Techniken in der Psychiatrischen Rehabilitation einen Namen gemacht. Vor ungefähr 30 Jahren – am Ende der 80er-Jahre und am Beginn der 90er-Jahre des letzten Jahrhunderts – stellten wir fest, dass Menschen uns vermehrt erzählten, dass sie von psychischer Krankheit genesen (»recovered«) waren.

Wir begannen die Geschichten von Menschen zu sammeln, die genesen waren, was über einen Zustand der Rehabilitation hinausgeht. Es waren diese Geschichten, die unser Interesse geweckt hatten und wir entschieden uns dafür, dass wir besser verstehen wollten, was diese Menschen uns erzählten. Das war unser Einstieg in die Recoverybewegung Ende der 80er-, Anfang der 90er-Jahre.

Insgesamt hat das Gespräch über Recovery aber schon vor über 35 Jahren begonnen. Langzeitstudien aus verschiedenen Ländern, u.a. in der Schweiz hatten gezeigt, dass Recovery nicht nur in einzelnen Fällen möglich ist, sondern eine Realität für viele darstellt (Ciompi & Müller 1976; Harding et al. 1987a). In all den unterschiedlichen Studienkohorten aus verschiedenen Ländern wurde deutlich, dass ungefähr die Hälfte bis zwei Drittel der untersuchten Personen Verbesserungen im Hinblick auf Symptomreduktion, Reduzierung der eingenommenen Medikamente, Integration in die Familien und zufriedenstellende Lebensqualität aufwiesen. Langzeitstudien heißt in diesem Fall, dass die Menschen 22 bis 37 Jahre begleitet wurden. Der Recoveryprozess war also bisweilen ein sehr langer Prozess. Die erste Studie, von der wir wissen, erschien übrigens schon 1972. Mit ihrer langen Laufzeit reichen sie also zurück in Zeiten, in denen die Versorgungsstrukturen noch wenig differenziert waren. Eine wichtige Erkenntnis ist dabei, dass Menschen sowohl mit als auch ohne die Inanspruchnahme von professionellen Diensten »recovern«.

Unser Ziel: Recoveryorientierung in allen Einrichtungen und Diensten

Auch wenn Recovery offenbar ohne Institutionen möglich ist, möchten wir das gesamte System so transformieren, dass überall in psychiatrischen Einrichtungen und Diensten die Recoveryprozesse der Patienten und Klienten unterstützt werden. Aber wie wandelt man ein System um? Das tut man, indem man das handlungsleitende Paradigma der Institutionen verändert. Wir suchen also nach einer Transformation, in der die Vision von Recovery die leitende Vision und integrative Kraft für alle in einem bestimmten Feld agierenden Dienste darstellt. Eine solche Umorientierung sollte gleichermaßen für Behandlungszentren oder Peer-to-Peer-Dienste gelten. Es muss also definiert werden, welchen Beitrag der jeweilige Dienst für Betroffene bei ihrer Recoveryreise leisten kann.

Eine solche Recovery-Orientierung vermissen Betroffene heute oft. Das liegt auch daran, dass die Dienste, mit denen sie zu tun haben, oft an unterschiedlichen Stellen im Gesundheitswesen tätig sind, ohne wirklich miteinander zu kommunizieren, mitunter sogar, ohne voneinander zu wissen. Fortschrittliche Einrichtungen oder Dienstleister dagegen gibt es einfach noch zu selten.

Was ist Recovery?

Aber was ist es eigentlich, was Institutionen anwenden sollen, wenn sie Recovery umsetzen wollen? Recovery ist zunächst mal keine Theorie, keine bestimmte Intervention, es ist auch keine evidenzbasierte Praxis, keine Philosophie oder politische Position – wenn es auch philosophische Gedanken beinhaltet und eine politische Position, z. B. eine zu bürgerlichen Rechten. All dem gegenüber meint Recovery nach unserem Verständnis:

» eine individuelle Reise mit einer Reihe von durch die Person bestimmten Ergebniskriterien welche sich auf die Rückgewinnung eines bedeutungsvollen Lebens beziehen « (Farkas 2007).

Recovery ist demnach kein »Ding«, das das System tut, sondern es kann eine Reise sein, zu dem jeder einzelne Akteur und jede einzelne Institution einen Beitrag leistet. Dabei ist es wichtig, dass der Betroffene möglichst viel Kontrolle im Hinblick auf sein Leben und sein Krankheitsmanagement hat.

Denn es handelt sich um eine individuelle Reise, und die Definition dessen, was ein bedeutungsvolles Leben ist, kann allein von der betroffenen Person selbst entwickelt werden. Wir können nicht für einen anderen definieren, was ein bedeutungsvolles Leben für ihn ist.

Damit diese Reise von professionellen Einrichtungen und Diensten bestmöglich unterstützt und begleitet werden kann, bedarf es einer Reihe von Werten und Kompetenzen, die als wesentliche Elemente solcher Institutionen handlungsleitend sind.

Während sich also Recovery selbst auf die Erfahrung der einzelnen Person auf ihrer Reise zur (Wieder-)Erreichung eines bedeutungsvollen Lebens bezieht, steht für Institutionen die Frage im Mittelpunkt, wie diese Reise bestmöglich unterstützt werden kann.

Auch wenn er in diesem Buch schon an anderer Stelle zitiert wird, möchte ich an dieser Stelle auch gern die bedeutende Definition meines Kollegen William Anthony (1993, S. 15), der ebenfalls in Boston arbeitet, anführen.

» Recovery ist ein zutiefst persönlicher, einzigartiger Veränderungsprozess der Haltung, Werte, Gefühle, Ziele, Fertigkeiten und Rollen. Es ist ein Weg, um ein befriedigendes, hoffnungsvolles und konstruktives Leben, trotz der durch die psychische Krankheit verursachten Einschränkungen zu leben. Recovery beinhaltet die Entwicklung eines neuen Sinns und einer neuen Aufgabe im Leben, während man gleichzeitig über die katastrophalen Auswirkungen von psychischer Krankheit hinauswächst. «

Denn die Folgen psychischer Erkrankung können, ebenso wie das Erleben psychischer Erkrankung, für die betroffenen Menschen katastrophale Auswirkungen haben.

Das Ziel der Recoveryreise haben wir uns durch Fokusgruppeninterviews erschlossen. Auf die Frage, woran sie erkennen, dass sie den Recoveryzustand erreicht haben, berichteten Betroffene von folgenden Aspekten, die für sie wichtig waren:

- Eine anerkannte Rolle finden bzw. wiederfinden, z. B. als Arbeitender, als Student, als Familienmitglied.
- Erfolg und Zufriedenheit in diesen Rollen erfahren. Lediglich die Rollen einzunehmen ist also nicht ausreichend.
- Symptome reduzieren und kontrollieren,
- Selbstwirksamkeit verstärken.
- Häufiger das Gefühl haben, dass es einem gut geht. Wenn es einem gut geht, aber man fühlt sich nicht gut, dann fällt es schwer, sein Leben als bedeutungsvoll zu empfinden.
- Mehr Kontakte zu anderen Menschen pflegen.
- Mehr Zeichen körperlicher Gesundheit spüren. Ein Freund von mir sagte: »Es ist hart zu recovern, wenn man tot ist.« Physische Gesundheit ist also wichtig.
- Mehr Selbstvertrauen gewinnen.

Dies sind die Themen, die uns die Betroffenen als bedeutsam für den Recoveryprozess schilderten. Man erkennt daran was aus ihrer Sicht Recovery ist und woran es gemessen werden sollte.
Dabei gilt es zu berücksichtigen, dass es sich hier um multidimensionale Kriterien handelt. Es gibt im Hinblick auf Recovery also nicht ein Ergebniskriterium, sondern immer mehrere.
Außerdem ist festzustellen, dass diese Aussagen von Person zu Person sehr unterschiedlich sein können.

Wie lässt sich Recovery-Orientierung in Einrichtungen verankern?

Nachdem also klar ist, was Recovery ist und welche Dimensionen als Ziel benannt sind, stellt sich die Frage, ob psychiatrische Institutionen in der Lage sind, im Sinne einer solchen Ausrichtung zu arbeiten. Reichen die benannten Fakten und Argumente aus, um Menschen davon zu überzeugen, dass es ein guter Weg ist, in diese Richtung zu gehen?

Aus unserer Erfahrung heraus ist das nicht der Fall. Häufig argumentieren die in psychiatrischen Einrichtungen oder Diensten tätigen Menschen z. B.:

- »Recovery beschreibt lediglich gute Praxis. Das machen wir schon immer so!«
- »Recovery ist super, passt aber leider nicht für die Klientel, mit der wir es zu tun haben. Unsere Patienten sind zu krank ... zu jung ... zu alt ...«
- »Wo sind die Handlungsanweisungen, wo die Dokumentenvorlagen und die Standards? Wie soll das ganze evaluiert werden? Wenn ihr das habt, dann könnt ihr wiederkommen.«
- Viele Institutionen sagen auch: »Schon wieder etwas Neues, das wir machen sollen. Wir haben ja nicht mal genug Zeit, um so unsere Arbeit zu schaffen.«

In meiner früheren Rolle als Therapeutin hätte ich solche Aussagen wohl als Widerstand interpretiert.

Wenn sie aber doch bereit sind, Recovery eine Chance zu geben, denken sich Institutionen die Implementierung von Recovery häufig so: Lasst uns Behandlung so weitermachen wie bisher und etwas hinzufügen wie z. B. Schulungsprogramme zu Recovery, Arbeit mit Peers und den Einsatz von Instrumenten zum Erfassen von Recovery. Wenn wir das dann umgesetzt haben, dann können wir zum nächsten Projekt übergehen. Das ist allerdings nicht die Art und Weise der Implementation von Recovery, die wir uns wünschen und die wir brauchen.

Um die Betroffenen bei ihrer »Reise« zu unterstützen, bedarf es einer Reihe von Werten, die sowohl für die Institution als auch in der täglichen Praxis handlungsleitend sind.

Auf dem Weg dahin, ist es dienlich, sich vor allem mit drei Dingen auseinanderzusetzen, welche sich im Englischen anhand der drei C's leicht merken lassen: Culture, Commitment, Capacity.

Kultur Wie machen wir das, was wir machen, und was sind unsere Werte?

Einsatz und Überzeugung Wer ist bereit, welchen Einsatz zu leisten? Dazu gehören auch die Geldgeber, die Politiker, die Anbieter und die Gemeinde.

Leistungsfähigkeit Haben wir die Fähigkeiten, um Recovery zu fördern?

Recovery-förderliche Werte und ihre Umsetzung

Eine recovery-förderliche Kultur hat eine psychosoziale Einrichtung oder ein Dienst dann, wenn nicht der Fall, sondern der Mensch mit seiner ganzen Lebensgeschichte und den Erfahrungen, die er gemacht hat, im Mittelpunkt steht. Das klingt zunächst sehr allgemein und jeder würde von sich behaupten, dass das bei ihm so ist. Ich habe noch nie eine Institution getroffen, die nicht gesagt hätte, dass der Mensch bei ihnen im Mittelpunkt steht. Wenn wir aber schauen, welche übergeordneten Botschaften Patienten erhalten, dann stehen nicht ihre Talente, ihre Interessen, ihre Stärken oder das, was sie anbieten können, im Vordergrund. Im Blickpunkt stehen vor allem pathologische Aspekte, all das, was es zu reparieren gilt. Wenn wir uns nur darauf konzentrieren, dann ist es sehr schwer, das menschliche Wesen dahinter zu erkennen.

Recovery-förderlich ist auch eine partnerschaftliche Haltung und nicht etwa die Beschwörung einseitiger Compliance. Bei Partnerschaft geht es eben nicht darum, dass die Patienten den Behandlungsplan umsetzen. Es geht nicht darum, dass sie tun, was von ihnen erwartet wird. Partnerschaft bedeutet, dass sich Patient und Behandler auf gleicher Augenhöhe befinden und beide gemeinsam herausfinden, wohin der Patient möchte und wie man ihm dabei am besten unterstützen kann. Bei Partnerschaft geht es also darum herauszufinden, wie man jemanden am besten dabei unterstützen kann, seine Ziele zu erreichen.

Zu einer recovery-förderlichen Kultur gehört auch, dass Patienten Wahlmöglichkeiten haben und nicht zu etwas gezwungen werden. Auch hier findet man natürlich keine Organisation, die sagt: »Ja, wir wenden Zwang an, um die Menschen gefügig zu machen.« Institutionen sind natürlich intelligent und aufgeklärt genug, um so etwas nicht zu sagen. Stattdessen erleben Patienten, dass sie dem Behandler ihr Ziel mitteilen und dieser antwortet: »Ich freue mich sehr, von Ihrem Ziel zu erfahren, aber meinen Sie nicht, dass dieses Ziel zu stressig für Sie ist?« oder: »Ich denke, dass das ein sehr gutes Ziel ist, aber vielleicht können Sie sich ja auch ein anderes Ziel aussuchen.«

Häufig wird Zwang also nicht mehr so offensichtlich angewendet, wie es früher der Fall war. Vieles ist aber immer noch dem Zwang zuzurechnen. In den Augen vieler Professioneller ist der Patient immer noch erst dann gesund, wenn er tut, was die Professionellen glauben, das er tun sollte.

Eine Einrichtung, die die Genesung ihrer Klienten unterstützen will, sollte sich auch von Zuversicht leiten lassen und sich auf keinen Fall von Hilflosigkeit dominieren lassen. Wenn wir Institutionen schon mal im Hinblick auf Recovery bewerten, kommen wir häufig in Einrichtungen, z. B. Tageskliniken, in denen man die Hilflosigkeit förmlich riecht. In solch einer Umgebung können recoveryorientierte Dienste nicht entstehen. Damit recoveryorientierte Dienste entstehen können, braucht es statt Hilflosigkeit Zuversicht.

Dass eine Einrichtung personenorientiert ist, drückt sich in vielem aus. Um eine mangelnde Personenorientierung anschaulich zu machen, benutze ich immer das folgende Beispiel. Ich nenne es »Toilettendiskriminierung«. In vielen Einrichtungen, besonders in solchen mit geschlossenen Stationen, gibt es eine Toilette für Beschäftigte und eine Toilette für alle anderen. Die Personaltoilette ist verschlossen und die Toilette für alle anderen ist geöffnet. Ich spreche darüber im Zusammenhang mit Personenorientierung, weil dieses Beispiel für mich die Botschaft vermittelt, dass Menschen nicht wie vollständige menschliche Lebewesen behandelt werden. Wenn ich die Beschäftigten frage, warum ihre Toilette verschlossen ist und die andere nicht, wird flüsternd geantwortet: »Da wollen Sie nicht reingehen. Das ist ziemlich eklig.« Meine Kinder sind im Teenageralter. Unsere Badezimmer sind ziemlich eklig. Doch was ist die Antwort darauf? Ich schließe nicht die Tür ab und baue ein neues Badezimmer (auch wenn ich das manchmal möchte). Wir reinigen das Badezimmer öfter. Wenn es eklig ist – reinigen Sie es!

Einrichtungen, in denen wirklich eine Personenorientierung vorhanden ist und ein Verständnis darüber existiert, dass Menschen Talente, Interessen und Stärken haben, ermutigen Menschen auch darin, zu lehren, was sie wissen und nicht immer nur zu empfangen.

Gelebte Partnerschaftlichkeit in einer Institution wiederum mag sich daran zeigen, dass Menschen mit gelebter Erfahrung an einer gemeinsamen Entscheidungsfindung beteiligt sind.

Wahlmöglichkeiten innerhalb eines Programms sind vor allem im Hinblick auf Ziele wichtig. Es gibt therapeutische Maßnahmen, die Ziele auf einer höheren Ebene reflektieren – zur Universität gehen, eine Familie gründen, ein Gewerbe eröffnen. Ebenso gibt es Basisziele, wie z. B. den Besuch einer Skillstraining-Gruppe, Zusammenleben mit einem Zimmernachbarn oder eine freiwillige Arbeit ausführen. Es ist schwierig, das Gespür für den Sinn des Lebens in Menschen zu fördern, wenn

Programme nicht die Mittel haben oder aus anderen Gründen nicht in der Lage sind, Menschen in verschiedenen selbst gewählten Zielen zu unterstützen. Wenn das nicht geschieht, fügen sich Menschen in die Art von Zielen, für die es Hilfen gibt. Aber es sind dann nicht ihre eigenen Definitionen vom Sinn des Lebens. Deshalb sind unbedingt Wahlmöglichkeiten in ein solches Programm einzuarbeiten.
Ein Beispiel für Hoffnung: In der bisherigen Ausbildung von psychiatrischem Personal geht es eher um die Verhütung von Rückfällen und Non-Compliance, um Risikoerhebungen. Recoveryorientierte Ausbildungsprogramme dagegen sind auf Möglichkeiten und Zukunftsoptionen ausgerichtet. Beispielsweise beinhalten recovery-zentrierte Personaltrainings Begegnungen mit Betroffenen, die ihre Behinderung hinter sich gelassen haben und tatsächlich gesundet sind. Wenn man nicht gesehen hat, dass es funktioniert, kann man es sich nicht vorstellen.

Der Einsatz bewährter Methoden

Eine leistungsfähige Institution hat die Fähigkeit, Methoden einzusetzen für die Studiendaten zur Verfügung stehen. Die beste Handlungsmethode ist eine, über die es viele randomisierte klinische Studien gibt, die alle in die gleiche Richtung zeigen. Eine immer noch vielversprechende Handlungsmethode hat vielleicht nur eine einzige randomisierte klinische Studie mit einigen quasi-experimentellen Designs. Da gibt es eine Erfahrung, die in eine Richtung tendiert, aber es wurde noch nicht in derselben Art und Weise wie andere wissenschaftlich abgesichert. Dazu zählen die besten Handlungsmethoden, die auf solche Recovery-Effekte abzielen, wie ich sie eben beschrieben habe. Und dann gibt es vielversprechende Handlungsmethoden, deren Evaluation gerade erst begonnen hat. Beispielhaft sind hier die unterstützende Ausbildung, betroffenengestützte Gesundheitsförderung und Wohlbefinden, Telefonseelsorge von Betroffenen für Betroffene, WRAP – Wellness, Recovery, Aktion und Planung –, Annährungen über Begegnungsstätten, psychiatrische Rehabilitationsansätze für unterstütztes Arbeiten und Recovery-Schulungszentren zu nennen.
Eine Institution, die versucht recoveryorientiert zu arbeiten, sollte die von ihren quantitativen und qualitativen Ressourcen her dazu in der Lage sein. Dabei spielt neben den eigenen Erfahrungen die Berücksichtigung vorhandener Studienergebnisse und der vorhandenen Literatur eine große Rolle.

Gleichzeitig muss sie in dem regionalen Netzwerk von Anbietern ihre Rolle finden und eine Expertise dahin gehend entwickeln, als Trainer oder Berater Menschen bei ihrer persönlichen Recovery-Reise zu unterstützen. Dazu benötigt sie entsprechende Werkzeuge, Erfahrungen und eine genaue Kenntnis der Fachliteratur.
Recovery-Arbeit kann man nicht nur aus dem Gefühl heraus machen. Es gibt eine Menge Sachen, von denen wir dachten, dass sie funktionieren, und es stellte sich heraus, dass es nicht funktionierte – und auf der anderen Seite sind da Dinge, von denen wir nie wussten, dass sie funktionieren.

Recovery kontra Versorgung

Eine Recovery-Orientierung führt zu einer Haltung, die im starken Gegensatz zu tradierten Denk- und Handlungsweisen steht: In einer Institution, die angebotszentriert ist, sind wir als Anbieter in der Position, dass wir Macht über die uns anvertrauten Menschen haben. In recovery-zentrierten oder recoveryorientierten Dienstleistungssystemen dagegen ist es die Aufgabe, das eigene Gefühl von Stärke in den Menschen zu erwecken.
In einer Versorgungsinstitution oder in einem Behandlungszentrum sind wir eher kontrollorientiert. In einer recoveryorientierten Einrichtung hingegen richten wir uns an Wahlmöglichkeiten der Betroffenen aus.
In einer Versorgungsinstitution gilt es eher, Risiken zu vermeiden und wird also eher zurückhaltend und ängstlich agiert. Wir versuchen, die Menschen vor allem zu schützen. Und aus meiner Erfahrung heraus versuchen wir meistens auch aus Angst heraus, unsere Einrichtungen aus der Zeitung herauszuhalten. In einem recoveryorientiertem Dienst beruht die Arbeit auf Hoffnungen und Träumen anstatt auf Risiken und Ängsten.
In einem Versorgungszentrum ist es das Individuum, welches in das Angebotsrepertoire passen muss. Es gibt festgelegte Therapieangebote, und der Klient muss sich unserem Programm anpassen. In einem recoveryorientierten Programm ist es der Anbieter, der sich anpasst und nicht die Person, die um Hilfe bittet. Versorgungszentren und -organisationen erhöhen die Einschränkungen und Behinderung, weil sie die oft

vorhandene passive Erwartungshaltung von Menschen noch verstärken. Menschen werden demotiviert, wenn sie nicht in die Angebote, die wir zur Verfügung haben, passen. In einer recoveryorientierten Einrichtungen geht es darum, Fähigkeiten zu fördern und ein sinnvolles Leben zu führen, auch wenn es zurzeit ein unangenehmes ist.

Übersetzung und Bearbeitung Michael Schulz und Regina Groß

***Marianne Farkas** ist seit über 25 Jahren Professorin im Sargent College of Health and Rehabilitation Sciences an der Universität Boston. Von 2006 bis 2009 war sie Vizepräsidentin der World Association of Psychosocial Rehabilitation (WAPR), Präsidentin der National Association of Rehabilitation Research und des Trainingszentrums (NARRTC) (bis 2010). Als Ko-Forschungsleiterin im Forschungs- und Trainingszentrum hat sie in der Ausbildung, in der Beratung und in Organisationen Methoden entwickelt, um innovative Ansätze wie Recovery in die psychiatrische Rehabilitation zu integrieren.*

Literatur

ANTHONY, W. A. (1993): Recovery from mental illness: The guiding vision of the mental health service system in the 1990's. Psychosocial Rehabilitation Journal 16 (4): 11–23.

CIOMPI, L.; MÜLLER, C. (1976): Lebensweg und Alter der Schizophrenen. Eine katamnestische Langzeitstudie bis ins Senium. Berlin, Heidelberg, New York

FARKAS, M. (2007): The vision of recovery today: what it is and what it means for services. In: World Psychiatry 6 (2): 68–74.

FARKAS, M.; GAGNE, C.; ANTHONY, W. A.; CHAMBERLIN, J. (2005): Implementing Recovery Oriented Evidence Based Programs: Identifying the Critical Dimensions. Community Mental Health Journal (41) 2: 141–158.

HARDING, C. M.; BROOKS, G. W.; ASHIKAGA, T.; STRAUSS, J. S.; BREIER, A. (1987a): The Vermont longitudinal study of persons with severe mental illness: I. Methodology, study sample, and overall status 32 years later. American Journal of Psychiatry 144 (6): 718–726.

Recovery praktisch! Schulungsunterlagen zur Vermittlung des Recoveryansatzes

Gianfranco Zuaboni, Jan Curschellas, Michael Schulz

Recovery ist das Ziel psychosozialer Interventionen, so ist es einer aktuellen Leitlinie der Deutschen Gesellschaft für Psychiatrie, Psychiatrie und Neurologie zu entnehmen (DGPPN 2018). Nun sind psychosoziale Interventionen wie z. B. Milieutherapie, Beratung oder Case-Management nicht ganz neue Erfindungen und noch vor einigen Jahren, genauer gesagt vor dem Erscheinen von Amerings und Schmolkes Recovery-Buch im Jahr 2006, hätten die Autoren der Leitlinie sicherlich gezögert, Recovery als übergreifende Zieldimension zu formulieren.

Mittlerweile können wir bilanzieren, dass das Konzept und die Idee mehr als ein vorübergehender Trend sind und uns auch in den kommenden Jahren noch begleiten werden. Dies gilt, obwohl es immer noch genügend Kliniken gibt, in denen die meisten Mitarbeiterinnen und Mitarbeiter mit dem Begriff nicht vertraut sind oder Konzepte zur Umsetzung fehlen. Im Vergleich mit den angloamerikanischen Ländern fällt auf, dass dort der Recoveryansatz sowohl bei Nutzenden psychiatrischer Dienstleistungen wie bei deren Erbringern und auch auf der politischen Ebene deutlich stärker präsent ist. Zum Teil sind dort recoveryorientierte Ziele schon gesetzlich verankert, und damit ist z. B. eine übergreifende Definition von Qualitätsstandards im Hinblick auf Recovery möglich, während hierzulande nach wie vor gut operationalisierte und messbare Zielkriterien fehlen.

Der Blick in die jüngere Psychiatriegeschichte im deutschsprachigen Raum lehrt uns auch, dass sich die Perspektive, aus der auf das Arbeitsfeld geschaut wurde, kontinuierlich ändert. Das wird wohl auch in Zukunft so bleiben. In den letzten zwei Dekaden erlebten wir eine Konzentration auf Forschungsansätze, die dem biologischen Teil des biopsychosozialen Modells eine weitaus größere Bedeutung zusprachen als dem psychosozialen.

Der Siegeszug der biologisch orientierten Forschung in der Psychiatrie und die damit einhergehende Marginalisierung sozialwissenschaftlicher und soziologischer Ansätze, wie sie im »Decade of the brain« programmatisch angelegt war, hatte zur Folge, dass zwischen Betroffenen, Angehörigen und Professionellen die Kommunikation deutlich schwieriger wurde und das gegenseitige Verständnis und Vertrauen weitgehend verloren ging. Nun sind die Ergebnisse nach zwanzig Jahren Forschung mit bildgebenden Verfahren, Genetik und Medikamentenforschung durchaus überschaubar, was die massive Übermacht industriell geförderter Forschungsprojekte freilich kaum verändert.

Gleichzeitig hat es auch im deutschsprachigen Raum – vor allem ausgehend von Betroffenen und von Projekten wie EX-IN – eine Änderung der Blickrichtung gegeben, die partizipative Behandlungsansätze, Fragen des Selbstmanagements, der Lebensqualität und die Bedeutung von Zuversicht und Hoffnung in den Vordergrund stellen.

Nun hat es vor Recovery in der Psychiatrie natürlich auch Bewegungen, Begriffe und Konzepte gegeben, die vergleichbare Aspekte aufgegriffen haben, denken wir z. B. an Empowerment. Und wie bei Empowerment sind die Definitionsansätze vielfältig, und die Überprüfung, wann Empowerment nun in der Praxis erfolgt, ist nicht ganz leicht.

Aus unserer Sicht bietet Recovery für die Psychiatrie nach Jahren der Visionslosigkeit die Chance auf einen interprofessionell getragenen konzeptionellen Rahmen, der glaubhaft das Ziel einer menschlichen Psychiatrie verfolgt. Dabei werden Entscheidungen nicht mehr allein von Profis getroffen, vielmehr werden Nutzende und Angehörige in die Behandlungsplanung einbezogen. Das ist nicht nur ungewohnt, es ist vor allem im Hinblick auf risikoreiche Situationen nicht ganz einfach. Häufig konkurrieren recoveryorientierte und partizipative Ansätze mit Strategien der Risikominimierung, wie sie in Kliniken vielfach oberste Priorität haben. Recovery bedeutet aber auch, sich auf Risiken einzulassen. Institutionen, die Menschen auf ihrer Recoveryreise unterstützen, müssen Betroffene und ihr Umfeld auch beim Managen von Risiken unterstützen und begleiten. Dafür braucht es Mut und Augenhöhe.

Die Schulungsunterlagen »Recovery praktisch!«

Eine wichtige Voraussetzung, um Recovery als Chance der psychiatrischen Dienstleistung zu etablieren, sind interdisziplinäre Schulungskonzepte, die Teilnehmenden die Inhalte des Recoveryansatzes vermitteln und das systematische Sammeln praktischer Erfahrungen unterstützen.
Die NHS Education for Scotland (NES) hat in Zusammenarbeit mit dem Scottish Recovery Network (SRN) Unterlagen erarbeitet, »Realising Recovery Learning Materials« (NHS Scotland 2008), die sich für solche Schulungen anbieten. Die Entwicklung dieser Schulungsmaterialien stützt sich auf internationale Forschungsliteratur und wissenschaftliche Erkenntnisse aus zahlreichen Quellen sowie auf die gelebten Erfahrungen von Menschen, die sich selbst auf dem Weg der Besserung (»in recovery«) oder als genesen (»recovered«) bezeichnen.
NHS Scotland erteilte die Erlaubnis, die Unterlagen zu nutzen unter den Bedingungen, dass bei der Überarbeitung Betroffenenvertretungen aktiv beteiligt werden und mit den Unterlagen keine kommerziellen Absichten verfolgt werden.
Um die Finanzierung des Projektes zu sichern, wurden zahlreiche Kliniken und Organisationen angeschrieben mit der Bitte, sich an diesem Projekt finanziell zu beteiligen. Dank diverser rascher Zusagen konnte die Übersetzung der Unterlagen durch zwei Übersetzerinnen beauftragt werden, von denen eine Person zugleich Betroffene ist.
In einem weiteren Arbeitsschritt wurden die übersetzten Inhalte von einer Arbeitsgruppe auf ihre kulturelle Übertragbarkeit in den deutschsprachigen Kulturraum hin überprüft und entsprechend angepasst. Danach wurden zusätzliche Inhalte eingefügt, ein Glossar erstellt und die Literaturangaben mit deutschsprachigen Hinweisen ergänzt. Zum Abschluss wurde der Text durch ein Lektorat bearbeitet und das Layout grafisch gestaltet.
Die nun vorliegenden Schulungsunterlagen »Recovery praktisch!« bieten eine Grundlage, um Fachpersonen Fertigkeiten zu vermitteln, die eingesetzt werden können, um Betroffene auf ihrer Recoveryreise zu begleiten und zu unterstützen. Die Unterlagen können auch von Nutzenden, Angehörigen und Peers verwendet werden, um das Verständnis für eine recoveryorientierte Praxis zu erhalten, respektive weiterzuentwickeln und ebenfalls recoveryorientierte Unterstützung anbieten zu können.

Die Unterlagen können allein oder in der Gruppe bearbeitet werden. Empfehlenswert ist es, eine Lerngruppe zu bilden, um den Lerneffekt zu optimieren.

»Recovery praktisch!« ist modular aufgebaut (siehe Abbildung 1, S. 152). Die Module können auch einzeln genutzt werden, wobei es empfehlenswert ist, die ersten drei Module der Reihe nach durchzuarbeiten.

Die einzelnen Module sind ähnlich aufgebaut. Zu Beginn werden die einzelnen Lernziele beschrieben, in der Folge wechseln sich fachliche Inputs und Übungssequenzen ab. Die Übungssequenzen (»Aktivitäten«) ermöglichen die Reflexion eigener Erfahrungen und Haltungen. Darüber hinaus kann das erlernte Wissen vertieft und in die eigene Praxis transferiert werden. Am Schluss wird jedes einzelne Modul mit weiterführender Literatur ergänzt. Im Folgenden werden die einzelnen Module vorgestellt.

Modul 1: Recovery verstehen Das erste Modul bietet eine eingehende Auseinandersetzung mit dem Recoveryansatz. Ein besonderes Augenmerk wird auf die Rolle von psychiatrisch Tätigen gelegt und die Einzigartigkeit der Recoveryreise für jeden Nutzenden oder jede Person »in Recovery« betont. Das Ziel dieses Modul ist ein vertieftes Verständnis von Recovery.

Modul 2: Sich selbst einbringen Um eine recoveryorientierte Praxis zu entwickeln, wird in diesem Modul vermittelt, wie persönlichen Werte, Ansichten, Erfahrungen und Eigenschaften auf hilfreiche und recoveryorientierte Art und Weise in berufliche Beziehungen eingebracht werden können. Die Bedeutung von Professionalität im Psychiatriearbeitsalltag wird untersucht und es werden Wege zu einer konstruktiven professionellen Arbeitsweise beschrieben.

Modul 3: Selbststeuerung ermöglichen In diesem Modul wird ein zentraler Aspekt von Recovery – die Ermöglichung von Selbststeuerung – bearbeitet. Es werden zu diesem Zweck die folgenden Themen untersucht:

- die Bedeutung von Identität bei Recovery;
- Peerunterstützung, selbst gesteuerte Pflege und Selbstmanagement;
- Hindernisse bei der Selbststeuerung in psychiatrischen Einrichtungen und Diensten;
- die Rolle, die Profis bei der Überwindung dieser Hindernisse übernehmen können.

Modul 4: Personenzentrierte Unterstützung anbieten Der Zweck dieses Moduls ist es, die Bedeutung der personenzentrierten Unterstützung im Rahmen von Recovery herauszuarbeiten. Es werden personenzentrierte

ABBILDUNG 1 Die sechs Module der Schulungsunterlagen

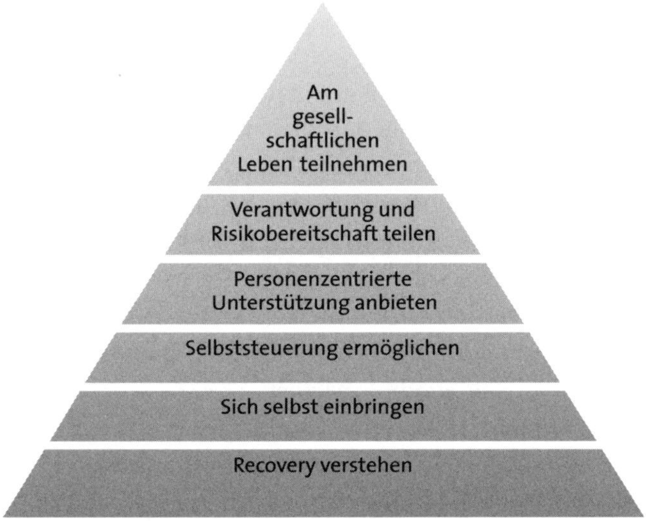

Planungsinstrumente und Ansätze vorgestellt, die dabei zur Anwendung kommen können.

Modul 5: Verantwortung und Risikobereitschaft teilen Die Risikobereitschaft stellt ein Schlüsselelement von Recovery dar. In diesem Modul erfolgt die Auseinandersetzung mit dem Thema Risiko aus den unterschiedlichen Perspektiven. Es werden folgende Bereiche untersucht:

- unterschiedliche Auffassungen von Risiken;
- verschiedene Risiken, die den Menschen begegnen;
- Wege, Menschen in die Entscheidungen rund um Risiken mit einzubeziehen;
- Menschen helfen, Erfolge zu maximieren;
- Menschen unterstützen, wenn die Dinge nicht wie geplant laufen.

Modul 6: Am gesellschaftlichen Leben teilnehmen Dieses Modul beleuchtet die Tatsache, dass wir alle unseren Platz in der Gesellschaft haben. Dieser verändert sich im Laufe der Zeit und stellt uns mal mehr, mal weniger zufrieden. Die Schwerpunkte des Moduls 6 liegen darauf, die Bedeutung der sozialen Inklusion darzulegen und zu zeigen, wie man sich einen inklusiven Ansatz aneignen kann.

Die Schulungsunterlagen »Recovery praktisch!« sind kostenlos zu beziehen. In Form einer PDF-Datei können sie von der folgenden Homepage heruntergeladen werden: http://www.pflege-in-der-psychiatrie.eu/files/recovery/Recovery_praktisch-_PDF_Version_2012.pdf

Erfahrungen mit den Schulungsunterlagen

Da die Schulungsunterlagen frei erhältlich sind, können wir keine Angaben zu ihrer Verbreitung machen. Die Unterlagen werden jedoch von einzelnen Personen genauso genutzt wie von Seminargruppen. Auch wurden sie erfolgreich in der Entwicklung von interprofessionellen Teams eingesetzt, die beispielsweise über mehrere Wochen hinweg die Materialien gemeinsam bearbeitet haben. Eingehender möchten wir zwei Nutzungsvarianten in zwei ganz unterschiedlichen Settings vorstellen: in einer Klinik und an einer Fachhochschule.

In einer Klinik

Das Sanatorium Kilchberg ist eine psychiatrische Klinik in der Nähe von Zürich. Sie bietet pro Jahr mehrere »Recovery praktisch!«-Kurse an. Die Teilnehmenden sind sowohl Fachpersonen als auch Peers und Experten aus Erfahrung, die keine Peerausbildung absolviert haben. Der Kurs ist auch für Angehörige offen, wobei erst eine Angehörige das Angebot genutzt hat. Die Kurse werden durch ein Tandem aus einer Fachperson und einem ausgebildeten Peer durchgeführt. Seit 2012 haben insgesamt über 300 Personen die Kurse absolviert, mehrheitlich mit positiven Rückmeldungen.
Da die Schulungsmaterialien sehr umfangreich sind, können sie trotz der sechstägigen Dauer des Kurses nicht gänzlich bearbeitet werden. Nicht alle praktische Übungen und Fallbeispiele können bearbeitet werden. Über die Jahre wurde das Seminar kontinuierlich weiterentwickelt auf der Grundlage der Rückmeldungen der Teilnehmenden, die fortlaufend eingearbeitet werden.
Für die Teilnehmenden sind neben den theoretischen Inputs der Austausch und die Diskussionen untereinander sehr wertvoll. Für die meisten ist es das erste Mal, dass sie in einer derartigen Konstellation zusammenkommen und gemeinsam lernen. Jan Curschellas, der als Genesungsbegleiter und EX-IN-Trainer Teil des Dozententeams ist, nennt es »einen Raum für Beziehungen schaffen«. Dies sind seine Erfahrungen:

» Seit sechs Jahren engagiere ich mich als Dozent des »Recovery praktisch!«-Seminars im Sanatorium Kilchberg. Ich habe eine gewisse Anlaufzeit benötigt, um mir die Schulungsunterlagen anzueignen. Obwohl bei der Erarbeitung der Unterlagen auch Experten aus Erfahrung maßgeblich mitgewirkt haben und verschiedene Befragungen von Nutzerinnen und Nutzern hinsichtlich ihrer Erwartungen an psychiatrische Dienstleistungen miteingearbeitet wurden, fühlten sich die Unterlagen für mich am Anfang irgendwie fremd an. Vielleicht hatte es damit zu tun, dass die Adressaten primär Fachpersonen sind und weniger Personen mit eigenen Genesungserfahrungen. Mittlerweile konnte ich mir aber viele Elemente und Konzepte aneignen, die in den einzelnen Modulen bearbeitet werden. Auch ist es mir gelungen, mein Wissen und meine Erfahrungen damit zu verknüpfen. Doch von Beginn an war für mich das Wertvollste, dass wir mit dem Seminar gemeinsam einen Raum schaffen können, in dem Begegnungen, Diskussionen, gemeinsames Lernen und Beziehungen möglich werden. Wenn dies passiert, und erfahrungsgemäß passiert es immer, fasziniert mich das. In dieser Form scheint mir das Angebot einmalig zu sein.
Mir war das Zusammenkommen von Erfahrenen, Fachpersonen und Angehörigen bereits aus den Psychoseseminaren bekannt. Im Unterschied zu diesen trialogischen Angeboten geben wir im »Recovery praktisch!«-Seminar die thematischen Impulse über die einzelnen Module strukturierter vor. Dennoch ist es so, dass die Diskussionen und Auseinandersetzungen von Gruppe zu Gruppe verschieden sind. Die Erfahrenen melden regelmäßig zurück, wie positiv sie es erleben, gemeinsam mit Fachpersonen in einem Raum zu sein und gemeinsam zu lernen. Und auch die Fachpersonen schätzen es sehr, in einem anderen Setting als der klinischen Tätigkeit sich mit Erfahrenen offen austauschen zu können. «

Auch wenn man davon ausgehen kann, dass der Besuch des Seminars einen wertvollen Beitrag zum individuellen Verständnis von Recovery und zum Abbau von Vorurteilen leistet, bleibt die Frage offen, inwieweit die Praxis durch die Weiterbildung nachhaltig verändert wird.

In Fortbildungen

Auch in Bielefeld wurde das Programm sowohl in der Arbeit mit Studierenden aus der Psychiatrie als auch in verschiedenen Settings der psychiatrischen Versorgung eingesetzt, z. B. im Betreuten Wohnen. Vor allem

Teamschulungen haben sich bewährt, wobei nach Möglichkeit immer Bewohner oder andere Nutzende in die Bildungsmaßnahme eingeschlossen wurden. Hier hat sich gezeigt, dass Aspekte zwischen Professionellen und Nutzenden zur Sprache kamen, die bisher noch nie thematisiert worden sind. So haben beide Seiten sehr gewinnbringend über Fragen der Identität, aber auch des Umgangs mit Risiken diskutiert. In vielen Fällen haben Teams nach der Schulung tatsächlich ihre Konzepte angepasst. Auch führte in manchen Teams die Schulung dazu, dass danach Genesungsbegleiter eingestellt wurden.
Die Schulungen werden auch in Bielefeld regelhaft von einem Tandem aus einer Fachperson und einer Expertin aus Erfahrung durchgeführt. Für diese immer noch eher ungewohnte und neue Form der Wissensvermittlung haben sich die Schulungsunterlagen deshalb besonders bewährt, weil sie für die Dozierenden einen verlässlichen Rahmen bieten. Auf dieser Grundlage konnte sich diese neue Form der Zusammenarbeit entwickeln (siehe den Beitrag zur Koproduktion in diesem Buch) und Vertrauen entstehen. Mit der Zeit sind konstante Teams entstanden, die in der psychiatrischen Klinik kontinuierlich Kurse für alle Berufsgruppen anbieten. Die Erfahrung im Klinikbereich zeigt aber auch, dass die Ärzte bislang nicht erreicht werden können. Dies ist insofern bedauerlich, als Recoveryorientierung im stationären Setting vom ganzen Team getragen werden muss. Es verdichten sich allerdings die Anzeichen, dass auch der medizinische Dienst zunehmend die Bedeutung des Recoveryansatzes bzw. den Bedarf an berufsgruppenübergreifenden Konzepten und Zielvereinbarungen erkennt und anerkennt.

Danksagung

Unser Dank gilt dem NHS Scotland, der es uns gestattet hat, seine Unterlagen zu nutzen, und den Mitarbeitenden der Arbeitsgruppe, die die Unterlagen erarbeitet haben. Ein spezieller Dank gilt jenen Institutionen, die sich finanziell an der Erarbeitung der Schulungsunterlagen beteiligt haben:
Sanatorium Kilchberg, Universitäre Psychiatrische Dienste Bern, Klinik für Psychiatrie und Psychotherapie Bethel, Psychiatrische Dienste Süd St. Gallen, Psychiatrische Dienste Thurgau, LWL-Klinik Herten,

LWL-Klinikum Gütersloh, Luzerner Psychiatrie LUPS, Adherence Dachverband, Verband der Pflegedienstleitungen Psychiatrischer Kliniken e. V. Bayern, Bundesfachvereinigung Leitender Krankenpflegepersonen der Psychiatrie e. V., Psychiatrische Universitätsklinik Zürich, Stiftung Pro Mente Sana Zürich.

Dr. rer. medic. Gianfranco Zuaboni *ist Pflegewissenschaftler, Recovery-Beauftragter und Leiter der Pflegeentwicklung im Sanatorium Kilchberg. Er leitet das Projekt »Recovery College Bern« der Universitätsklinik für Psychiatrie und Psychotherapie Bern.*

Jan Curschellas *ist Genesungsbegleiter, DAS Experienced Involvement (EX-IN) und EX-IN-Trainer.*

Prof. Dr. habil. Michael Schulz *ist Gesundheitswissenschaftler und Krankenpfleger. Er hat eine Honorarprofessur an der Fachhochschule der Diakonie in Bielefeld und ist Mitarbeiter beim Krankenhausdezernat des Landschaftsverbands Westfalen Lippe. Dort ist er auch Mitglied der Stabsgruppe für Klinikentwicklung und Forschung.*

Literatur

Amering, M.; Schmolke, M. (2012): Recovery. Das Ende der Unheilbarkeit. 5., bearb. Aufl. Bonn: Psychiatrie Verlag.

DGPPN (2018): Psychosoziale Therapien bei Menschen mit schweren psychischen Erkrankungen. https://www.awmf.org/leitlinien/detail/ll/038-020.html (13.06.2019).

NHS Scotland (2008): Realising Recovery Learning Materials. Edinburgh: NHS Education for Scotland.

Strukturelle Voraussetzungen von Recoveryorientierung ImROC: Ein Projekt aus England

Julie Repper, Geoff Shepherd, Rachel Perkins und Jed Boardman

Die psychiatrische Gesundheitsversorgung wird in England durch lokale Zentren des nationalen Gesundheitswesens (National Health Services, NHS) organisiert. Derzeit gibt es in England knapp über 50 solcher psychiatrischen Gesundheitszentren, im Folgenden NHS-Zentren genannt, welche jeweils für die Versorgung von durchschnittlich einer Million Einwohnern zuständig sind. Die NHS hat drei Aufgaben:

Grundversorgung Ein Team von Hausärzten, Pflegefachpersonal und weitere Berufsgruppen begleitet Menschen mit leichten und mittelschweren Erkrankungen sowie ein paar Menschen mit instabilen Gesundheitszuständen, die eine längerfristige Unterstützung brauchen;

Sekundäre Versorgung Spezialisierte ambulanten Teams, Institutsambulanzen und Tageskliniken begleiten Menschen mit schweren und komplexen Problemen;

Tertiäre Versorgung Für Menschen mit schwerwiegenden Störungen stehen Klinikbetten für kurze Kriseninterventionen, aber auch für längere Klinikaufenthalte zur Verfügung.

Der NHS ist eine staatliche Einrichtung, die durch Steuereinnahmen finanziert wird und kostenlos genutzt werden kann. Im Bereich der Gesundheitsversorgung sind in England private Einrichtungen selten.

Von 1955 bis heute hat sich die Zahl der Betten in psychiatrischen Kliniken von mehr als 150.000 auf weniger als 5.000 verringert. Diese wurden durch verschiedene spezialisierte, ambulante Angebote ersetzt, die es in jedem Ort gibt. Die ambulanten Angebote bieten Home Treatment, Assertive Community Treatment (ACT) und Frühinterventionen speziell für junge Menschen mit einer ersten psychotischen Episode an. Diese Angebote wurden durch Rahmenprogramme des nationalen Gesundheitsdienstes (DH 1999) möglich, welche gemeindenahe, lokale

Versorgungsstrukturen im ganzen Land gefördert haben. Diese Reform trifft in der Bevölkerung auf breite Zustimmung (Appleby 2007). Zusätzlich zu den Angeboten des NHS haben regionale Behörden eine Reihe von lokalen, sozialen Angeboten geschaffen, z. B. Betreutes Wohnen, Tagespflege, Beschäftigungsprogramme. Diese werden zunehmend aus dem unabhängigen Non-Profit-Sektor angeboten, beispielsweise von Wohltätigkeits- und nichtstaatlichen Organisationen (NGO).
In England gibt es eine klare Trennung zwischen Anbietern und Beauftragten im Gesundheits- und im Sozialdienst. Gleichzeitig ist die Zusammenarbeit zwischen dem lokalen Gesundheits- und Sozialwesen heute viel enger ist als dies früher der Fall war. Es ist nun üblich, dass sie gemeinsam Aufträge erhalten (manchmal auch von der gleichen Person).
Das Verhältnis der Gesundheitsausgaben zu den Sozialleistungsausgaben für psychische Gesundheit beträgt ungefähr 80 : 20. Im Gesundheitswesen werden dabei ungefähr 60 Prozent für ambulante Dienste und weniger als 40 Prozent für Krankenhäuser ausgegeben.
Die gesundheitspoltischen Rahmenbedingungen werden zwar auf nationaler Ebene vorgeben, jedoch hat die Regierung historisch gesehen einen relativ schwachen Einfluss auf die lokalen Versorgungsangebote. Die stärksten Vorgaben zielen auf die Festlegung von Budgets, die in letzter Zeit zunehmend unter Druck geraten sind. Alle öffentlichen Dienste in England sind mit Budgetkürzungen zwischen 10–20 % für die nächsten zwei bis drei Jahre konfrontiert.

Recovery-Politik

Recovery-Grundsätze sind in England mittlerweile Teil der Richtlinien zur psychischen Gesundheitspolitik. Das jüngste Strategiepapier aus dem Gesundheitsministerium, »No Health Without Mental Health« (»Keine Gesundheit ohne psychische Gesundheit«) beschreibt als eines der sechs wichtigsten Ziele, dass »mehr Menschen mit psychischen Problemen wieder genesen« (HMG/DH 2011, S. 7). Weiter wird ausgeführt, dass »mehr Menschen mit psychischen Problemen eine bessere Lebensqualität, mehr Empowerment, stärkere soziale Beziehungen und mehr Sinn in ihrem Leben erfahren sollen. Sie sind beim Erwerb der Fähigkeiten zu unterstützen, die sie zum Leben und Arbeiten benötigen. Dazu gehören

verbesserte Ausbildungsmöglichkeiten, bessere Beschäftigungsquoten und ein geeigneter und stabiler Ort zum Leben«. Darüber hinaus unterstützen in England und Wales alle wichtigen Berufsverbände die Idee von Recovery – Pflege, Psychologie, Ergotherapie, Sozialarbeit – einschließlich dem Royal College of Psychiatrists (Royal College of Psychiatrists, Social Care Institute for Excellence, Care Services Improvement Partnership 2007).
Um uns auf eine gemeinsame Definition und Sprache für Recovery zu einigen, haben wir in England wie auch in vielen anderen Teilen der Welt an der Sicherstellung einer entsprechend klaren Benennung der Recovery-Konzepte gearbeitet. Auch haben wir versucht den Recovery-Prozess zu beschreiben und zu formulieren, um die Effizienz von recovery-orientierter Arbeit zu verbessern sowie den psychiatrisch Tätigen zu helfen, entsprechend zu arbeiten (Bird, Leamy, Le Boutillier et al. 2011). Vergleichsweise wenig Aufmerksamkeit wurde der Frage gewidmet, wie die psychiatrische Versorgung strukturell verändert werden müsste, um recovery-orientiert zu arbeiten. Einigkeit besteht darüber, dass eine neue Art von Aus- und Weiterbildung erforderlich ist, in welcher psychiatrisch Tätige und Nutzer gemeinsam neue Umgangsformen erlernen. Die Frage ist aber, auf welche Art und Weise psychiatrisch Tätige den Nutzern dabei helfen können, ihre Ziele zu erreichen. Eine recovery-orientierte Ausbildung alleine wird den Wandel nicht herbei führen.

Eine Methode für den Wandel

Wir wissen aus anderen Studien, das für die Integration von Recovery-Konzepten in die psychiatrische Arbeit neben der Aus- und Weiterbildung auch der organisatorische Kontext beachtet werden muss: die Leitung und Begleitung des Personals, der Führungsstil und die Unternehmenskultur. All dies ist in Weiterbildungen zu berücksichtigen und anzubieten (Whitley, Gingerich, Lutz & Mueser 2009).
Am Centre for Mental Health in London, England (ehemals The Sainsbury Centre for Mental Health, ein unabhängiges, nicht gewinnorientiertes Forschungs- und Beratungszentrum) hatten wir mit diesen, mit Veränderung einhergehenden, organisatorischen Aspekten zu kämpfen. 2011 haben wir ein nationales Projekt in Angriff genommen, um ein

neues Verfahren zu testen. Das Projekt heißt »Implementing Recovery – Organizational Change«(»Recovery implementieren – Organisationen verändern«; ImROC). Das neue Verfahren wurde anhand einer Serie von Workshops mit Vertretern psychosozialer Einrichtungen und NHS-Zentren in England erarbeitet. Diese sind bereit, sich im Sinne einer recovery-orientierten Praxis zu verändern. Diese Workshops wurden von mehr als 300 Fachleuten aus dem Gesundheits- und Sozialwesen, von Managern und Vertretern lokaler, unabhängiger Organisationen besucht, zuzüglich einer erheblichen Anzahl von Nutzern und psychiatrisch Tätigen.

Jeder Workshop zielte darauf ab, eine Reihe von organisatorischen Problemen zu untersuchen, welche beim Versuch aufkamen, die Recovery-Orientierung der psychosozialen Hilfen zu verbessern. Dazu gehörten: Ausbildung, Leitung, Risikoeinschätzung und -management, der Einsatz von Peers und die Möglichkeit, ein Leben jenseits der Krankheit aufzubauen (Beschäftigung, Wohnen, Teilhabe, etc.). Nach jeder Veranstaltung trug die Lenkungsgruppe ihre Eindrücke zusammen und verfeinerte ihre Liste der wichtigsten organisatorischen Herausforderungen. Schließlich wurde diese Liste auf zehn Punkte reduziert und im Positionspapier »Implementing Recovery – A New Framework for Organizational Change« (Sainsbury Center for Mental Health 2009) veröffentlicht. Die zehn wichtigsten organisatorischen Herausforderungen sind:

Veränderung der Art und Qualität der alltäglichen Interventionen Die Wichtigkeit der Recoveryprinzipien und -werte wird anerkannt und es wird systematisch versucht, diese im Verhalten der Mitarbeiter zu verankern. Mitarbeiter, Nutzer und ihre Angehörigen sind vertraut mit den allgemeinen Grundsätzen und deren Folgen für die Praxis. Die Nutzer werden in der Regel an der Festlegung und Bewertung von Interventionen und der Arbeit der psychiatrisch Tätigen beteiligt.

Umfassende, nutzerorientierte Aus-und Weiterbildungsprogramme Recovery-orientierte Aus- und Weiterbildungen werden in Zusammenarbeit mit Experten aus Erfahrung für alle Mitarbeiter angeboten, nutzerorientierte Beratung dabei explizit ein Teil des Schulungsprogramms. Nach der Schulung wird das Erlernte systematisch in die Praxis der verschiedenen Dienstleistungen eingebunden.

Einführung eines Recovery-Schulungszentrums Die fortlaufenden Bemühungen, die Nutzer zu involvieren und dabei zu unterstützen, Recovery-Schulungen anzubieten, werden sehr geschätzt. Diese wurden bislang ad hoc durchgeführt. Es braucht aber einen strategischen Ansatz. Bislang sind nur wenige Fortschritte zu verzeichnen, wie diese in der Praxis aussehen kann. Es gibt Diskussionen über zentrale Ausbildungen und die partnerschaftliche Zusammenarbeit in nutzergeleiteten Weiterbildungsangeboten. Diese Diskussionen sind noch nicht abgeschlossen.

Patientenzentrierte Kultur und Leitung In allen psychosozialen Einrichtungen ist der problemzentrierte Blick auf den Patienten abzulösen durch einen Fokus auf seine Stärken und Ressourcen. Es gibt Konzepte, wie Überweisungen, Hilfeplanungen, Case Management, bis hin zu Entlassungsvorbereitungen recovery-orientiert gestaltet werden können. Engagierte Einzelpersonen können Recovery-Konzepte in die Teams, in die Direktion und auf organisatorischer Ebene tragen und umsetzen.

Förderung der Personalisierung und Wahlmöglichkeiten Es ist notwendig, eine partnerschaftliche Zusammenarbeit mit den Nutzern psychosozialer Einrichtungen und Dienste zu entwickeln. Die fachliche Kompetenz soll nicht über die Weisheit der »praktischen Erfahrung« dominieren. Die traditionelle Behandlungsplanung muss verändert werden, um den Prioritäten der Nutzer und der Verwirklichung ihrer Lebensziele ein größeres Gewicht zu geben. Die Hilfeplanung erfolgt auf der Grundlagen ihrer Lebensgeschichten plus einer formalen Einschätzung ihrer Symptome. Die Verwendung von Instrumenten, wie das »Wellness and Recovery Action Planning« (WRAP) ist weitverbreitet und es gibt durchaus Möglichkeiten, sie umzusetzen, z. B. mithilfe des Persönlichen Budgets.

Ausbildung und Einsatz von Peers Psychosoziale Träger können in die Ausbildung von Nutzern zu Peer-Mitarbeitern investieren und Arbeitsstellen für sie schaffen. Es gibt Konzepte, wie der Einsatz von Experten mit Erfahrung zu evaluieren und zu fördern ist, damit diese als Peers arbeiten können. Arbeitnehmer, Ausbilder, Mentoren und Forscher werden zum Einsatz von Peers ermutigt und dabei unterstützt.

Risikoeinschätzung und-management verändern Recovery-orientiere Träger schätzen eine offene und transparente Risikoeinschätzung und ein ebenso offenes und transparentes Risikomanagement. Sie bieten Weiterbildungen zur relationaler Risikoeinschätzung an und in der Folge beginnen die Mitarbeiterinnen und Mitarbeiter, ihr Sicherheitsdenken zu hinterfragen. Sie entwickeln ein Bewusstsein dafür, welche Gefahren ein risikovermeidendes System beinhaltet, das Menschen von der Möglichkeit abhält, neue Dinge auszuprobieren.

Neudefinition der Nutzereinbindung Psychosoziale Einrichtungen akzeptieren, dass Nutzer (und Angehörige) eine wichtige Rolle bei der Planung und Erbringung von Hilfeangeboten spielen sollten. Es wird erwartet, dass Entscheidungen, wo immer möglich, gemeinsam getroffen werden. Systematische strukturelle Veränderungen beim Case Management, der Sicherheitsplanung sowie der Zusammensetzung von Entscheidungsgremien zielen darauf ab, eine echte partnerschaftliche Zusammenarbeit zu ermöglichen und sicherzustellen. Das Wissen und die Expertise der Nutzer und ihrer Familien werden gewürdigt.

Unterstützung der Mitarbeitenden bei ihrer eigenen Recovery-Reise Viele Mitarbeiterinnen und Mitarbeiter haben eigene Erfahrungen mit psychischen Erkrankungen und mit Recovery. Sie werden durch entsprechende Schulungen ermutigt, diese Erfahrungen in ihre Arbeitspraxis einfließen zu lassen. Die Stigmatisierung von der Mitarbeitern mit schweren psychischen Problemen wird durch die Nutzung ihrer Erfahrungen abgelöst.

Verbesserte Rehabilitation und Teilhabe Um die soziale Inklusion zu fördern, haben Mitarbeiter, Nutzer und Angehörige gemeinsam überlegt, was es braucht, um Recovery in der Gemeinde zu unterstützten. Dazu gehören Anti-Stigma-Arbeit, evidenzbasierte Interventionen und – bei vielen Anbietern – Supported Employment. Es gibt einige gut funktionierende Kooperationen mit unabhängigen Anbietern in den Bereichen Wohnen, Beschäftigung, Bildung, etc.

Die geschilderten notwendigen organisatorischen Veränderungen zur strukturellen Verankerung von Recovery wurden aus dem Kontext des englischen Gesundheitswesens abgeleitet und sind besonders für diesen relevant sind (obwohl wir glauben, dass viele auch auf andere Länder übertragbar sind). Um diese organisatorischen Veränderungen durchzusetzen, braucht es einen systematischen Ansatz, der explizit alle lokalen Akteure einbezieht: die Vertreter der wichtigsten psychosozialen Träger und Einrichtungen, unabhängige Organisationen (z. B. NGO), Mitarbeiter aus Politik und Verwaltung, Nutzer und psychiatrisch Tätige.

In der Folge wurde ein einfaches Verfahren für die Verankerung organisatorischer Veränderungen entwickelt, das auf einem internen Audit-Zyklus (zur Prozessoptimierung) basiert. Dieses Verfahren wird in einem zweiten Papier beschrieben: »Implementieren Recovery: A Methodology for Organizational Change« (»Recovery implementieren: Organisationen methodisch verändern«, Shepherd, Boardman & Burns 2010). Lokale Anbieter und Interessengruppen setzten sich zuerst zusammen und bewerteten den aktuellen Entwicklungsstand der regionalen psychiatrischen Versorgung in Bezug auf jede der oben beschriebenen zehn organisatorischen Herausforderung mit einer einfachen Drei-Punkte-Skala:

1. **Engagement** Das NHS-Zentrum fängt gerade erst an, sich mit den Herausforderungen recovery-orientierter Neuorganisation zu befassen.
2. **Entwicklung** Das NHS-Zentrum hat schon organisatorische Verbesserungen eingeleitet; aber mit begrenztem oder unterschiedlichem Erfolg.
3. **Transformation** Das NHS-Zentrum hat bereits erhebliche Fortschritte bei der Bewältigung der organisatorischen Herausforderungen gemacht.

Jeder Punkt der Skala ist durch schriftlich niedergelegte Kriterien genau definiert. Anschließend priorisieren die Beteiligten Maßnahmen zur Umsetzung einer überschaubaren Anzahl von Herausforderungen (in der Regel etwa vier bis sechs). Sie vereinbaren Ziele sowie Indikatoren zur Bewertung der Ergebnisse. Sobald die Ziele vereinbart sind, wird der Prozess des Wandels eingeleitet und der Fortschritt überwacht. Später werden die Ziele angepasst, neue Ziele gesetzt und der Zyklus wiederholt. Diese Form der internen Auditschleife (oder »Plan-Do-Study-Act«-Zyklus) gilt als das wirksamste Verfahren zur Erzeugung nachhaltiger struktureller Veränderungen (Iles & Sutherland 2001).

Das ImROC Projekt

Das Gesundheitsministerium hat in Zusammenarbeit mit dem Mental Health Network der NHS Confederation (eine Organisation für NHS-Führungskräfte aus psychosozialen Einrichtungen und Diensten) das Centre of Mental Health gegründet, um das Vorgehen in einem nationalen Vorzeigeprojekt zu überprüfen. Durch die Förderung der Zusammenarbeit zwischen den psychiatrischen Dienste der NHS, ihren lokalen, unabhängigen Partnern und den Gruppen von Nutzern und Leistungserbringern, soll die Recovery-Orientierung der lokalen psychiatrischen Dienstleistungen verbessert werden. Es ist eines der bedeutendsten Implementierungsprogramme, das aus dem jüngsten Strategie-Papier der Regierung resultiert (HMG/DH 2011).

Das Projektteam besteht aus Professor Geoff Shepherd, leitender politischer Berater des Centre for Mental Health, und Projektleiter, Dr. Rachel

Perkins, Order of the British Empire und freiberufliche Beraterin sowie ehemalige Direktorin der Qualitätssicherung und Nutzererfahrung der SW London & St.-Georgs-NHS Trust, Dr. Julie Repper, außerordentliche Professorin des Institute of Mental Health der Universität von Nottingham und Recovery Lead (Verantwortung und Führung aller Recovery Aktivitäten) im Nottinghamshire Partnership NHS-Zentrum, sowie aus Dr. Jed Boardman, Psychiater der South London und Maudsley NHS-Zentrum und Leiter der Sozialen Inklusion des Royal College of Psychiatry. Sie alle sind anerkannte Experten auf dem Gebiet der psychischer Gesundheit, mit langjähriger Erfahrung und dem Willen, den psychiatrischen Gesundheitsdienst der NHS zu verändern. Alle Projektmitglieder waren bereits zuvor an Forschungsprojekten zu Recovery beteiligt (z. B. Repper & Perkins 2003; Shepherd, Boardman & Slade 2008).

Das Projekt startete am 1. April 2011. Vertreter verschiedener regionaler Einrichtungen und Dienste wurden eingeladen, sich für die Teilnahme am Programm des NHS Confederation Netzwerk zu bewerben. Es wurden nur NHS-Zentren akzeptiert, die eine aktive Zusammenarbeit mit ihren lokalen Kooperationspartnern nachweisen konnten. Den Bewerbern wurde außerdem deutlich gemacht, dass sie bei einer Annahme der Bewerbung einen finanziellen Beitrag für die Ausbildung und technische Beratung durch das Projektteam leisten müssen.

Es bewarben sich über 30 Standorte, d. h. mehr als die Hälfte aller NHS-Zentren in England. Alle Bewerber wurden anhand einer Kombination aus schriftlichen Bewerbungen, Besuchen vor Ort und Interviews beurteilt. Die, die akzeptiert wurden, teilte man in eine der drei folgenden Kategorien ein:

Die Vorzeige-Standorte (6) haben bereits signifikante Fortschritte bezüglich der beschriebenen Herausforderungen gemacht und Recovery-Prinzipien erfolgreich in die Organisation eingebunden. Sie erhalten bis zu zehn Tage fachliche Beratung zu Themen ihrer Wahl.

Die Pilot-Standorte (6) haben einige Fortschritte bei der strukturellen Einbindung von Recovery-Prinzipien gemacht, jedoch weniger als die Vorzeige-Standorte. Sie können auf gut funktionierende, lokale Netzwerke zurückgreifen und sind um die recovery-orientierte Weiterentwicklung ihrer Angebote bemüht. Sie erhalten 20 Tage Beratung und weitere fünf Tage Schulung durch das Team und Peer-Trainer. Dabei wird Wert auf die Einbindung und Ausbildung lokaler Experten, Professionelle wie Erfahrene gelegt, die die Schulungen danach weiter führen können.

Die Netzwerk-Standorte (17) standen im Vergleich zu den Vorzeige- und Pilot-Standorten noch am Anfang, was die organisatorische Einbindung von Recovery-Prinzipien angeht, waren aber motiviert, mehr zu tun.

Neben der persönlichen Beratung, die Pilot- und Vorzeige-Standorte erhielten wird, bekam jeder Standort die Möglichkeit, sechs bis acht Personen zu lokalen »Lern-Sets« (sechs eintägigen Workshops verteilt über zwei Jahre) zu schicken. Die Teilnehmer dieser gemischten Gruppen haben die Möglichkeit, Ideen und Erfahrungen auszutauschen und Unterstützung von Kolleginnen und Kollegen zu erhalten, die an ähnlichen Themen arbeiten.

Die Ergebnisse werden in erster Linie durch die internen Daten gesichert, die durch die aufeinanderfolgenden Audit-Zyklen generiert werden. Außerdem wurden Interviews mit den Leitungskräften der staatlichen und gemeinnützigen psychosozialen Einrichtungen und Dienste und mit den Nutzern geführt, wie sie rückblickend den Implementierungsprozess wahrnehmen und welche Veränderungen in der Versorgung sie schon feststellen können. Zusätzlich wurden die Projektteilnehmer ermutigt, mit einem standardisierten Messinstrument (genannt INSPIRE) die Patientenzufriedenheit zu ermitteln. Dieses Instrument wurde von Mike Slade und seinen Kollegen vom Institut of Psychiatry als Teil eines größeren Forschungsprogramms entwickelt, um die Wirksamkeit von Recovery-Schulungen bewerten zu können. Erfasst wird, ob die erhaltenen Hilfen den Recovery-Grundsätzen gerecht werden. Es wird von den Projektteilnehmern erwartet, dass sie spezifische Outcome-Daten sammeln, die den Erfolg der neuen Strategie verfolgen helfen, z. B. Zahlen zur Vermittlung in stabile und sichere Wohnverhältnisse, zur Aufnahme von bezahlter Arbeit zur Verweildauer im Krankenhaus.

Was schon passierte

Eine Lenkungsgruppe, bestehend aus den Hauptsponsoren (Gesundheitsdepartement, Center of Mental Health und NHS Confederation) sowie Nutzer- und Mitarbeitervertretungen überwacht nicht nur die Fortschritte anhand von Meilensteinen, sie soll auch über die allgemeine Richtung und weitere Entwicklung beraten.

Parallel wurde eine Gruppe von acht erfahrenen Peer-Trainern gegründet. Diese Gruppe begleitet die an den verschiedenen Standorten angebotenen Schulungen. Zusammen mit Julie Repper und Rachel Perkins entwickeln sie laufend Vertiefungsmodule zu wichtigen Themen. Angeboten werden inzwischen: »Unterstützung von Peer-Mitarbeitern: Was Teams beachten müssen«, »Förderung von Veränderungen: Menschen inspirieren und beeinflussen«, »Unterschiede wertschätzen: das Zusammentreffen einer Vielzahl von kulturellen, persönlichen und emotionalen Bedürfnissen, die in Einrichtungen und bei Trägern vorhanden sein können«.
In allen Pilot- und Vorzeige-Standorten haben Versammlungen stattgefunden, um weitere recovery-orientierte Tätigkeiten zu planen:

- Unterstützung bei lokalen Fort- und Weiterbildungsveranstaltungen, die durch Projektmitarbeiter und Peer-Trainer gemeinsam durchgeführt werden. Die Veranstaltungen zielen darauf ab, Mitarbeiter- wie Nutzerwissen zu erweitern und allen die Recovery-Prinzipien näherzubringen;
- Organisation von Parallelveranstaltungen für Führungskräfte in psychosozialen Einrichtungen und Trägern und in Kliniken (Psychiater, Psychologen);
- nach bereits etablierten recoveryorientierten Aktivitäten vor Ort Ausschau halten, diese würdigen und darauf weiter aufbauen;
- Pläne zur Umsetzung von lokalen Recovery-Bildungszentren umsetzen;
- Überprüfung der wichtigsten klinischen Richtlinien und Verfahren (individuelle Behandlungsdokumentation, Risikoeinschätzung und -management, etc.);
- Pläne zur Ausbildung von Nutzenden entwickeln, die als Peer-Mitarbeiter (oder Experten durch Erfahrung) in der psychiatrischen Gesundheitsversorgung arbeiten wollen und bezahlte Stellen für Peer-Mitarbeiter in lokalen Teams schaffen;
- überlegen, wie man am besten Familie, Freunde und andere Bezugspersonen in den Prozess der strukturellen Recovery-Orientierung mit einbezieht.

Von dem Angebot der Lern-Sets haben vier Pilot- und Vorzeige-Standorte Gebrauch gemacht. Dort haben inzwischen drei Tage der insgesamt sechs Schulungstage stattgefunden. Die Themen dieser Tage wurden von den Teilnehmern ausgewählt und hatten folgende Inhalte:

- Allgemeine Präsentation der Fortschritte der Standorte: wo stehen wir, was hat uns geholfen, dahin zu kommen, was hat uns behindert?
- Recovery-Weiterbildungen für Mitarbeiterinnen und Mitarbeitern in psychosozialen Einrichtungen und Organisationen
- Individuelle, selbst gesteuerte Betreuung und persönliche Budgets
- Von der Behandlung zur Bildung: Recovery-Bildungszentren
- Umwandlung der Belegschaft: von der Fachkraft zur Peer-Unterstützung
- Anstellungen, Möglichkeiten und Bürgerrechte von Nutzern

Zu jeder Veranstaltung kamen jeweils acht Mitarbeiter und Peers von sieben oder acht Standorten. Jeder »Lern-Tag« begann mit einer Rückmeldung über die Fortschritte vor Ort, dann folgte ein Vortrag über das zentrale Thema, ergänzt um ein Praxisbeispiel und Peer-Kommentare. Der Nachmittag gehörte dem Erfahrungsaustausch der Teilnehmerinnen und Teilnehmern der verschiedenen Standorte. Am Ende des Tages wurden die nächsten Schritte geplant.

Hoffnung

Alle Projektmitglieder sind begeistert von diesem neuen Projekt. Wir haben die Chance, die Weiterentwicklung der psychiatrischen Versorgung in England zu gestalten. In der nächsten Phase wird sich unsere Aufmerksamkeit auf die Verbesserung der Qualität der Hilfeleistungen und die Akzeptanz der Nutzerinnen und Nutzer richten. Wir möchten sie darin unterstützen, Hoffnungen auf Genesung, auf Recovery zu entwickeln, ihnen eine größere Kontrolle über ihre Behandlung ermöglichen und ihnen helfen, ein Leben aufzubauen, das über das eines »Patienten« hinausreicht.

Übersetzung Sarah Richard und Gianfranco Zuaboni

***Julie Repper, Geoff Shepherd, Rachel Perkins** und **Jed Boardman** sind Mitglieder des ImROC Projektteams am Center of Mental Health, London, England. Kontakt: julie.repper@nottingham.ac.uk*

Literatur

Appleby, L. (2007): Breaking down barriers – The clinical case for change. London, England: Department of Health. https://webarchive.nationalarchives.gov.uk/20130123192024/http://www.dh.gov.uk/en/Publicationsandstatistics/Publications/PublicationsPolicyAndGuidance/DH_074579 (19.06.2019)

Bird, V.; Leamy, M.; Le Boutillier, C.; Williams, J.; Slade, M. (2011): REFOCUS – Promoting recovery in community mental health services. London

DH – Department of Health (1999): National Service Framework for Mental Health – Modern standards and service models. London: Department of Health. https://webarchive.nationalarchives.gov.uk/20070215120000/http://www.dh.gov.uk/ublicationsAndStatistics/Publications/PublicationsPolicyAndGuidance/PublicationsPolicyAndGuidanceArticle/fs/en6a17.html (19.06.2019)

HMG/DH (2011): No health with mental health. A cross-government outcomes strategy. https://www.gov.uk/government/publications/no-health-without-mental-health-a-cross-government-outcomes-strategy (19.05.2019)

Iles, V.; Sutherland, K. (2001): Organisational change – A review for health care managers, professionals and researchers. London: National Coordinating Centre for NHS Service Delivery and Organisation (NCCSDO) and London School of Hygiene and Tropical Medicine

Royal College of Psychiatrists, Social Care Institute for Excellence, Care Services Improvement Partnership (2007): A common purpose: Recovery in future mental health services. London: Social Care Institute for Excellence. https://www.scie.org.uk/publications/positionpapers/pp08.asp (19.06.2019)

Repper, J.; Perkins, R. (2003): Social inclusion and recovery. London

Sainsbury Centre for Mental Health (2009): Implementing recovery – A new framework for organisational change. London: Sainsbury Centre for Mental Health. https://www.centreformentalhealth.org.uk/sites/default/files/2018-09/implementing_recovery_paper_0.pdf (19.06.2019)

Shepherd, G.; Boardman, J.; Slade, M. (2008): Implementing recovery: A methodology for organisational change. Policy Paper. London: Sainsbury Centre for Mental Health. https://www.centreformentalhealth.org.uk/publications/implementing-recovery (29.05.2012)

Shepherd, G.; Boardman, J.; Burns, M. (2010): Implementing recovery: A methodology for organisational change. London: Centre for Mental Health. https://www.centreformentalhealth.org.uk/publications/implementing-recovery (19.06.2019)

Whitley, R.; Gingerich, S.; Lutz, W. J.; Mueser, K. T. (2009): Implementing the illness management and recovery program in community mental health settings: Facilitators and barriers. Psychiatric Services 60 (2): 202–209.

PRAXISPROJEKTE

Implementierung der Recoveryorientierung in einer psychiatrischen Klinik

Andreas Werner

Recovery ist aus Sicht der psychiatrischen Fachpersonen eng verbunden mit den zwischenmenschlichen Qualitäten. Es geht in erster Linie um die persönliche Haltung in der Begegnung mit dem Patienten, und genau hier liegt auch der Charakter der recoveryorientierten Beziehung: Die Patientin, der Patient wird als Experte seiner eigenen Erfahrung angesehen, während die psychiatrischen Fachpersonen ihr Fachwissen, Informationen, Unterstützung und Ermunterung beisteuern. Hutchison (2008, S. 43 ff.) beschreibt die Rolle der Fachperson sehr passend als die eines »kritischen Freundes«, der sich weg vom Monolog (zu den Patienten »sprechen«) hin zu einem Dialog (zuhören, befragen und verhandeln) bewegt. Die Implementierung von Recovery ist ein Transformationsprozess, in dem sich die Rolle der psychiatrischen Fachperson von einer »Begleitperson« mit einem »Tun für« den Patienten hin zu einer »Ressourcenperson« und einem »Tun mit« dem Patienten verändert (vgl. Alexander 2008, S. 21).
Ein entsprechendes Umdenken erfolgt jedoch langsam und tangiert neben der persönlichen Haltung auch die Organisationskultur der psychiatrischen Einrichtungen auf allen Ebenen. Hier steht insbesondere die noch häufig vorherrschende Haltung des wohlwollenden Paternalismus (»ich weiß, was für dich gut ist«) den Grundgedanken des Empowerments und der Partizipation entgegen. Damit wird deutlich: Eine recoveryorientierte Praxis lässt sich vom Management nicht einfach »verordnen«. Ein Umdenken der psychiatrischen Fachpersonen im Sinne von Recovery erfolgt eher langsam. Es bedeutet, die eigenen Werte, Ansichten und Fähigkeiten zu überdenken, damit recoveryorientierte Kompetenzen entwickelt und gelebt werden können (vgl. Hutchison 2008, S. 37).
Im Jahr 2011 wurde bei den Psychiatrischen Diensten Graubünden (PDGR) ein erstes Projekt zur Einführung der Recoveryorientierung auf der Rehabilitationsstation gestartet. Der Fokus lag dabei auf dem

verstärkten Einbezug der Patientinnen und Patienten mit einer chronischen Erkrankung in die Behandlungs- und Betreuungsprozesse. Dazu wurde das Team in Fortbildungen erstmals mit dem Recoveryansatz vertraut gemacht und begann sich mit der dahinterstehenden Haltung auseinanderzusetzen. Auch wurde die erste Peermitarbeiterin eingestellt. Sie arbeitet noch heute auf der Rehabilitationsstation.

Diskussionen über die klinikweite Einführung der Recoveryorientierung fanden dann im Jahr 2016 statt. Basierend auf den ersten Erfahrungen in der klinischen Arbeit und der Expertise nun erfahrener Recoveryfachpersonen wurde von der Klinikleitung die Implementierung für alle Stationen und Tageskliniken beschlossen. Um in der Klinik ein einheitliches Verständnis von Recovery zu erreichen und unkoordinierten Aktionen im Sinne von »Los geht's, Recovery ist ja nichts Neues!« vorzubeugen, waren zunächst grundlegende Planungs- und Diskussionsprozesse anzugehen, in die Vertreter aller Berufsgruppen gleichermaßen einbezogen wurden.

Die Aneignung der Recoveryorientierung stellt für die psychiatrischen Fachpersonen einen Lern- und Entwicklungsprozess dar. Vor diesem Hintergrund wurde die Implementierung bei den PDGR als langfristiges Projekt angelegt und einer multiprofessionellen Arbeitsgruppe übertragen. Derartige Strukturen sind wesentlich für das Gelingen innovativer Projekte. Der multiprofessionelle Charakter fördert die gemeinsamen Lernprozesse und beeinflusst die Zusammenarbeit und das Outcome positiv (vgl. Reeves et al. 2007, S. 231). Auch ist die Einbindung aller Berufsgruppen erforderlich, da sich Recovery nicht auf eine Behandlungseinheit beschränkt, z. B. eine Therapiesitzung oder ein Bezugspersonengespräch, sondern handlungsleitend für den gesamten Behandlungsprozess ist.

Um eine möglichst hohe Dynamik zu entfalten, entschieden wir uns, die Arbeitsgruppe mit Ärzten, Psychologen und Pflegefachpersonen aus verschiedenen Klinikbereichen zu besetzen und eine Peermitarbeiterin einzubeziehen. Neben der Fachperspektive sollte damit auch die Betroffenenperspektive in den Implementierungsprozess einfließen.

» ›Peer-Arbeit‹ im psychiatrischen Feld bedeutet, dass Menschen mit der Erfahrung psychischer Erschütterung und Genesung ihr reflektiertes persönliches Erleben zur Unterstützung von Betroffenen einsetzen und somit als ›Expertinnen und Experten aus Erfahrung‹ tätig werden « (Peer+ 2015, S. 4).

Unserer Auffassung von Peerarbeit folgend, sollte die Betroffenenperspektive generell in betriebliche Entscheidungsgremien einbezogen werden. Insbesondere natürlich, wenn es um die Gestaltung eines recoveryorientierten Klinikalltags geht.

Das Projekt

Eine Vision von Recovery nützt letztendlich nur, wenn auch die Strukturen und Prozesse einer Klinik mit den Grundwerten von Recovery vereinbar sind (vgl. FARKAS et al. 2005, S. 144). Um die Mitarbeitenden der verschiedenen Berufsgruppen zu einer recoveryorientierten Haltung zu befähigen und die Behandlungsprozesse selbst in Richtung Recovery zu verändern, bedarf es einer unternehmenspolitischen Entscheidung. Recovery als handlungsleitendes Paradigma zeigt damit den Weg für die Mitarbeitenden auf und setzt ein Signal, welchem Leitbild sich die Klinik verpflichtet fühlt.
So wurde Recovery zunächst als Unternehmensziel in den PDGR verankert und von der Geschäftsleitung bestätigt. Den Grundsätzen des Projektmanagements folgend, konnte im nächsten Schritt die Implementierung geplant werden. Für den Implementierungsprozess wurden zwei Schwerpunkte definiert: (1.) die Sensibilisierung der psychiatrischen Fachpersonen für eine recoveryorientierte Haltung und darauf aufbauend (2.) die schrittweise recoveryorientierte Ausrichtung der Behandlungs- und Betreuungsprozesse.
Die Abbildung 1 zeigt die wesentlichen Eckdaten des Projekts auf.
Wir entschieden uns, beide Schwerpunkte des Projekts parallel anzugehen. Während wir die Botschaft von Recovery in der Klinik verbreiteten, begannen wir zeitgleich, recoveryorientierte Prozesse in der Arbeitsgruppe zu erarbeiten. Der Zeitrahmen wurde auf fünf Jahre festgelegt.
An dieser Stelle soll erwähnt werden, dass die in der Projektplanung festgehaltenen Schritte auch Einfluss auf die Personalprozesse hatten. So mussten beispielsweise Umfang und Kosten für Fort- und Weiterbildungsmaßnahmen oder auch die Bereitstellung von Literatur organisiert und budgetiert werden. Diese Aspekte wirken sich letztendlich auf das Fort- und Weiterbildungsbudget aus. Weiter wurde die Einstellung neuer Peermitarbeitender in der Klinik berücksichtigt, was wiederum für die Personalbedarfsplanung relevant war.

ABBILDUNG 1 Implementierung der Recoveryorientierung

Recovery als handlungsleitendes Paradigma		
1. Sensibilisierung der Fachpersonen		**2. Recoveryorientierte Begleitung**
Recoveryhaltung	**Netzwerkarbeit**	**Arbeitsgruppe**
• Kick-off-Veranstaltung • Multiplikatoren auf den Abteilungen (Key User) • Weiterbildungen und Seminare • Bereitstellung von Literatur • Factsheets zu Recovery und Peerarbeit • ...	• Kontakt zu Peers • Austausch mit Recoveryexperten • Einbezug von Behandlungspartnern • Kontakt und Hospitationen in anderen Kliniken • ...	• Recoverykonzept erstellen • Richtlinien Peerarbeit erarbeiten • Analyse der Behandlungsprozesse • Optimierung der Behandlungsprozesse • Einführen neuer Angebote (z. B. Open Dialogue) • Öffentlichkeitsarbeit (Marketingplan) • ...

Die Sensibilisierung der psychiatrischen Fachpersonen

Zum Projektbeginn im Jahr 2016 war das Recoverykonzept den Mitarbeitenden nicht gänzlich unbekannt. Wir konnten an erste Erfahrungen anknüpfen und so Mitstreitende für das Projekt gewinnen.

Zunächst begannen wir, das Projekt über die vorhandenen Sitzungsstrukturen in der Klinik zu kommunizieren. Wir thematisierten Recovery z. B. in Teamsitzungen und Führungsworkshops. Im Intranet errichteten wir eine Recoveryplattform, auf der alle Projektfortschritte präsentiert wurden. Basis für die theoretische Auseinandersetzung mit der Recoveryorientierung bildeten selbst ausgearbeitete Recoveryhandouts, eine Literaturliste und ausgewählte Fachartikel zum Einlesen und Vertiefen in die Thematik. Der Gedanke dahinter war, die Recoverygrundlagen und -konzepte so aufzuarbeiten und darzustellen, dass sie die Mitarbeiter informieren und für Recovery interessieren.

Dieser Punkt schien auch aus einem anderen Grund wichtig: Es existiert eine Vielfalt an Recovery-Definitionen. Psychiatrische Fachpersonen suchen häufig vergeblich nach einer allgemeingültigen Definition und einer konkreten Anleitung für die Umsetzung. Eine ideale oder richtige

Vorgehensweise gibt es jedoch nicht, schon gar nicht eine Schritt-für-Schritt-Anleitung, da der Recoveryprozess stets individuell verläuft. (vgl. Slade 2013, S. 5). Hürden für deutschsprachige Pflegende bestehen u. a. auch darin, dass englischsprachige Artikel für viele schwer verständlich sind, es an Zeit für Recherchen mangelt und relevante Literatur nicht an einem Ort zusammengefasst auffindbar ist (vgl. Schubert & Wrobel 2009, S. 347). Als Nebeneffekt sollten alle zentral bereitgestellten Unterlagen nicht nur eine Orientierung bieten, sondern auch für Fortbildungen und Sensibilisierungsprozesse in den Teams genutzt werden.

Leamy und Kollegen (2011, S. 448 f.) fassen den Recoveryprozess unter dem Akronym »CHIME« zusammen: »connectedness«, »hope and optimism about the future«, »identity«, »meaning in life« und »empowerment«. Die Elemente helfen, Recovery auf verschiedenen Ebenen zu fördern und mit jeder Patientin, jedem Patienten gemeinsam an individuellen Themen zu arbeiten (vgl. Indermaur 2014). Die CHIME-Elemente verwenden wir während des Implementierungsprozesses als zentrale Prinzipien für die Sensibilisierung der Mitarbeitenden, um den Begriff Recovery fassbar zu machen und ihm eine Bedeutung zu geben.

Unser Ziel bestand in der Erarbeitung eines Schulungskonzepts, welches psychiatrische Fachpersonen in der Entwicklung von recoveryorientierten Kompetenzen unterstützt. Neuerungen werden in der Praxis schneller angenommen, wenn sie gewisse Vorteile bringen, ausprobiert werden können und mit bestehenden Normen übereinstimmen (vgl. Rogers 2003, S. 16 f.). Die Entscheidung fiel deshalb für ein heterogenes Schulungsdesign aus Vorträgen, Workshops und Gruppendiskussionen in den jeweiligen Fachbereichen und Teams. Damit sollte eine Reflexion der eigenen Recoveryhaltung und eine Rückkopplung zu bestehenden Arbeitsprozessen ermöglicht werden. Auch im klinikinternen Fort- und Weiterbildungsprogramm wurde Recovery als fester Programmpunkt aufgenommen; so referiert jährlich ein Recoveryexperte gemeinsam mit einem erfahrenen Peermitarbeiter bei den PDGR.

Um den Implementierungsprozess zu steuern, wurde für die Abteilungen ein Multiplikatorensystem entwickelt. Auf freiwilliger Basis ließen sich Mitarbeitende gewinnen, die als Key-User den Prozess der Auseinandersetzung mit Recovery teamintern koordinierten und die Ergebnisse der Recovery-Arbeitsgruppe weitervermittelten. Die Key-User erhielten die Möglichkeit, in anderen Kliniken zu hospitieren, die bereits über Erfahrungen mit recoveryorientierten Konzepten verfügen, und konnten an der

modular aufgebauten Weiterbildung »Recovery praktisch!« teilnehmen. Das Schulungsmanual der Weiterbildung unterstützt den Wandel in Organisationen und befähigt Fachpersonen, neue Rollen und Beziehungen zu entwickeln (vgl. Zuaboni et al. 2012, S. 5). In den PDGR wird die deutschsprachige Übersetzung des Manuals ebenfalls verwendet, um die Mitarbeitenden zu befähigen, ihre eigene Praxis recoveryorientiert zu gestalten.
Parallel zu den Sensibilisierungsprozessen begann sich die Arbeitsgruppe zu konstituieren. Dieses Vorgehen hat sich insofern als günstig erwiesen, als der beginnende Paradigmenwechsel in den Teams auch Fragen zur bestehenden Praxis aufwarf, die wiederum Inputs für die Arbeit der Arbeitsgruppe ergaben.

Die recoveryorientierte Ausrichtung der Behandlungs- und Betreuungsprozesse

Bereits in der Phase der Projektplanung begannen wir, ein Recoverynetzwerk aufzubauen und Kontakte mit anderen Kliniken, Institutionen und Fachpersonen zu intensivieren bzw. neu zu knüpfen, die bereits über breite Recoveryerfahrungen verfügen. Neben interessanten Kontakt- und Gesprächsmöglichkeiten eröffnete sich auch die Chance, von den Erfahrungen anderer Einrichtungen zu lernen. Für den Start der Arbeitsgruppe boten diese Fachgespräche Orientierung für konkrete Aktivitäten, beispielsweise konnten bewährte Konzepte anderer Einrichtungen für die eigene Klinik diskutiert werden.
Während der ersten beiden Sitzungen wurden mithilfe von Brainstorming, Kartenabfrage und anschließenden Diskussionsrunden die Arbeitspakete formuliert und die konkreten Maßnahmen erarbeitet. Flexible Anpassungen in zeitlicher und inhaltlicher Hinsicht sollten nachträglich möglich sein. Die Arbeitsgruppe einigte sich auf eine Halbtagsveranstaltung pro Quartal. Inhaltlich wurden bei diesen Treffen maximal zwei Themen bearbeitet. Die Zusammenfassung und Aufarbeitung der Ergebnisse erfolgte im Zirkularverfahren zwischen den Treffen. Gleichzeitig war ein Mitglied mit der theoretischen Aufarbeitung des Themas beauftragt, mit dem sich die Arbeitsgruppe im nächsten Treffen beschäftigen wollte. Auf diese Weise ließ sich die Arbeit in der Gruppe effizient gestalten.

Der Fokus der Arbeitsgruppe lag und liegt auf der recoveryorientierten Ausrichtung der Behandlungs- und Betreuungsprozesse, die formal und mit Blick auf die persönliche Recovery des Patienten oder der Patientin überprüft und diskutiert werden sollen. Wenngleich schon viele Recoveryaspekte in die therapeutische Versorgung integriert wurden, gibt es auch Bereiche, die bisher wenig Beachtung fanden, wie die institutionellen Strukturen. In diesem Zusammenhang war die Integration von neuen Peermitarbeitenden der erste inhaltliche Schwerpunkt der Arbeitsgruppe. Bei den PDGR wurde die schrittweise Anstellung neuer Peers geplant, sodass nach fünf Jahren Expertinnen und Experten aus Erfahrung in allen Fachbereichen vertreten sein sollen.

Um die Peerarbeit und die Einarbeitung von neuen Peermitarbeitenden in den Abteilungen zu unterstützen, wurde ein Peerkonzept erarbeitet. Das Konzept orientiert sich an den Qualitätskriterien und Richtlinien für die Peerarbeit des Vereins Peer+ und wurde um klinikspezifische Aspekte ergänzt. Es unterstützt die Teams und neue Peermitarbeitende gleichermaßen, indem es Aufgaben, Kompetenzen und Verantwortung von Peermitarbeitenden regelt. Ein wichtiger Bestandteil des Konzepts ist die Vorbereitung der Mitarbeitenden auf die Anstellung von neuen Peers. Dieser Prozess wird in der Praxis mittlerweile durch erfahrene Peers begleitet, die den Teams Besuche abstatten, über ihre Arbeit berichten und Fragen beantworten. Da Peers reguläre Mitarbeitende sind, sozusagen eine neue Berufsgruppe in den PDGR, wurde gleichzeitig eine Stellenbeschreibung ausgearbeitet.

Ein zweiter Arbeitsschwerpunkt war die ärztliche Visite. Die Arbeitsgruppe analysierte dafür den bisherigen Ablauf, wie er in den Abteilungen der Klinik praktiziert wurde. Im Anschluss daran erarbeiteten die Mitglieder der Arbeitsgruppe einen recoveryorientierten Leitfaden für die Visite und ihre Struktur. Fortan entfiel die bisher gängige Praxis der Visitenvorbesprechung bzw. der vorherigen Zielrapporte, diese wurden als fester Bestandteil in die Visite integriert. Weiter rückte die Überprüfung und Besprechung des Behandlungsplans ins Zentrum des Gesprächs. Damit folgt die Visite bewusster den Grundsätzen der partizipativen Entscheidungsfindung (»Shared Decision Making«) und rückt das Empowerment der Patienten in den Mittelpunkt. Da für viele Patienten Unklarheit besteht, was in der Visite besprochen wird oder besprochen werden kann, wurde abschließend noch ein verständliches Informationsblatt zum Visitenablauf für den Aushang in den Abteilungen verfasst.

Schon früh kam in der Arbeitsgruppe die Frage nach einem geeigneten Recovery-Assessment auf, welches die Stärken der Patienten hervorhebt. Begründet wurde diese Diskussion durch die Kritik an dem bestehenden Behandlungsplan, der aufgrund seiner formalen Struktur eher krankheits- bzw. symptomorientiert ausgerichtet ist. Die Idee der persönlichen Recovery beruht jedoch auf den persönlichen Erfahrungen von psychisch kranken Menschen und unterscheidet sich damit von der klinischen Recovery (vgl. SLADE 2013, S. 8). Um einen strukturierten Dialog mit dem Patienten zu entwickeln, indem sowohl persönliche Stärken als auch Schwierigkeiten herausgearbeitet werden können, entschieden wir uns, in der Klinik den Gesprächsleitfaden von Mike SLADE als »Assessment zur Betonung von Stärken« (2013, S. 21) einzuführen. Künftig kann das Instrument beispielsweise in der Bezugspersonenarbeit zum Einsatz kommen und so die Basis für eine partnerschaftliche Zusammenarbeit schaffen.

Anstehende weitere Schritte

Nach Gründung der Arbeitsgruppe vor anderthalb Jahren steht nun die schrittweise Implementierung der ersten Ergebnisse in der Klinik an. Geplant ist, die Themen der Arbeitsgruppe über die Multiplikatoren in die Praxis zu überführen. Zu diesem Zweck werden die Themen in Fortbildungen vermittelt und die Umsetzung auf Führungsworkshops und Teamsitzungen besprochen. Parallel dazu führt die Arbeitsgruppe ihre Aktivitäten weiter. Ein künftiger Schwerpunkt wird auf dem Konzept »Open Dialogue« liegen.

Während des Implementierungsprozesses soll auch die Öffentlichkeitsarbeit im Blick behalten werden. Die Bevölkerung und Behandlungspartner für Recovery zu sensibilisieren bedeutet, gezielte Marketingaktivitäten zu planen und umzusetzen. Auftakt bei den PDGR bildeten ein öffentlicher Gesundheitsvortrag mit dem Titel »Recovery – die Auseinandersetzung mit der eigenen psychischen Krankheit« und der Beitrag »Mit Recovery ein sinnerfülltes Leben führen«, über den in der lokalen Presse berichtet wurde. Des Weiteren steht nun die Erarbeitung eines Marketingplans rund um die Themen Recovery und Peerarbeit auf dem Plan.

Zusammenfassend lässt sich festhalten, dass die Sensibilisierung der psychiatrischen Fachpersonen und die Verankerung der Recoveryorientierung ein Changemanagement-Prozess ist, der gut geplant werden will, aber auch Zeit und Geduld benötigt. Positive Hinweise für einen stattfindenden Paradigmenwechsel zeigten sich in den PDGR bereits im Verhalten der Mitarbeitenden und ihrem eigenständigen Bestreben, bisherige Prozesse der Patientenversorgung zu verändern. In den Abteilungen finden zunehmend Diskussionen statt, in denen traditionelle Vorgehensweisen kritisch auf ihre »Recovery-Tauglichkeit« geprüft werden – mit anderen Worten ausgedrückt: »Ist das mit Recovery vereinbar?«. Auch stehen für die Zukunft noch Überlegungen zur Evaluation recoveryorientierter Arbeitsweisen und der Peerarbeit an, woran sich letztendlich der Nutzen für unsere Patientinnen und Patienten bemessen lässt.

Andreas Werner ist Bereichsleiter Pflege der Akutpsychiatrie und Recovery-Beauftragter bei den Psychiatrischen Diensten Graubünden.

Literatur

Alexander, A. (2008): Module 1. Understanding recovery. In: Alexander, A.; Hutchison, C.; Bradstreet, S.; Forrest, S.; Conner, A.; Macaskill, D.; Perkins, R.; Goddard, K.; Bates, P. (Hg.): Realising Recovery Learning Materials, S. 9–34. Edinburgh: The Scottish Recovery Network (SRN); NHS Education for Scotland (NES).

Farkas, M.; Gagne, M. S.; Anthony, W.; Chamberlin, J. (2005): Implementing recovery oriented evidence based programs: Identifying the critical dimensions. Community Mental Health Journal 41 (2): 141–158.

Hutchison, C. (2008): Module 2. Using self to develop recovery focused relationships. In: Alexander, A.; Hutchison, C.; Bradstreet, S.; Forrest, S.; Conner, A.; Macaskill, D.; Perkins, R.; Goddard, K.; Bates, P. (Hg.): Realising Recovery Learning Materials, S. 35–66. Edinburgh: The Scottish Recovery Network (SRN); NHS Education for Scotland (NES).

Indermaur, E. (2014): Bezugspflege mit Hilfe Betroffener weiterentwickeln. Recoveryorientierte Arbeitsweise umsetzen und evaluieren. Psych Pflege Heute 20 (2): 84–85.

Leamy, M.; Bird, V.; Le Boutillier, C.; Williams, J.; Slade, M. (2011): Conceptual framework for personal recovery in mental health: Systematic review and narrative synthesis. The British Journal of Psychiatry 199 (6): 445–452.

Reeves, S.; Goldmann, J.; Oandasan, I. (2007): Key factors in planning and implementing interprofessional education in health care settings. Journal of Allied Health 36 (4): 231–235.

Rogers, E. M. (2003): Diffusion of innovations. 5. Aufl. New York: Free press.

Schubert, B.; Wrobel, M. (2009): Identifizierung von Hindernissen, die die Implementierung von Forschungswissen in die Pflegepraxis hemmen. Pflegewissenschaft 11 (6): 343–351.

Slade, M. (2013): 100 ways to support recovery. A guide for mental health professionals. https://recoverylibrary.unimelb.edu.au/__data/assets/pdf_file/0005/1391270/100_ways_to_support_recovery.pdf (19.06.2001).

Peer+ Fachverband der Expertinnen und Experten durch Erfahrung in psychischer Erschütterung und Genesung (2015): Qualitätskriterien und Richtlinien der Peer-Arbeit. Ein Positionspapier der Vereins Peer+. https://www.peerplus.ch/Joomla/images/peerplus/Dokumente/PositionspapierPeer_QualittRichtlinien.pdf (19.06.2019).

Zuaboni, G.; Abderhalden, C.; Schulz, M.; Winter, A. (Hg.) (2012): Recovery praktisch! Schulungsunterlagen. Bern: UPD. http://www.pflege-in-der-psychiatrie.eu/files/recovery/Recovery_praktisch-_PDF_Version_2012.pdf (19.06.2019).

Das Gezeitenmodell

Johannes Kirchhof

Das Gezeitenmodell von Phil BARKER und Poppy BUCHANAN-BARKER (2013) bietet den theoretischen Rahmen und die praktische Arbeitsgrundlage, um Menschen in seelischen Krisen strukturiert und zielgerichtet auf ihrem Genesungsweg zu begleiten und zu unterstützen. Da es sich keiner kategorialen Dimensionen bedient, sondern die individuelle Lebensgeschichte und Bedürfnislage des Betroffenen ins Zentrum stellt, zielt es mit allen seinen Bestandteilen auf den persönlichen Recoveryprozess ab.

Der Name »Gezeitenmodell« beruht auf der zentralen Metapher des Modells, in der das Leben als Reise auf dem Ozean der Erfahrungen beschrieben werden kann, auf dem man manchmal in Stürme oder gar in Seenot gerät. Das Schiff kann leckschlagen, die Segel können zerreißen oder das Problem besteht darin, ganz allein auf dem weiten Meer unterwegs zu sein. Dann ist es wichtig, in einem sicheren Hafen das Schiff wieder instand zu setzen. Und hier ist dann das Team der professionellen Helfer gefragt.

Zunächst ist unmittelbar für Sicherheit zu sorgen. Dann folgt die Phase der Erholung, in der die betroffene Person wieder Kraft schöpfen kann. Bevor dann die Reise des Lebens fortgesetzt wird, müssen gegebenenfalls der Kompass neu ausgerichtet, der Werkzeugkoffer neu bestückt, die Segel geflickt werden. Im übertragenen Sinne wird gemeinsam von dem Menschen in der Krise und seiner Begleitperson ergründet, was getan werden kann, um eine erneute Krise zu verhindern und kritische Situationen bewältigen zu können.

Diese Form der Betrachtung ihrer schwierigen Lebenssituation schätzen viele Patientinnen und Patienten sehr und können so angebotene Hilfe viel leichter annehmen, als wenn sie mit einer für sie vielleicht inakzeptablen Diagnose belegt werden und sich als krank oder gestört fühlen.

Das Modell basiert auf den Ergebnissen einer Studie aus den Neunzigerjahren, in der untersucht wurde, was Patienten und Angehörige von der psychiatrischen Pflege erwarten und was sie als hilfreich und sinnvoll empfinden. Diese Aspekte fasste Barker in den zehn Verpflichtungen zusammen, die

die Wertegrundlage des Modells darstellen und die recoveryorientierte Haltung der Pflegepersonen abbilden (vgl. Abb. 1).

ABBILDUNG 1 Die zehn Verpflichtungen
(nach BARKER & BUCHANAN-BARKER 2013, S. 49)

Die persönliche Stimme wertschätzen
Die Sprache respektieren
Eine ehrliche Neugierde entwickeln
Zum Lehrling werden
Verfügbare Mittel und Wege nutzen
Den nächsten Schritt formulieren
Zeit schenken
Persönliche Lebensweisheiten enthüllen
Wissen, dass Veränderung immerwährend ist
Transparent sein

Diese Verpflichtungen gelten für alle Phasen der Pflegebegleitung. Sie beginnt mit dem Aufnahmeassessment, das innerhalb der ersten beiden Tage des Aufenthalts zu erstellen ist. Dazu gehören ein Protokoll des wöchentlichen Bezugspflegegesprächs, der Bogen zur Gefährdungseinschätzung und der persönliche Sicherheitsplan. Diese Elemente der Bezugspflege werden um das Angebot der Gezeitengruppen ergänzt.

Das Aufnahmeassessment

Das Aufnahmeassessment schafft die praktische Arbeitsgrundlage für den Aufbau der Beziehung und die Priorisierung der Probleme. Offene Fragen lassen den Patienten selbst die Themen bestimmen, die für ihn relevant sind. Im Aufnahmeassessment geht es zunächst um die Entstehung der Problematik und die Entwicklung der Symptome.

Durch die Fragen nach den Emotionen und den Auswirkungen auf die Beziehungen können Patienten und Pflegepersonen schon hier Zusammenhänge erkennen, die die Symptomatik aufrechterhalten oder sogar verstärken. Wie in allen therapeutischen Prozessen ist es entscheidend für den Erfolg der Behandlung, diese krankheitserhaltenden Faktoren zu identifizieren.

Der zweite Fragenkomplex zielt auf das »Hier und Jetzt« und die Bedeutung des Geschehens für den Betroffenen. »Welche Bedeutung hat das alles?« und »Was sagt das alles über mich als Person aus?« sind die beiden schwierigsten, aber enorm wichtigen Fragen. Diese hat sich der Patient vielleicht noch nie gestellt, versteht vielleicht nicht sofort die Bedeutung für die Behandlung. Aus der Antwort ergibt sich aber eine Aussage zum Selbstbild und Krankheitskonzept. So erklären sich beispielsweise Menschen mit depressiven Erkrankungen ihre Situation durch ihr Versagen oder persönliche Schuld, und die Pflegeperson erkennt, wie wichtig unmittelbare Entlastung ist. Ein Patient mit dieser Sichtweise kann dann zeitnah an den entsprechenden Therapiegruppen teilnehmen, in denen er seine Gedanken und sein Leid als typische Zeichen einer behandelbaren Krankheit einzuordnen versteht.

Im nächsten Schritt erfolgt die Priorisierung der unerfüllten Bedürfnisse oder Probleme. Die Hauptthemen werden aufgelistet und dann wird festgehalten, wie stark der Patient unter dem jeweiligen Aspekt leidet, wie sehr sein Alltag hierdurch beeinträchtigt ist und inwieweit er das Ganze kontrollieren kann. So wird die gesamte Problematik noch mal zusammengefasst, und die Dringlichkeit der einzelnen Themen wird ersichtlich. Bei Suizidgedanken z. B., die viele Menschen mit psychischen Problemen belasten, ist es von entscheidender Bedeutung, ob der Betroffene sie »unter Kontrolle« hat oder ob er schon nach Möglichkeiten der Durchführung sucht. Die Beantwortung dieser Fragen hilft also, sich den wichtigsten Themen unmittelbar zuzuwenden.

Wenn das Assessment bis hierhin durchgearbeitet wurde, hat der Patient Gelegenheit gehabt, seine Erfahrungen und Erklärungen zu schildern; er hat Interesse an seiner Person und Geschichte erfahren. Danach ist er eher bereit, sich dem zuzuwenden, was ihm auf dem Weg zur Genesung helfen könnte.

Die Fragen nach den Ressourcen beginnen mit der Frage nach den Personen, die dem Patienten oder der Patientin bei der Lösung der Probleme oder Erfüllung der Bedürfnisse helfen können. Als Zweites wird nach

Dingen gefragt, die für die meisten von Bedeutung sind: Geld, Zuhause, Beruf, Hobbys etc. Zuletzt wird nach den Überzeugungen und Werten gefragt, die für den Betroffenen wichtig sind. Hierzu gehören der Glaube oder eine persönliche Lebensphilosophie. So vollzieht sich ein Kreis, der abgeschlossen wird mit der Zielformulierung: »Wie wäre es, wenn das Problem gelöst oder das Bedürfnis befriedigt worden wäre?« Es wird also imaginiert, wie das Leben nach Überwindung der Krise aussehen könnte.

Diese bildhafte Vorstellung des Wunschzustands hat eine starke, spürbare Wirkung und ist gleichzeitig der erste Schritt auf dem Weg dorthin. Ohne diesen systematischen Ablauf wäre es für die meisten Menschen in schweren Krisen kaum möglich, sich auf eine Zielformulierung einzulassen. So aber kann die Pflegeperson dem Betroffenen Mut und Hoffnung machen, dass mit gemeinsamer Anstrengung dieses Ziel schrittweise näher rücken wird.

In der Natur der Sache bzw. der Erkrankung liegt, dass es bei bestimmten Ausprägungen seelischer Erkrankung, z. B. in einem akuten Erregungszustand oder bei massiven kognitiven Einschränkungen, nicht möglich ist, ein mehrseitiges Assessment auszufüllen. Dem Patienten, der Patientin aber mit echtem Interesse, Wertschätzung und Empathie gegenüberzutreten, zeigt allein schon einen starken Effekt. Die Erfahrungen in der mehrjährigen Anwendung zeigen, dass bei der weit überwiegenden Anzahl akutpsychiatrischer Patienten schon im Aufnahmegespräch ein erstes Aufkeimen von Hoffnung zu spüren ist.

Das Protokoll der Einzelsitzung

In gleicher Verbindlichkeit wie das Aufnahmeassessment sollte im klinischen Alltag das Protokoll zur Einzelsitzung angewandt werden, mit dem die wöchentlichen Bezugspflegegespräche durchgeführt werden. Dann findet der Patient zuverlässig und regelmäßig einen zeitlichen Rahmen, in dem er seine Wünsche und Anliegen äußern kann. Dadurch entfällt der Bedarf, sich immer wieder Gehör verschaffen zu müssen, um überhaupt in seiner Bedürftigkeit wahrgenommen zu werden.

Zu Beginn des Bezugspflegegesprächs wird das Ziel der nächsten Woche formuliert und dann gemeinsam reflektiert, was sich in den Tagen vom

letzten Bezugspflegegespräch bis heute verändert hat. Dabei wird vornehmlich die emotionale Ebene angesprochen. Die nächste Frage zielt auf die Handlungsebene ab: »Was habe ich getan?« Die kognitive Ebene folgt mit der Frage: »Was folgt hieraus? Was denke ich über diese Entwicklung?« Durch die Sensibilisierung für die kleinsten Veränderungen wird der Zusammenhang mit dem eigenen Handeln herausgestellt und so dem Patienten die Gelegenheit gegeben, aus dem lähmenden Gefühl der Ohnmacht und Machtlosigkeit herauszufinden.
Die Gestaltung des Protokolls des wöchentlichen Bezugspflegegesprächs erleichtert es der Pflegeperson und dem Patienten, zu erkennen, welche Schritte für seine Genesung förderlich sind. Die Pflegeperson sensibilisiert den Patienten für die kleinen Veränderungen und erkennt dessen Anstrengungen an. So steigt sein Gefühl der Selbstwirksamkeit. Häufig leben Menschen in seelischer Not zurückgezogen von sozialen Kontakten, es fehlen sinnstiftende Aufgaben und Struktur. Erkennt der Betroffene nun, dass er selbst wieder Einfluss nehmen kann auf seine Situation, sein Befinden, dann ist der Grundstein gelegt für seine persönliche Recovery.

Monitoring Assessment

Liegt ein akuter Krisenzustand vor, bei dem es um Sicherheit vor Selbstverletzungen oder suizidalen Handlungen geht, kommt das »Monitoring Assessment« zum Einsatz. Das partizipative Prinzip wird auch in krisenhaften Zuspitzungen gepflegt. Fragen nach der Selbsteinschätzung des Gefährdungsgrades und dem, »was jetzt helfen kann, mich sicherer und geborgener zu fühlen«, unterstreichen das. Hieran knüpft der »Persönliche Sicherheitsplan« an. Dieser hat zwei Ziele:

- Definieren, was genau die Person für sich selbst tun könnte, um die Wahrscheinlichkeit einer weiteren Schädigung ihrer selbst oder Dritter zu verringern und sich selbst emotional geborgener zu fühlen.
- Identifizieren, was andere Menschen – Teammitglieder, andere in Pflege und Fürsorge befindliche Menschen, Freunde etc. – tun können, um dies zu ermöglichen.

Aufgabe der Bezugspflegeperson ist es, immer wieder nachzufragen, wie der Betroffene seine Situation sieht, wo er hinmöchte, was er für sich tun kann. Parallel wird festgelegt, was die Pflegenden zu seiner Unterstützung tun werden. So bleibt der Patient in der Verantwortung und bestimmt die Richtung. Die Pflegenden müssen nicht für den Patienten Probleme formulieren und geraten so auch nicht in Gefahr, ihre Vorstellung von Gesundheitszielen dem Patienten überzustülpen.

Gezeitengruppen

Ein wichtiger Baustein des Gezeitenmodells sind die Gezeitengruppen: »Oft entziehen sich Menschen alltäglichen sozialen Situationen, indem sie sich von der Welt und allem, was soziales Leben zu bieten hat, zurückziehen. Dies kann das Gefühl von Isolation und persönlichem Versagen verstärken und die Selbstwahrnehmung, vor allem den Wert als Person, beeinträchtigen. Ziel der Gezeitengruppen ist es, für ein Setting zu sorgen, in dem Menschen eine Steigerung ihres Selbstwertes erfahren können« (Barker & Buchanan-Barker 2013, S. 127).

Es gibt drei verschiedene Formen von Gruppen:

Informationsgruppe Hier erfahren die Patientinnen und Patienten, wo sie bestimmte Unterstützung finden können, nicht nur in der Klinik, sondern auch zu Hause.

Lösungsgruppe Die Teilnehmenden werden ermutigt, gemeinsam Erfahrungen und Ressourcen zu finden, von denen aus Veränderungen angestoßen werden können.

Entdeckungsgruppe In hochgradig unterstützender Atmosphäre haben die Menschen Gelegenheit, über sich selbst und ihr Leben zu sprechen.

Die Genesungsgruppe

Die Genesungsgruppe verbindet Elemente der drei Gezeitengruppen. Hier wird in Anwesenheit einer Genesungsbegleiterin, einer Expertin aus Erfahrung, die eine EX-IN-Ausbildung abgeschlossen hat, über alles gesprochen, was die Betroffenen auf dem Weg zur Genesung als hilfreich oder hinderlich erleben. Die Aufgabe der durchführenden Pflegeperson ist es, eine vertrauensvolle Atmosphäre zu schaffen, in der sich die Betroffenen öffnen und über ihre Erfahrungen zu sprechen beginnen. Wenn dann jemand seine momentane Hoffnungslosigkeit schildert, seine

Verzweiflung darüber ausdrückt, dass er nicht glaubt, wieder gesund zu werden, stehen ihm die anderen Patienten bei und sprechen ihm Mut zu. Dies hat natürlich eine viel größere Wirkung und Authentizität, als wenn professionelle Helfer dies tun.

In diesen Gruppen machen die Patienten einerseits die Erfahrung, dass sich die Mitpatienten ihrer annehmen, andererseits, dass sie selbst für die Mitpatienten hilfreich sein können. Diese Gruppen stärken nicht nur das Selbst, sondern auch den Zusammenhalt der Patienten untereinander spürbar. Es ergänzt die Wirkung des Modells über den individuellen Prozess bei jedem einzelnen Patienten hinaus.

Erfahrungen mit dem Gezeitenmodell

In der Psychiatrie der Uniklinik Köln wurde bereits im Erscheinungsjahr der deutschen Übersetzung des Buches von Buchanan-Barker und Barker 2013 die Einführung mit einem Pretest gestartet. Die Bücher wurden zur Verfügung gestellt; auf zwei Stationen sammelten die Pflegepersonen erste Erfahrungen in der Anwendung des Assessments und der Durchführung der Bezugspflege nach den Prinzipien des Gezeitenmodells. Die Auswertung nach einigen Monaten erfolgte durch Einzel- und Gruppeninterviews. Danach wurden kleine Anpassungen am Assessment vorgenommen und für die Pflegeplanung Fragen aus der »Strukturierten Informationssammlung« ergänzt. So werden auch relevante Bereiche erfasst, wenn der Patient nicht in der Lage ist, die problematischen Felder selbst zu benennen. So kombiniert das Verfahren die subjektive Sicht des Patienten oder der Patientin mit den pflegerelevanten Kontextkategorien und einer Risikoeinschätzung, zu der Pflegende heute verpflichtet sind. Diese wird konsequent Woche für Woche durchgeführt.

Wenn man ein derartiges Pflegekonzept implementieren will, bedarf es einer umfassenden Information des Personals. Im zweiten Schritt muss eine umfassende Schulung stattfinden, die durchaus prozessbegleitend sein kann.

Die Schulungen zum Gezeitenmodell werden an der Uniklinik Köln als ganztägige Seminare abgehalten, in denen zunächst die Grundlagen und die Haltung vermittelt werden und dann praktische Übungen ein Gefühl der Wirkung erlebbar machen. Inhaltlich hat das Gezeitenmodell die

Bezugspflege in Richtung Recoveryorientierung verändert. Der ganze Pflegeprozess zielt nun ab auf eine Stärkung des Selbstwerts und eine Erhöhung der Selbstwirksamkeitserwartung der Patientinnen und Patienten. Diese erleben die Pflegepersonen als hilfreiche Begleiter, die wertschätzend die Bemühungen der Patienten anerkennen und sie stärken. Als vor zwei Jahren als letzter Schritt die Genesungsgruppe eingeführt wurde, hat sich die Atmosphäre auf der Station nochmals verbessert. Der Zusammenhalt und das Vertrauen untereinander werden gefördert, es wird offener miteinander kommuniziert.

Das erleben auch die Betroffenen so, von denen eine hier das letzte Wort haben soll:

Sabine G., Genesungsbegleiterin: »Ich hatte im Laufe meiner Erkrankungsgeschichte – ca. 30 Jahre rezidivierende Depression – insgesamt sieben Klinikaufenthalte, hauptsächlich in psychosomatischen Privatkliniken, aber auch Tageskliniken mit mehr oder weniger nachhaltigem Erfolg von maximal einem Jahr, bis ich wieder einen Rückfall hatte.

Meinen letzten Klinikaufenthalt nach einer der längsten und schwersten depressiven Episoden von etwa einem Jahr hatte ich auf der offenen Station der Psychiatrie der Uniklinik in Köln. Zu diesem Zeitpunkt litt ich unter folgender Symptomatik: Ich hatte mich sozial total isoliert, ging nicht mehr ans Telefon, machte nach Klingeln keine Tür mehr auf, leerte den Briefkasten nicht mehr, vermied alle Kontakte zu Familie und Freunden, ging nur noch im Dunkeln raus, wenn mich niemand sah, führte kaum noch Gespräche. Meine Sprache und Gesprächsfähigkeiten waren reduziert, ich konnte den Zusammenhängen in Gesprächen nicht mehr richtig folgen. Ich hatte keinen Antrieb mehr: Das Aufstehen bereitete mir große Schwierigkeiten, ich verließ das Bett nur, wenn meine Kinder kamen. Ich aß kaum etwas, konnte meinen Haushalt nicht mehr führen, ging nicht mehr einkaufen, machte kaum noch sauber; auch meine körperliche Hygiene war sehr eingeschränkt.

Auch meine kognitiven Leistungen waren spürbar reduziert. Obwohl ich immer viel gelesen hatte, konnte ich den Zusammenhängen in Büchern nicht mehr folgen, schaute nur Fernsehen bis zu zwölf Stunden täglich, ohne dem Sinn der Sendungen folgen zu können. Ich hatte an nichts und niemandem mehr Interesse, keine Perspektive, sah keinen Sinn mehr im Leben, wollte keine Hilfe mehr annehmen, weil alles hoffnungslos erschien und ich schon so viel probiert hatte. Am schlimmsten aber war meine völlige Gefühllosigkeit. Außer negativen Emotionen, wie Selbsthass, Angst und Negativität, konnte ich nichts anderes mehr spüren. Selbst meine Kinder waren mir gleichgültig; ich dachte sogar, dass sie ohne mich besser dran wären. Ich hatte keine emotionale Beteiligung mehr.

In diesem Zustand hat mich eine Freundin vorgefunden und schnell dafür gesorgt, dass ich in die Psychiatrie kam. Die Pflege der offenen Station der Uniklinik, auf die ich kam, arbeitete nach dem Gezeitenmodell. Ich hatte wöchentliche Bezugspflegegespräche. Im ersten Assessmentgespräch wurde ich intensiv über mein Befinden und meinen Zustand befragt und meine Schwierigkeiten und Bedingungen wurden genauestens dokumentiert. Aber irgendwie merkte ich, dass ich mit meiner ersten Bezugspflegeschwester nicht wirklich klarkam. Sie wollte schon früh, dass ich wieder nach Hause gehe, um auszuprobieren, wie es ist, was mich total unter Druck gesetzt hat. Irgendwann brachte ich den Mut auf, um einen Wechsel zu bitten. Mein Wunsch wurde ernst genommen, nicht sanktioniert und ich bekam einen neuen Bezugspfleger. Von da an ging es langsam bergauf.

In den wöchentlichen Bezugspflegegesprächen wurden Minimalstaufgaben mit mir vereinbart, die täglich eine Minute beanspruchten (dreimal aufschreiben, wie es mir geht, was sich verändert etc.), und diese langsam gesteigert – immer in Absprache mit mir und niemals mit Druck, sodass sich langsam (obwohl ich erst nichts merkte) eine Besserung meines Befindens einstellte. Alle Bezugspflegegespräche wurden genauestens dokumentiert, mit mir besprochen und kleinste Veränderungen registriert. So wurden mir meine Fortschritte, die ich selber gar nicht wahrnehmen konnte, nach und nach bewusst gemacht und »bewiesen«.

In den wöchentlichen Bezugspflegegesprächen hatte ich immer das Gefühl, dass mir wirklich zugehört wurde und ich, trotz meiner Erkrankung, als Mensch ernst genommen wurde, mir etwas zugetraut und zugemutet wurde.

Durch die engmaschige Betreuung konnte meine Entwicklung und Veränderung wahrgenommen und dokumentiert werden. Es wurden kleinste, gut umsetzbare Ziele mit mir besprochen und deren Umsetzung immer wieder überprüft, Schwierigkeiten wurden besprochen und neue Ziele mit mir vereinbart. Dabei konnte ich immer selber entscheiden, was und wie viel ich machen wollte und in welchem Tempo. Ich wurde also trotz meiner Erkrankung als entscheidungs- und selbstbestimmter Mensch respektiert und war wieder ›im Gespräch‹. Immer wieder wurde ich an

meine Ressourcen und Fähigkeiten erinnert und diese an die jeweilige Situation und Aufgaben angepasst.
So wurde im Laufe der Zeit mit mir zusammen eine Steigerung meines Selbstwerts und meiner Selbstwirksamkeit erarbeitet, die ich nachvollziehen konnte. Dadurch veränderte sich auch die durch meine Krankheit getrübte Selbstwahrnehmung durch ein mich anders wahrnehmendes und spiegelndes Gegenüber, von einem ›Ich kann und bin nichts‹ hin zu einem ›Ich kann (kleine) Dinge verändern und bewirken‹. Besonders wichtig dabei war mir auch, dass ich weder bewertet noch beurteilt wurde und ich vertrauen konnte auf die Professionalität, Unterstützung und Empathie – ich war nicht mehr allein! So konnte ich auch wieder Hilfe annehmen und Emotionen spüren und zulassen.
Am Ende meines Aufenthalts hatte ich mit dieser Unterstützung wieder das Gefühl, dass ich mein weiteres Leben selbstständig, verantwortlich und selbstwirksam steuern kann und mich trotzdem auch fürsorglich um mich kümmern könnte, um Rückfalle zu vermeiden.
Zum guten Schluss hat mich mein Bezugspfleger mit der EX-IN-Ausbildung bekannt gemacht und mir diese zugetraut (und ich habe ihm das sogar geglaubt, weil er mich mittlerweile gut kannte). Ich bekam also eine neue Perspektive, einen neuen Kurs, was ich vor dem Aufenthalt nicht mehr hatte. Heute bin ich ausgebildete Genesungsbegleiterin und moderiere u. a. die Genesungsgruppe in der offenen Psychiatrie der Uniklinik Köln.
Als Patientin war ich von Anfang an in der Genesungsgruppe dabei und habe mir angehört, was die Mitpatienten, die schon länger da waren, so über ihre Genesungsfortschritte erzählt haben – für mich in meinem Anfangszustand natürlich völlig unglaubhaft und nicht nachzuvollziehen!
Durch die regelmäßige und immer aktivere Teilnahme veränderte sich aber auch hier etwas hin zum Besseren, da ich merkte, dass ich den Gesprächen immer besser folgen und mich einbringen konnte. Ich war mit meiner Situation nicht alleine, und meine Probleme relativierten sich auch etwas durch die Schilderungen und die Empathie der Mitpatienten. Außerdem merkte ich, dass ich wieder denken und sprechen konnte, wieder etwas zu sagen und zu geben hatte, was mein Selbstbewusstsein stärkte. Ich konnte andere unterstützen und sie mich, d. h. Hilfe geben und annehmen. Meine Erfahrungen waren es wert, mitgeteilt zu werden, und umgekehrt. Ich konnte am Ende anderen Patienten Mut machen und wieder Selbstwirksamkeit erleben.

Für diese Erfahrungen bin ich sehr dankbar und sie tragen und schützen mich bis heute. Seit diesem Aufenthalt bin ich stabil.

***Johannes Kirchhof** ist Fachkrankenpfleger (BA) und Teamleiter in der Psychiatrie der Uniklinik Köln. Hier ist er betraut mit der Pflegeentwicklung.*

Literatur

Barker, P. J.; Buchanan-Barker, P. (2013): Das Gezeitenmodell: Der Kompass für eine recovery-orientierte psychiatrische Pflege. Bern: Huber.

Die Recoverygruppe Gesundheit und Wohlbefinden

Christian Burr, Andréa Winter

Im Jahr 2009 wurde auf einer psychiatrischen Akutstation in den Universitären Psychiatrischen Diensten (UPD) in Bern ein zweijähriges Projekt gestartet zum Thema Recovery und Peer-Involvement (Burr et al. 2013). Zur damaligen Zeit war das Thema Recovery im deutschsprachigen Raum noch sehr neu und spielte nur eine marginale Rolle – trotz erster Studien, die eine positive Wirkung von Recoveryorientierung und Peerarbeit zeigten (Levitt et al. 2009; Repper & Carter 2011). Zur Entwicklung und Durchführung dieses Projekts wurde im Pflegeteam eine Person mit eigener Krankheits- und Genesungserfahrung als Peermitarbeiterin angestellt. Zusammen mit ihr wurde ein Manual zur Durchführung einer Recoverygruppe für Menschen mit psychischen Problemen entwickelt (Burr & Winter 2011). Das Ziel dabei war, die zentralen Botschaften des Recoverykonzepts sowie die Expertise der Peermitarbeiterin möglichst vielen Pflegenden und andere Fachpersonen sowie den Menschen mit psychischen Problemen vor- und zur Verfügung zu stellen.

Da der Begriff Recovery vielen fremd war, suchten wir zusammen Alternativen und einigten uns dann auf den Namen der Gruppe: »Gesundheit und Wohlbefinden«. Die Gruppe erfolgt nach einem strukturierten Ablauf (siehe Abbildung 1, S. 192) mit Einleitung, Regeln und Zielen, Rückblick aufs letzte Mal, Vorstellen des Themas, Resonanzrunde, Pause mit gesunder Zwischenmahlzeit, Porträt einer Person »in Recovery« schauen (Recovery-DVD von Pro Mente Sana), Rückmelde- und Diskussionsrunde zum Porträt, Verteilen und Besprechen der Aufgabe fürs nächste Mal.

Die Gruppe lief gut an, das war nicht nur unser Eindruck, das zeigten auch persönliche Rückmeldungen und die Evaluation (Burr & Winter 2011). Zudem wurde das Manual im Jahr 2010 von der Stiftung zur Förderung der Krankenpflege im Kanton Bern mit dem Berner Pflegepreis prämiert mit folgender Begründung:

» Das Projekt beschreibt konkret, wie im akutpsychiatrischen Alltag vom Pathogenese- zum Salutogenesemodell gewechselt werden kann. Die

Anstellung einer Betroffenen als Expertin für die Gestaltung und Leitung der Gruppenaktivitäten schafft die Voraussetzungen für den Abbau des Gefälles zwischen Betroffenen und Professionellen. «

ABBILDUNG 1 Ablauf und Themen der Gruppe Gesundheit und Wohlbefinden

Einleitung, ca. 5 Minuten

- Einleitung gemäß Beschreibung
- Regeln, Ziele
- Rückblick auf das letzte Mal

Diskussionsteil, ca. 25 Minuten

- Einführung in eines der folgenden Themen, Abgabe von einfachem Infomaterial (ca. 5–7 Minuten)
  - Zehn Schritte zur psychischen Gesundheit
  - Hoffnung
  - Meine Ziele und Träume
  - Das Recoverykonzept
  - Sinnfindung und Spiritualität
  - Das Salutogenesemodell
- Resonanzrunde bezüglich Thema, dabei persönlichen Bezug herstellen und Flipchart-Protokoll (ca. 15–20 Minuten)

Pause, ca. 5–7 Minuten

- Es wird eine gesunde Zwischenmalzeit angeboten: saisongerechte Früchte, Beeren oder Gemüse-Dip

Reflexionsteil, ca. 30 Minuten

- Sensibilisiert für das Thema: ein Porträt auf der DVD schauen oder der persönlichen Geschichte eines betroffenen Gastes zuhören (ca. 15 Minuten)
- Rückmelde- und Diskussionsrunde zum Porträt oder der Geschichte.
  Was ist besonders aufgefallen? Was war beeindruckend? Was könnte mir auch helfen?
  Parallel Flipchart-Protokoll erstellen (ca. 15–20 Minuten)

Schluss, ca. 5 Minuten

- Gibt es noch etwas Wichtiges zu sagen zur heutigen Sitzung?
- Aufgabe bis zum nächsten Mal

Auch durch die Publikation in der Zeitschrift »Psychiatrische Pflege heute« (Burr & Winter 2011) erhielten wir in der Folge viele Anfragen vor allem aus Deutschland und der Schweiz zur Verwendung des Manuals, denen wir gerne entsprachen. In den UPD wurde das Manual rege verwendet und gilt mittlerweile als Standard zur Durchführung von Recoverygruppen.

Laufende Anpassungen und Veränderungen durch systematisches Feedback

Im Laufe der Zeit erhielten wir immer wieder Rückmeldungen über die Umsetzung des Manuals. Viele fanden es hilfreich, haben es aber auch verändert und ergänzten es mit neuen Themen. Das war für uns eine erfreuliche Entwicklung und entsprach unserer Idee sehr. Uns war es ja nie darum gegangen, zu sagen, dass es genauso laufen sollte. Wir verstanden das Konzept immer als ein vorläufiges, welches es weiterzuentwickeln gilt.

Um diese Erfahrungen und Veränderungsideen etwas systematischer zu erfassen und für uns und andere nutzbar zu machen, haben wir über verschiedene Kanäle einen Aufruf verschickt, uns eine Rückmeldung zukommen zu lassen. Zur Umsetzung der sechs vorgeschlagenen Module des Konzepts (siehe Abbildung 1) haben wir folgende zwei Fragen gestellt:

- Gibt es Themen, die ihr zusätzlich zu den vorgeschlagenen Modulen dazugenommen habt?
- Gibt es Themen der vorgeschlagenen Module, die ihr weggelassen habt?

Zudem haben wir noch eine ganz allgemeine Frage gestellt:

- Wie sind eure Erfahrungen bei der Arbeit mit dem Konzept der Gruppe Gesundheit und Wohlbefinden?

Von acht Personen haben wir Antworten zu unseren Fragen erhalten.

Ergänzungen

Viele, die mit dem Konzept arbeiten, beschäftigen sich mit weiteren Themen. Am häufigsten genannt wurden die Themen Stigmatisierung inklusive Selbststigmatisierung, Fremdstigmatisierung und Entstigmatisierung;

Frühwarnzeichen; Notfallplan; Umgang mit Angehörigen, auch mit Kindern. Aus einer Rückmeldung ging hervor, dass zum Thema Stigmatisierung ein neues Arbeitsblatt entwickelt wurde, um die Patientinnen und Patienten dafür zu sensibilisieren, dass man keine Krankheit ist, sondern eine Krankheit lediglich hat – neben ganz vielen anderen positiven Eigenschaften. Dabei wird auch mit Antistigma-Sätzen gearbeitet wie »Ich bin nicht die Krankheit, ich habe eine Erkrankung«, »Ich bin gut, so wie ich bin« und »Ich versuche, mich zu akzeptieren und selbst zu lieben«.
Weiter wurde das Thema Recovery oft nicht für sich, sondern zusammen mit den Schritten zur psychischen Gesundheit und Salutogenese bearbeitet. Zudem wurden Themen bearbeitet wie:

- die Gestaltung der Freizeit mit Informationen und Tipps zu Freizeitangeboten und möglichen Hobbys,
- wie Angehörige unterstützend wirken können,
- was eine gute Therapie ausmacht,
- Ernährung und Bewegung,
- Selbstvertrauen,
- Achtsamkeit,
- Freundschaften und soziale Kontakte,
- Klärung sozialrechtlicher Fragen mit dem Sozialdienst,
- Selbstannahme/-akzeptanz und
- Umgang mit Medikamenten, meist mit Unterstützung von Pflegefachpersonen.

In einer Gruppe, die in einer Klinikambulanz angeboten wird, wurde die Bearbeitung weiterer Themen damit begründet, dass die Teilnehmenden die Gruppe meist länger als die vorgesehenen sechs Mal eines Zyklus besuchten und mit den Teilnehmenden dann nach weiteren Themen gesucht worden war. Manchmal hatte dort auch jemand von den Gruppenteilnehmenden ein Thema übernommen und für den nächsten Termin vorbereitet.
In einem Wohnheim wurde das Konzept dahingehend geändert, dass die Gruppenmodule wie eine Reise aufgebaut wurden. Diese »Expedition Recovery« fängt damit an, den »Recoffery« zu packen, und geht weiter über Frühwarnzeichen, Skills, Krisen- und Nofallplan sowie Fremd- und Selbststigmatisierung bis zur Ankunft in einer Oase.
In einer Wohnheimgruppe und in einer weiteren wurde mehr mit Fragen gearbeitet: Wie komme ich zu Energie? Was ist Angst und wie erhalte ich mehr Kontrolle darüber? Wer bin ich? Was für Muster prägen mich?

Was ist Recovery? Auch dort wurde über den Umgang mit Stress, über Empowerment oder auch (Selbst-)Stigmatisierung gesprochen.
Als weitere Idee für den Abschluss der Gruppe wird das Vorlesen einer Geschichte oder eines Gedichtes durch die Leitung der Gruppe vorgeschlagen. Andere etablierten eine Abschlussrunde, in der alle die Gelegenheit erhalten, zu sagen, wie sie sich nach der Gruppe fühlen und was sie daraus mitnehmen.

Was wurde weggelassen?

Auf die Frage, was vom vorgegebenen Konzept nicht verwendet oder weggelassen wurde, hieß es z. B., dass nicht mit den empfohlenen Filmporträts gearbeitet wurde, sondern dass man nach einem eher lockeren Einstieg und dem theoretischen Input dem Austausch mehr Raum gegeben hatte. Verschiedene Rückmeldungen wiesen darauf hin, dass das Thema »Salutogenese« für die Teilnehmenden zu schwer verständlich sei und man daher überlege, dieses wegzulassen oder mit dem Thema Recovery zu verbinden. Auf einer Akutstation machte man die Erfahrung, dass es für viele Teilnehmenden von der Konzentration her besser war, die Gruppensitzung auf eine Stunde zu begrenzen und dafür keine Pause zu machen, weil viele Teilnehmenden geäußert hatten, dass diese die Dynamik in der Gruppe störe.
Zum Vorschlag, beim Thema »Ziele und Träume« das Recovery-Handbuch »Das Leben wieder in den Griff bekommen« (Perkins & Rinaldi 2007) vorzustellen und Ansichtsexemplare zu verteilen, wurden von einer Person angemerkt, dass dies zu viele Informationen seien, welche die Teilnehmenden in der kurzen Zeit nicht aufnehmen könnten.
Es wurde auch die Ansicht vertreten, dass die Module dem persönlichen Zustand der Teilnehmenden angepasst werden sollten, z. B. wenn nach der Akutphase andere Herausforderungen auftreten. Eine Person, die im Wohnbereich arbeitet, hat deswegen den Schwerpunkt mehr auf Wohn- und längerfristige Selbstmanagement-Kompetenzen gelegt.

Allgemeine Erfahrungen

Insgesamt wurden recht positive Erfahrungen mit dem Manual bei der Durchführung der Gruppen gemacht. Das Konzept gebe Halt und Struktur und es sei gut, Arbeitshilfen zu haben, die Regeln oder Ziele der

Gruppe formulieren und einen Rahmen bieten. In diesem Zusammenhang wurde auch die Idee mit der Pausenverpflegung genannt.
Um eine neue Gruppe aufzubauen, wurde es von einer Person als sehr hilfreich erlebt, eine erfahrene Peerkollegin an der Seite zu haben, die schon Erfahrung hatte mit dem Durchführen einer solchen Gruppe. Eine andere Person gab zu bedenken, dass es aus ihrer Erfahrung nur möglich sei, eine solche Gruppe gut zu leiten, wenn man bereit sei, an sich selbst zu arbeiten, und die momentanen Erkenntnisse daraus auch reflektiert einsetze – ganz im Sinne von »mit gutem Beispiel voran und als Person spürbar werden«.
Eine Herausforderung war immer, die Gruppe in ganz anderen Settings als dem einer Akutstation umzusetzen und zu merken, was geändert oder angepasst werden muss. Es gab auch Gruppen, die settingübergreifend angeboten wurden, dann konnten die Teilnehmenden, die in ein anderes Setting wechseln mussten, etwa in eine Tagesklinik oder eine Wohngruppe, weiter an der Gruppe teilnehmen.
Jemand machte die Erfahrung, dass die Gruppe gut angelaufen sei, aber im Verlauf der Zeit dann immer weniger Teilnehmende kamen, sodass sie nach eineinhalb Jahren wieder beendet wurde.
Einigen war es neben den vorgegebenen Themen vor allem wichtig, eine ungezwungene Atmosphäre herzustellen. Zu den verschiedenen Themen der Gruppe gab es unterschiedliche Rückmeldungen der Teilnehmenden. So schien das Thema »Ziele und Träume« nicht bei allen gut anzukommen. Sie diskutierten darüber, ob man denn wirklich ein Ziel haben müsse, da dieses auch Stress auslösen könne. Zum Thema Hoffnung gab es eine Rückmeldung, dass der Begriff Zuversicht zusätzlich verwendet werden sollte, da Hoffnung bei einzelnen Teilnehmenden negativ konnotiert sei. Und wie bereits beschrieben, schien das Thema Salutogenese eher schwer vermittelbar zu sein. Eine Rückmeldung aus dem Bereich Wohnen bezog sich darauf, dass viele Teilnehmende schon von vornherein die Gesundheit und nicht das Behindernde der Krankheit vor Augen hätten. So sei es eher darum gegangen, das Thema in Richtung »Stolpersteine auf dem Weg der psychischen Genesung« zu leiten.

Wie weiter

Wie die Rückmeldungen der Befragung zeigen, gibt es viele Ideen, wie man die Gruppe Gesundheit und Wohlbefinden auch anders machen kann. Bei der Entwicklung des Konzepts hatten wir uns inhaltlich sehr stark an die in der Literatur beschriebenen Konzepte sowie Erfahrungen von Betroffenen gehalten, denen eine klare Verbindung zu personenzentrierter Recovery attestiert wurde – natürlich vor allem von Menschen mit eigener Krankheits- und Genesungserfahrung. Teilweise stellt sich uns die Frage, ob Themen wie Notfallplan oder Frühwarnzeichen tatsächlich in Bezug auf Recovery diskutiert werden sollten oder ob diese sich nicht eher am etablierten, in der Psychoedukation vermittelten Stress-Vulnerabilitäts-Modell anlehnen (Burr et al. 2018). Hier scheint uns die Gefahr zu bestehen, das Konzept Recovery, aber auch das des Gruppenangebots zu verwässern. Diesbezüglich wünschen wir uns eine kritische Auseinandersetzung derer, die solche Änderungen am Konzept vornehmen, mit diesem Thema im Sinne eines Entgegenwirkens einer solchen Verwässerung.

Aus verschiedenen Rückmeldungen geht auch hervor, dass die Änderungen und laufende Anpassungen auch Ausdruck davon sein könnten, dass man als Leitung den immer gleichen Themen »überdrüssig« wird und das Interesse steigt, mal neue Themen aufzunehmen. Auch das Setting spielt sicher eine Rolle. Bei der Entwicklung des Angebots stand die Situation einer Akutstation im Vordergrund, mit entsprechenden kurzen Aufenthaltsdauern der Patientinnen und Patienten. Aber auch dort kam es immer wieder vor, dass einzelne Gruppenteilnehmende über mehrere Wochen oder gar Monate da waren. Ihre Rückmeldungen waren in der Regel, dass sie die gleichen Themen immer sehr unterschiedlich erlebt hätten, da ihre Situation sich geändert und auch die Gruppe immer wieder aus anderen Personen bestanden habe. Uns ist es wichtig, darauf hinzuweisen, dass der Fokus bei Änderungen oder Themenerweiterungen auf die individuellen Bedürfnisse der Teilnehmenden gerichtet sein sollte und nicht nur auf die der Leitung. Gerade auf einer Akutstation scheint es uns wichtig, zu gewährleisten, dass möglichst alle Teilnehmenden ungefähr das Gleiche bekommen und dass das Angebot nicht zu stark von der Person abhängt, die es anbietet. Die stark manualisierte und strukturierte Vorgabe des Konzepts soll diesen Aspekt verstärken. Natürlich heißt das nicht, dass man nicht auf individuelle Fragen und Bedürfnisse in der Gruppe eingehen sollte. Gerade das scheint uns ein wichtiger Aspekt zu sein: Jede Teilnehmerin und jeder Teilnehmer sollte die Möglichkeit bekommen, dass ihre oder seine individuellen Aspekte und Fragen (v. a. bezüglich des entsprechenden Gruppenthemas) berücksichtigt werden, so wie wir das in der Arbeitshilfe auch beschreiben: »Wir zeigen uns flexibel im Bezug auf das geplante Programm und gehen spontan auf auftauchende Fragen und die in der Gruppe entstandene Dynamik ein.« Unsere Erfahrungen zeigen, dass gerade deshalb jede Gruppe ganz anders ist, auch wenn immer wieder die gleichen Themen besprochen werden. In einem anderen Setting, einem Wohnheim oder einer Tagesstätte mit einer konstanten, homogenen Gruppe kann das anders sein.

Gern würden wir zum Schluss noch auf drei Publikationen ähnlicher Angebote hinweisen. Wir denken, dass diese viele gute Ideen liefern, wie man solche »Recoverygruppen« wie die Gruppe Gesundheit und Wohlbefinden noch verbessern kann. Es sind dies »Gefühle erkennen, annehmen und gut mit ihnen umgehen«, »Krisen bewältigen, Stabilität erhalten, Veränderung ermöglichen« und »Trost und Hoffnung für den Genesungsweg«. Alle drei sind von Boden und Feldt (2014, 2015, 2017) geschrieben und tragen den Untertitel »Ein Handbuch zur Gruppenmoderation und zur Selbsthilfe«.

Sie liefern viele gute Hinweise für die Gruppenmoderation, spezifisch auch bezüglich Selbsthilfe, was ja bei der Gruppe Gesundheit und Wohlbefinden im Zentrum steht. Zudem nehmen sie Themen wie Trost oder allgemein das Thema Gefühle auf, die uns für den Recoveryprozess sehr wichtig erscheinen und in unserem Konzept sicher zu kurz kommen.

***Christian Burr** ist Pflegeexperte, MScN, und wissenschaftlicher Mitarbeiter an der Abteilung Forschung und Entwicklung Pflege der Universitätsklinik für Psychiatrie und Psychotherapie Bern. Er ist Doktorand der Pflegewissenschaft an der Philosophisch-Theologischen Hochschule Vallendar (D).*

***Andréa Winter** ist Genesungsbegleiterin und Übersetzerin bei den Universitären Psychiatrischen Diensten in Bern.*

Literatur

Boden, M.; Feldt, D. (2014): Gefühle erkennen, annehmen und gut mit ihnen umgehen. Ein Handbuch zur Gruppenmoderation und zur Selbsthilfe. 2. Aufl. Köln: Pychiatrie Verlag.

Boden, M.; Feldt, D. (2015): Krisen bewältigen, Stabilität erhalten, Veränderung ermöglichen. Ein Handbuch zur Gruppenmoderation und zur Selbsthilfe. 5. Aufl. Köln: Pychiatrie Verlag.

Boden, M.; Feldt, D. (2017): Trost und Hoffnung für den Genesungsweg. Ein Handbuch zur Gruppenmoderation und zur Selbsthilfe. Köln: Pychiatrie Verlag.

Burr, C.; Winter, A. (2011): Gruppe »Gesundheit und Wohlbefinden«. Ein Angebot von Betroffenen für Betroffene. Psychiatrische Pflege Heute 17 (5): 255–261. DOI: 10.1055/s-0031-1287909.

Burr, C.; Seidel, E.; Abderhalden, C. (2013): Umsetzung eines recovery-orientierten Konzeptes auf der psychiatrischen Station Lüthi. Praxisbericht und Evaluation aus der Schweiz. In: Burr, C.; Schulz, M.; Winter, A.; Zuaboni, G. (Hg.): Recovery in der Praxis. Voraussetzungen, Interventionen, Projekte. Köln: Pychiatrie Verlag.

Burr, C.; Zehnder, U.; Schumacher, B. (2018): Recoveryorientierte Psychoedukation bei Menschen mit Psychoseerfahrung. Ergebnisse einer trialogischen Zukunftswerkstatt. Sozialpsychiatrische Informationen 48 (3): 24–29.

Levitt, A. J.; Mueser, K. T.: DeGenova, J.; Lorenzo, J.; Bradford-Watt, D.; Barbosa, A.; Karlin, M.; Chernick, M. (2009): Randomized controlled trial of illness management and recovery in multiple-unit supportive housing. Psychiatric Services 60 (12): 1629–1636. DOI: 10.1176/ps.2009.60.12.1629.

Perkins, R.; Rinaldi, M. (2007): Das Leben wieder in den Griff bekommen: Ein Handbuch zur Planung deiner eigenen Recovery. Bern: Verlag Universitäre Psychiatrische Dienste Bern.

Repper, J.; Carter, T. (2011): A review of the literature on peer support in mental health services. Journal of Mental Health 20 (4): 392–411. DOI: 10.3109/09638237.2011.583947.

Das Recoveryseminar: Ein Gruppenangebot einer psychiatrischen Akutstation

Gianfranco Zuaboni, Helen Schneider

Die Etablierung recoveryorientierter Ansätze in akuten psychiatrischen Settings stellt aus unterschiedlichen Gründen eine Herausforderung dar. Diese wird vielfach mittels der Implementierung von entsprechenden Gruppenangeboten angegangen. Das »Recoveryseminar« ist ein solches Gruppenangebot und wurde auf der Grundlage praktischer Erfahrungen und literaturbasierter Erkenntnisse entwickelt. In diesem Beitrag wird das Konzept vorgestellt und mit Erfahrungen der Umsetzung auf der psychiatrischen Aufnahmestation B2 ergänzt.

Das Sanatorium Kilchberg ist eine Klinik mit einem psychiatrischen Grundversorgungsauftrag für eine Region mit 200.000 Einwohnern im Kanton Zürich. Es ist eine der ältesten psychiatrischen Institutionen in der Schweiz. Sie verfügt über 180 Betten und teilstationäre, tagesklinische und ambulante Angebote. Ein wesentliches Merkmal des Sanatoriums Kilchberg ist die hohe Bereitschaft, innovative Ansätze in seinen Dienstleistungen zu implementieren. So setzt sich die Klinik bereits seit Jahren systematisch mit dem Recoveryansatz auseinander und die Peerarbeit ist in der Organisation fest verankert.

Für die allgemeine fachliche Weiterentwicklung der Klinik hat sich der Recoveryansatz als hilfreich und nützlich erwiesen. So ergab die kritische Reflexion der Angebote und Prozesse mittels des Recoveryansatzes wichtige Impulse zur Reduktion von Zwangsmaßnahmen und zur Öffnung akutpsychiatrischer Stationen.

Die Station B2 behandelt schwerpunktmäßig Menschen mit affektiven Erkrankungen, aber es werden auch Patientinnen und Patienten mit anderen psychischen Erkrankungen auf der Station aufgenommen und behandelt. Die Aufenthaltsdauer beträgt durchschnittlich drei Wochen. Die Behandlung basiert sowohl auf Gesprächen mit Ärzten, Bezugspflegenden, Peermitarbeitenden und Psychologen als auch auf Pharmako-, Kunst- und Bewegungstherapien. Gemeinsam mit den Patientinnen und

Patienten wird zu Beginn des Aufenthalts ein individueller Behandlungs- und Therapieplan erstellt. Ein Bestandteil des Angebots ist der Besuch des »Recoveryseminars«, welches zweimal pro Woche durchgeführt wird.

Die Vorläufer

Auf der Station B2 werden schon seit einigen Jahren peergeleitete Gruppen angeboten. Den Anfang machte ein Gruppenangebot, in welchem gemeinsam das Manual »Das Leben wieder in den Griff bekommen« bearbeitet wurde (PERKINS & RINALDI 2007). Mit der Zeit und veränderten Anforderungen wurde das Konzept der Gruppe modifiziert. Im Zentrum standen nun vermehrt Themen und Herausforderungen, mit denen die Patientinnen und Patienten nach ihrem Klinikaufenthalt konfrontiert waren. Die primäre Absicht war dabei, die betroffenen Personen auf ihre Recoveryreise gut vorzubereiten. Das Angebot wurde als »Austrittsvorbereitungsgruppe« bezeichnet. Zu Beginn unserer Tätigkeit auf der Station übernahmen wir das Konzept und führten es eine Weile nach den Vorgaben durch. Dabei fiel uns auf, dass es, obwohl das Angebot bei den Patientinnen und Patienten gut angenommen wurde, einige Punkte gab, die ihnen Schwierigkeiten bereiteten. So war beispielsweise die Namensgebung »Austrittsvorbereitungsgruppe« vor allem für diejenigen Patienten irritierend, die gerade erst auf der Station aufgenommen worden waren und zuvor auch noch nie in einer psychiatrischen Klinik waren. Für diese Personengruppe wäre es hilfreicher gewesen, wie sie sagten, sich mit der aktuellen Situation auseinandersetzen zu können oder zu erfahren, wie man sich auf der Station für seine Anliegen einsetzen kann.
Der Ablauf und die Inhalte der Austrittsvorbereitungsgruppe waren manualisiert. Das hatte den Vorteil, dass die Inhalte konstant angeboten wurden. Als Nachteil erwies sich der eingeschränkte Spielraum, um auf die Bedürfnisse und aktuelle Situation der Teilnehmenden einzugehen. Als Beispiel sei ein Modul genannt, das die »Patientenvorausverfügung« thematisierte. Hier erhielten wir häufig die Rückmeldung, dass die Teilnehmenden nicht daran interessiert seien, da sie noch nie die Erfahrung gemacht hatten, gegen ihren Willen behandelt worden zu sein.

Um eine konzeptionelle Überarbeitung vornehmen zu können, formulierten wir an die ärztliche und pflegerische Stationsleitung den Wunsch nach einem entsprechenden Arbeitsauftrag. Darin beschrieben wir unsere Absicht, die bestehenden Inhalte mit weiteren evidenzbasierten Elementen zu ergänzen. Auch wollten wir den Ansatz der Koproduktion verwenden.

Die Koproduktion

Mit dem Konzept »Koproduktion« wird die erweiterte Partizipation aller an einer Dienstleistung beteiligten Personen beschrieben (siehe den Beitrag zur Koproduktion in diesem Buch). Auf die psychiatrische Klinik übertragen bedingt dies, die Patientinnen und Patienten bei der Entwicklung, Durchführung und Evaluation eines Angebots zu beteiligen.

Nach Slay & Robinson (2011) zeichnet sich Koproduktion durch die folgenden Merkmale aus:

Personen als wertvoll anerkennen Patientinnen, Patienten und Angehörige anders wahrnehmen: nicht als passive Empfänger von Behandlungsmaßnahmen oder als eine »Belastung« für das System, sondern als gleichberechtigte Partner bei der Erarbeitung und Durchführung von Dienstleistungen.

Auf den vorhandenen Fähigkeiten der Personen aufbauen Personen aktiv unterstützen, ihre Fähigkeiten zu erkennen und zu nutzen (Fokus auf Ressourcen und nicht auf Defizite).

Wechselseitigkeit und Gemeinsamkeit Wechselseitige Beziehungen zu Fachpersonen und anderen Personen entwickeln und sich auf gemeinsame Verantwortlichkeiten und Erwartungen einlassen.

Peersupport-Netzwerke Wissenszuwachs und Wissenstransfer durch die Einbindung von persönlichen und Peernetzwerken fördern, als Ergänzung zu den Netzwerken der Fachpersonen.

Barrieren abbauen Die Unterscheidung zwischen Fachpersonen, die Dienstleistungen entwickeln, und Personen, die Dienstleistungen nutzen, beseitigen. Neugestaltung der Machtverhältnisse und der Art und Weise, wie Dienstleistungen entwickelt und erbracht werden.

Erleichtern statt bereitstellen Fachpersonen befähigen, Katalysatoren des Wandels zu werden und nicht nur Anbieter von Dienstleistungen zu sein.

An diesen Merkmalen orientierten wir uns bei der Erarbeitung des Konzepts. Neben der Nutzung von literatur- und evidenzbasiertem Wissen berücksichtigten wir auch unsere praktischen Erfahrungen. Dies sowohl bei der Leitung von vergleichbaren Gruppen als auch in der Rolle als Patientin und Fachperson. Auch wurden die Rückmeldungen der Patientinnen und Patienten bezüglich der bestehenden Angebote eingearbeitet.
Die Gruppe wird durch eine Peermitarbeiterin und eine Fachperson gemeinsam moderiert, wobei alternierend eine Person die Leitung übernimmt und die andere sich an den entstehenden Diskussionen beteiligt.
Zentral für alle Gruppenprozesse ist der Rückgriff auf das Erfahrungswissen aller Teilnehmerinnen und Teilnehmer. Ihre Expertise wird als zentraler Ausgangspunkt anerkannt. Auch Fachpersonen sind eingeladen, neben ihrem fachlichen Wissen bearbeitete persönliche Erfahrungen in die Gruppe einzubringen.

Von der »Gruppe« zum »Seminar«

Um die erweiterte Form der selbstbestimmten Partizipation bereits in der Namensgebung des Angebots zum Ausdruck zu bringen, entschieden wir uns für die Bezeichnung »Recoveryseminar«. Passend schien uns der Begriff »Seminar«, weil er laut Definition den Fokus auf den Erwerb und die Vertiefung von Wissen setzt, das interaktiv in kleineren Gruppen erworben wird.
Im Recoveryseminar wird Wert darauf gelegt, einen Rahmen anzubieten, in welchem Informationen und Wissen vermittelt werden, persönliche Erfahrungen und Sichtweisen ausgetauscht und individuelle Reflexion angeregt wird.
Die einzelnen Seminarsitzungen werden regelmäßig durch die Teilnehmenden evaluiert. Allfällige Anpassungen der Form der Durchführung und der Inhalte werden möglichst zeitnah umgesetzt. Auch sind wir darum bemüht, die Inhalte des Seminars fortlaufend weiterzuentwickeln und Neuerungen einzuarbeiten.
Wir nutzen dabei den von der Forschergruppe um Mary Leamy (Leamy et al. 2011) auf der Basis einer systematischen Literaturübersicht entwickelten theoretischen Bezugsrahmen von Recovery. Dieser besteht aus Merkmalen, Phasen und Prozessen. Die fünf bedeutsamsten Prozesse

von Recovery werden mit dem Akronym »CHIME« zusammengefasst (CHIME kann aus dem Englischen mit Glockenspiel übersetzt werden). Die einzelnen Prozesse können im Verlauf der Genesung für die betroffenen Personen an Bedeutung gewinnen und durch professionelle Angebote und Haltungen gefördert und unterstützt werden.

Recoveryprozesse und -themen

Die einzelnen Prozesse werden jeweils über zwei Sitzungen thematisiert. Dabei hat es sich bewährt, dass man zu Beginn die problematischen Aspekte des jeweiligen Themas behandelt und danach mögliche Strategien im Umgang damit bespricht.

C = Connectedness (Verbundenheit) Mit dem Prozess der Verbundenheit werden die Beziehungen der betroffenen Person zu ihrem sozialen Umfeld (Familie, Freunde etc.), zu Menschen mit vergleichbaren Erfahrungen (Selbsthilfegruppen, Peermitarbeitende) und anderen Bezugspersonen thematisiert. Es geht ganz allgemein um die soziale Teilhabe. Man kann davon ausgehen, dass die Beziehungen von Menschen mit schweren psychischen Erkrankungen zu ihrem Umfeld und darüber hinaus im Verlauf einer Erkrankung belastet werden. Die Gründe können sehr verschieden sein. So kann sich eine Person als Folge der Erkrankung aus ihrem Umfeld zurückziehen, da sie sich nicht in der Lage sieht, die sozialen Kontakte aufrechtzuerhalten. Genauso kann es geschehen, dass sich das Umfeld wegen der krankheitsbedingten Verhaltensveränderung der Person zurückzieht. Verbreitet ist auch der Umstand, dass die betroffene Person sich zu Beginn einer Erkrankung mit dieser Erfahrung isoliert fühlt, da niemand in ihrem unmittelbaren Umfeld über vergleichbare Erfahrungen zu verfügen scheint. Auch ist der Verlust des Arbeitsplatzes mit daraus resultierenden sozialen Konsequenzen vielfach Folge einer schweren psychischen Erkrankung.

So kann ein Element der persönlichen Recoveryreise darin bestehen, die »Verbundenheit« schrittweise wiederherzustellen oder auch neue Möglichkeiten zu entwickeln.

Im Seminar erfolgen Information und Diskussionen zu folgenden Themen:

- Peerarbeit & Recovery,

- Selbsthilfegruppen und -angebote,
- trialogische Angebote (z. B. Psychoseseminar),
- Angehörigenunterstützung,
- soziale Kontakte,
- soziale Inklusion.

H = Hope and Optimism about the Future (Hoffnung und Optimismus für die Zukunft) Unter dieser Subkategorie sind folgende Prozesse zusammengefasst: an die Genesung glauben, für Wandel motivieren, hoffnungsvolle und inspirierende Beziehungen pflegen, positives Denken üben, Erfolge wertschätzen und Träume und Ziele haben.

Hoffnung und Zuversicht sind komplexe Phänomene. Im Verlauf der Genesung schwankt die Hoffnung und Zuversicht von betroffenen Personen immer wieder, in gewissen Situationen scheint sie komplett abhandengekommen zu sein. Wenn dies der Fall ist, kann das unterschiedliche Ursachen haben. Krankheitsbedingte Zustände, die geprägt sein können von schmerzlicher Angst, verdrängen hoffnungsvolle Momente aus der Wahrnehmung. Aber auch nicht wirksame Therapien können für Betroffene ein Nährboden für Hoffnungslosigkeit sein. Wenn Ziele und Träume im Zuge der Erkrankung immer unerreichbarer erscheinen, kann dies zu Hoffnungslosigkeit führen.

Es ist wichtig festzustellen, dass die Recoveryreise von positiven Entwicklungen und scheinbaren Rückschritten gekennzeichnet ist. Phasen der Hoffnung können von Phasen der Hoffnungslosigkeit und Verzweiflung abgelöst werden. Die Psychologin und Expertin aus Erfahrung Patricia Deegan beschreibt den Recoveryweg wie folgt (1994, S. 19):

» Wir erleben den Wandel von Hoffnung und Verzweiflung und lernen vor allem zu überleben, nicht primär als Opfer, sondern als Menschen, die Reaktionen in selbstgesteuerte Aktionen umsetzen können. Nie ›erhalten‹ wir die Genesung. Wir sind immer auf dem Weg dahin. «

Im Seminar erfolgen Information und Diskussionen zu folgenden Themen:

- Hoffnung in hoffnungslosen Situationen,
- Hoffnung und Zuversicht vermittelnde Geschichten von Recovery,
- positive Veränderungen voranbringen und erfahrbar machen.

I = Identity (Identität) Für Menschen mit schweren psychischen Erkrankungen kann infolge dieser Erfahrungen das Selbstbild entsprechend negativ geprägt sein. So kann eine betroffene Person über die Zeit eine

Art »Krankheitsidentität« entwickeln (»Ich bin eine Schizophrene«). Betroffene Personen erfahren vielfach Vorurteile und Diskriminierungen auf der Grundlage ihrer Erkrankung. Doch auch Selbststigmatisierung wirkt sich negativ auf das eigene Selbstbild aus. Auf dem Genesungsweg kann es für die betroffene Person darum gehen, ein positives Selbstbild wiederzugewinnen oder zu entwickeln.

Im Seminar erfolgen Information und Diskussionen zu folgenden Themen:

- Stigmatisierung von Menschen mit psychischen Erkrankungen,
- Überwinden von Fremd- und Selbststigmatisierung,
- Bedeutung der Identität,
- positive Identität / positives Selbstbild entwickeln,
- was sind meine Interessen, Hobbys und Begabungen?

M = Meaning in Life (Bedeutung im Leben) Bei der persönlichen Auseinandersetzung mit der Krankheitserfahrung ist vielfach die Frage nach dem Sinn bedeutsam. Mitunter werden im Verlauf der Erschütterungen Werte und Überzeugungen infrage gestellt. Themen der Spiritualität, der Lebensqualität, der sozialen Rollen und Aufgaben werden angesprochen. Die persönliche Deutung der Krankheitserfahrung und damit einhergehende »Einrahmung« einzelner Lebensabschnitte und -zusammenhänge kann den Blick der betroffenen Person auch auf alle davon nicht unmittelbar betroffenen Lebensaktivitäten und -bereiche wieder öffnen.

Im Seminar erfolgen Information und Diskussionen zu folgenden Themen:

- Bedeutung und Sinn der Krankheitserfahrung,
- Werte, Glauben, Spiritualität,
- Akzeptanz.

E = Empowerment (Ermächtigung) Die Selbstermächtigung ist ein anspruchsvolles Thema. Es bedingt, neben der Reflexion darauf basierende Verhaltensänderungen voranzubringen. In diese Subkategorie gehören Prozesse der persönlichen Verantwortung, der Rückgewinnung der Kontrolle über das eigene Leben sowie der Ausrichtung auf Stärken und Ressourcen.

Im Seminar erfolgen Information und Diskussionen zu folgenden Themen:

- Frühwarnzeichen, Auslöser,
- Notfallplan, Vorausverfügung,
- Umgang mit Risiken,
- Unterstützungsmaterialien, z. B. Apps, Bücher, Homepages.

Erfahrungen mit dem Recoveryseminar

Für uns ist das »Recoveryseminar« ein Angebot, das den Teilnehmenden Raum bietet, verschiedene Aspekte und Prozesse der eigenen Recovery zu reflektieren und zu diskutieren.

Bei der Durchführung des Seminars legen wir großen Wert darauf, die einzelnen Themen koproduktiv zu bearbeiten. Die Angebote, die wir durch Informationen zu einzelnen Themen einbringen, werden durch die Beiträge der Teilnehmenden ergänzt. Die dabei entstehende »Mehrstimmigkeit« schätzen wir als sehr wertvoll ein; sie bietet die Möglichkeit, eine eigene, persönliche Position oder Haltung zu entwickeln. Wir dozieren nicht darüber, was »richtig« oder »falsch« ist. Vielmehr berichten wir von Wissen, Techniken, Überzeugungen und Instrumenten, die auf einer Recoveryreise hilfreich sein können, und verknüpfen diese mit konkreten Erfahrungen. Vor allem persönliche Recoveryerfahrungen und der offene Umgang damit werden von den Teilnehmenden sehr geschätzt. Es hilft ihnen dabei, Mut zu fassen, ihre eigene Genesung in die Hand zu nehmen, das Lenkrad des Lebens wieder selbst zu übernehmen.

Ausgangslagen sind Probleme, die im Verlauf einer Krankheits- oder Genesungserfahrung auftauchen können. So kann beispielsweise »soziale Isolation« eine problematische Erfahrung im Rahmen einer psychischen Erkrankung sein. Welche Möglichkeiten gibt es, dieses Problem anzugehen, wenn es mich betrifft und ich darunter leide? Was könnte der erste Schritt sein bei der Lösung dieses Problems?

Das Recoveryseminar ist sehr offen und niederschwellig gestaltet. Zu Beginn der einzelnen Stunden machen wir wiederholt darauf aufmerksam, dass man jederzeit die Veranstaltung verlassen kann, wenn ein Thema oder ein Zustand zu unangenehm ist. Dieses Angebot wird geschätzt; es ermöglicht es Einzelnen, für die das Seminar eine Herausforderung darstellt, sich darauf einzulassen. Dafür muss die Gruppe in Kauf nehmen, dass manchmal Unruhe entsteht, wenn einzelne Teilnehmende die Gruppe verlassen.

Bezüglich der Themenbearbeitung legen wir Wert darauf, aktuelle Problem- oder Fragestellungen aufzunehmen und – wo dies möglich ist – mit den Inhalten des Seminars zu verbinden. So wurde beispielsweise von einem Teilnehmenden beim Thema »Identität« eine persönliche Erfahrung geschildert, die darauf hinwies, dass für ihn in akuten psychischen Krisen Fragen der Identität keine Rolle spielten. Für ihn gehe es vorwiegend um die Frage, was er in diesen Situationen tun könne, und weniger darum, wie sich diese Erfahrungen auf seine Identität auswirken. Dieser Beitrag wurde von der Moderation aufgenommen und als Frage an die anderen Gruppenteilnehmenden weitergegeben: »Was kann man machen, wenn man sich wie geschildert in einem Zustand seelischen Schmerzes befindet, der das ganze Dasein dominiert? Welche Erfahrungen haben Sie gemacht?« Gemeinsam (»koproduktiv«) konnte durch diese Vorgehensweise die Problemstellung bearbeitet werden. Danach erfolgte noch der Hinweis auf das Modul »Empowerment«, wo diese und weitere Problemstellungen thematisiert werden.

Zum Besuch des Recoveryseminars sind auch interessierte Fachpersonen der Station eingeladen. Im Vorfeld machen wir sie darauf aufmerksam, dass ihre persönlichen bearbeiteten Erfahrungen besonders wertvoll sind und fast bedeutsamer als ihr fachliches Wissen, auch wenn das von den Teilnehmenden gerne eingefordert wird. Verschiedentlich machten wir in solchen Situationen die Erfahrung, dass sich schnell eine Frage-Antwort-Dynamik entwickelt: Die Patienten stellen Fragen und die Fachperson präsentiert die vermeintlichen Lösungen.

Montags und donnerstags bieten wir je zwei Seminare an, die jeweils von 5–15 Personen besucht werden. Wir behandeln pro Woche immer ein Thema, sodass wir nach fünf Wochen wieder von vorn beginnen. Die Teilnehmenden können zu jedem Zeitpunkt in das Seminar einsteigen.

Das Angebot wird von den Teilnehmenden sehr geschätzt und regelmäßig sehr positiv bewertet. Häufig erwähnt wird, dass man die Möglichkeit erhält, sich offen über relevante Themen auszutauschen:

» Was hier besprochen wird, ist etwas, was in mir drinnen steckt und mich momentan sehr beschäftigt. « (Zitat einer Teilnehmerin)

» Heute ist mir etwas klar geworden, was ich schon seit Jahren in meiner Therapie am Bearbeiten bin. Ich werde nicht mehr diejenige Person werden, die ich vor meiner Erkrankung war. Die vielen Erfahrungen, die ich im Verlauf der Erkrankung gemacht habe, haben mich geprägt und aus mir eine andere Person gemacht. Ich bin eine andere geworden und das ist gut so. « (Zitat einer Teilnehmerin)

» Ich finde das Seminar sehr gut. Ich erhalte immer wieder neue Gedanken, die ich vorher so nicht gehabt habe. « (Zitat eines Teilnehmers)

Die Gruppe wird vielfach als große Unterstützung erlebt. Erfahrungen und Wissen werden ausgetauscht, man fühlt sich aufgehoben:

» Ich bin zum ersten Mal in einer psychiatrischen Klinik. Ich bin so froh um die Mitpatienten, ich fühle mich von ihnen getragen. « (Zitat eines Teilnehmers)

Die Co-Leitung durch die Peermitarbeiterin wird ebenfalls positiv bewertet:

» Was Sie (Fachperson) sagen, ist ja hilfreich, gut und sinnvoll. Wenn Sie (Peermitarbeiterin) was sagt, dann berührt mich das aber tief in mir drin. Sie war ebenfalls mal da, wo ich gerade bin. « (Zitat einer Teilnehmerin)

» Für mich sind Sie (Peermitarbeiterin) die personifizierte Hoffnung. All die gut gemeinten Beiträge von den Fachpersonen bewirken bei mir nichts. Aber dass Sie hier sind, das wirkt! Sie sehen zufrieden und glücklich aus, berichten aber von eigenen psychischen Krankheitserfahrungen. Sie geben mir Hoffnung! « (Zitat eines Teilnehmers)

Dr. rer. medic. Gianfranco Zuaboni *ist Pflegewissenschaftler, Recovery-Beauftragter und Leiter der Pflegeentwicklung im Sanatorium Kilchberg. Er leitet das Projekt »Recovery College Bern« der Universitätsklinik für Psychiatrie und Psychotherapie Bern.*

Helen Schneider *ist Genesungsbegleiterin, sie arbeitet im Sanatorium Kilchberg.*

Literatur

Deegan, P. E. (1994): A letter to my friend who is giving up. The Journal of California Alliance for Mentally Ill 5 (3): 18–20.

Leamy, M.; Bird, V.; Le Boutillier, C.; Williams, J.; Slade, M. (2011): Conceptual framework for personal recovery in mental health: Systematic review and narrative synthesis. The British Journal of Psychiatry 199 (6): 445–452. DOI: 10.1192/bjp.bp.110.083733.

Perkins, R.; Rinaldi, M. (2007): Das Leben wieder in den Griff bekommen: Ein Handbuch zur Planung deiner eigenen Recovery. Bern: Verlag Universitäre Psychiatrische Dienste Bern.

Slay, J.; Robinson, B. (2011): In this together: Building knowledge about co-production. London: nef.

Die Textwerkstatt Wisli: Schreibend zu sich selbst finden

Rose und Claus Herger

Manchmal fehlen mir die Worte – so beschreibt ein Mitglied der Textwerkstatt Wisli sein sprachliches Verstummen. Die Textwerkstatt hilft ihm, Worte zu finden, sein Befinden, seine Sorgen und Wünsche auszudrücken und nicht zuletzt: sichtbar zu werden.

Das Projekt

Die Textwerkstatt ist seit 2009 alle 14 Tage Treffpunkt für sechs bis acht Menschen mit einer langjährigen chronischen psychischen Beeinträchtigung. Sie treffen sich zum gemeinsamen Schreiben und Austauschen ihrer Texte und Geschichten.
Die Stiftung Wisli in Bülach im Zürcher Unterland hat ein breit gefächertes sozialpsychiatrisches Angebot in den Bereichen Wohnen, Arbeit, Tagesstruktur und Integration. Die Textwerkstatt gehört zum Freizeitangebot der Stiftung.
Werfen wir einen ersten Blick in die Werkstatt: »Was kommt euch zum Stichwort ›unterwegs‹ in den Sinn? Versucht, eure Gedanken, Einfälle, Fantasien dazu aufs Papier zu bringen.« Das ist das Startsignal für die sieben Teilnehmenden der Textwerkstatt, die heute Abend zum gemeinsamen Schreiben zusammengekommen sind.
»Das ist aber schwierig!«
»Versuch doch einfach, deinen Gedanken freien Lauf zu lassen«, wird der Teilnehmer von einem Gruppenmitglied ermuntert.
Die Gruppe beugt sich konzentriert über ihre Blätter, es herrscht angespannte Stille. Auf jedem Blatt entstehen kürzere oder längere Texte. Nachdenklich die Stirn runzelnd, in die eigenen Gedanken versunken, leise vor sich hin schmunzelnd. Nach 20 Minuten legen sie das Schreibwerkzeug zur Seite.
»Heute ist mir gar nichts eingefallen«, »Mir kam ein Erlebnis von früher

in den Sinn«, »In meinen letzten Ferien war ich viel unterwegs« – so die ersten Reaktionen, nachdem die Anspannung etwas abgeflaut ist.
»Wer möchte seinen Text vorlesen?«
Nach kurzem Zögern beginnt jemand mit klarer, kräftiger Stimme: »Unterwegs zu sein, das heißt, man ist nicht hier. Man kann mit dem Zug oder Auto unterwegs sein. Auch mit dem Töff oder Velo ist man unterwegs, nur ist man etwas mehr der Witterung ausgesetzt. Zu Fuß ist man natürlich etwas langsamer unterwegs, dafür sieht man die Umgebung auch genauer. Die Schnecke ist langsam unterwegs. Zu Hause wartet jemand auf die, die noch unterwegs sind. Unterwegs habe ich meine Geldbörse verloren. Unterwegs bin ich in einem Gasthaus eingekehrt, weil ich Hunger und Durst verspürte. Unterwegs habe ich den Zeitbedarf falsch eingeschätzt und die Nacht ist zu früh eingebrochen. Unterwegs in meinem Leben ist die Krankheit bei mir eingekehrt.«
Die übrigen Gruppenmitglieder hören gebannt zu. Es gibt Reaktionen, Fragen, Lob, und dann liest jemand anderes seine Geschichte vor. So geht es reihum, auch die beiden Moderatoren lesen ihre Texte vor, bevor dann beim gemeinsamen Kaffee der Abend ausklingt.

Die Entdeckung des Alltags

Das Leben von Menschen mit einer psychischen Beeinträchtigung ist oft gekennzeichnet durch soziale Ausgrenzungserfahrungen, Stigmatisierung und Isolation. Ihre Erfahrungen mit psychiatrischen Einrichtungen, ambulanten und stationären Interventionen, Psychotherapien, Begutachtungen, medikamentösen Behandlungen prägen ihren Alltag. Vor diesem Hintergrund haben viele von ihnen den Kontakt zu ihren inneren Geschichten verloren. Sie verstummen und geraten so immer mehr in ein gesellschaftliches Abseits. Einerseits kann das Verstummen Teil ihrer psychischen Erkrankung sein, andererseits erfolgt das Verstummen aber oft auch im Rahmen oder als Folge von psychiatrischen Behandlungen und Maßnahmen. Einmal ins Räderwerk psychiatrischer Langzeitversorgung geraten, definieren sich diese Menschen selbst in den immer gleichen Begriffen von Krankheit, Diagnosen und Pathologien. Sie lernen, welche Wortspiele und Sprachregelungen von ihnen als »Kranken« von uns, den »Gesunden«, erwartet werden. Sie passen sich in ihrer Sprachlosigkeit dem gesellschaftlichen Verdrängungsprozess psychisch beeinträchtigter Menschen an und ziehen sich immer mehr in ihre, von uns »Gesunden« als »krank« definierten Privatwelten zurück.

Die Textwerkstatt Wisli setzt genau an diesem Punkt an: Sie möchte Menschen ermutigen, sich auf eine Entdeckungsreise zu den eigenen inneren Geschichten zu begeben. Diese Entdeckungsreise kann in entlegene Kontinente, zu verschollen geglaubten Schätzen, zu aktuellen Stolpersteinen und Blockaden oder in fantastische Traumwelten führen. Das Reiseziel bestimmen die Autorinnen und Autoren selbst. Das Verfassen schriftlicher Texte eröffnet Welten jenseits vernunftgesteuerten Nützlichkeitsdenkens. Im Ringen um Sprache und Ausdruck kann der Zugang zu zunächst unbekannten und verschütteten Aspekten wiedergewonnen werden.

Das Leben der Autorinnen und Autoren ist einerseits stark von ihren Krankheits- und Psychiatrieerfahrungen geprägt. Andererseits erleben auch sie Glücksmomente, Freuden und Enttäuschungen, Liebesgeschichten, Hoffnungen, Bewegendes und Langweiliges – diese allgemeinmenschliche Vielfalt spiegelt sich in den Geschichten der Textwerkstatt wider. So entstehen eben nicht nur »Psychiatriegeschichten«, sondern Geschichten aus dem Alltag von Menschen.

Ein zweiter Blick in die Werkstatt: Die Gruppe trifft sich 14-täglich für 90 Minuten abends um 18 Uhr, nach der Arbeit. Zunächst begrüßt man sich und tauscht sich aus über Erlebtes und Geschehenes der letzten Tage. Dann folgt in der Regel ein Input durch die Leitung, z. B. Vorlesen eines Textes (Zeitungsnotiz, Gedicht, Geschichte, Textauszug), gemeinsames Musikhören, Fotobetrachtung, Stichwort- oder Themenvorgabe. Der Input ist Anregung zum Schreiben. Die Schreibsequenzen dauern in der Regel 20 Minuten. Danach folgt das Vorlesen der Texte und der Austausch darüber. Nach einer Stunde wird eine gemeinsame Kaffeepause eingelegt und um 19:30 Uhr trennt sich die Gruppe.

Im Ablauf eines Abends folgen konzentrierte auf lustig entspannte, aber auch langweilige Momente; es wird viel gelacht, oft muss man den Redefluss eines Erzählers unterbrechen, andere müssen herausgefordert werden. Es entstehen immer wieder Sequenzen voller Komik oder auch Momente tiefer Betroffenheit.

Die Zusammensetzung und Größe der Gruppe schwankt stark. Entsprechend gilt es immer wieder neue Stilmittel und Strategien der Gruppenarbeit auszuprobieren. Konstant geblieben sind folgende Elemente: Die

Gruppe wird offen geführt, neue Mitglieder können jederzeit dazustoßen, die Teilnahme ist kostenlos, die Gruppe ist keine Therapiegruppe – der Prozess des Schreibens und die Auseinandersetzung in der Gruppe haben aber selbstverständlich therapeutische Effekte.

Die Leitung verfügt über langjährige berufliche Erfahrung im psychiatrischen, pflegerischen und psychotherapeutischen Feld. Sie versteht sich als Teil der Gruppe und beteiligt sich am Schreibprozess mit eigenen Textbeiträgen, ist aber klar in einer Leitungsposition und steuert den gruppendynamischen Prozess der Gruppe.

Eine zentrales Ziel der Textwerkstatt Wisli lautet: die Isolation von Menschen mit einer psychischen Beeinträchtigung aufzubrechen, damit ihre Themen und Anliegen in der Öffentlichkeit gehört werden, damit sie wieder eine Stimme erlangen und so gestärkt und selbstbewusst am gesellschaftlichen Leben teilhaben können.

Der Schritt in die Öffentlichkeit

Um diese Ziele zu erreichen, machte die Textwerkstatt Wisli schon sehr bald den Schritt in die Öffentlichkeit. Vorträge, Präsentationen an Fachveranstaltungen und Kongressen, Schulungen mit Lernenden und Fachleuten aus dem sozialpsychiatrischen Feld und dem Gesundheitswesen, Veranstaltungen von Kirchengemeinden, Artikel in Fachzeitschriften und der Presse nutzt die Textwerkstatt für ihre Anliegen. Dies gelingt umso glaubwürdiger, wenn die direkt Betroffenen selbst daran teilnehmen und den Rahmen mitbestimmen. So stehen an fast allen Anlässen, an denen die Textwerkstatt teilnimmt, die Autorinnen und Autoren mit ihren Arbeiten im Zentrum. Sie lesen ihre Texte vor, sie stellen sich der Diskussion und spüren so, welche Resonanz sie mit ihrem Heraustreten in die Öffentlichkeit erzielen.

Einige Projekte haben ganz besonders zur Wirkung in der Öffentlichkeit beigetragen: 2011 konnten wir ein erstes Buch, das »etwas andere Wörterbuch«, publizieren. Parallel dazu entstand, in Zusammenarbeit mit dem Basler Filmemacher Edgar Hagen, ein 30-minütiger Dokumentarfilm mit dem Titel: »Mir fehlen manchmal die Worte«. Für das Jahr 2015 gestaltete die Textwerkstatt zusammen mit dem Zürcher Grafikerpaar Caroline und Urs Mendelin einen Jahreskalender.

Als Zusammenfassung ihrer Erfahrungen erschien Ende 2018 ihr zweites Buch: »Vom Verstummen zur eigenen Sprache«. Modellhaft ist der Entstehungsprozess dieses Buches: Lernende der Stiftung Märtplatz in Freienstein haben an der grafischen und fotografischen Gestaltung mitgewirkt, die Stiftung Horizonte in Thalwil hat die Druckarbeiten ausgeführt, die Stiftung Wisli hat von Beginn an das ganze Projekt finanziell und ideell getragen.

Die Wirkung des Schreibens

Schreiben weckt bei den Autorinnen und Autoren der Textwerkstatt immer wieder die Lust, erneut an der Welt teilzunehmen. Dies eröffnet ihnen neue Perspektiven und Zugänge zum Alltag.
Schreiben fokussiert auf eigene Erfahrungen von Erlebtem, auf individuelle Geschichten. Selbst Texte zu schreiben ist eine mögliche Art, den Zugang zu sich zu finden.
Das Schreiben ist ein selbstbestimmter Prozess. Das bedeutet, eigene Ressourcen zu entdecken und sich selbst zu reflektieren. Das Suchen, Entwickeln und Finden der eigenen Sprache sind wichtige Prozesse der Kommunikation. Es sind Schritte, um sich nach innen und außen zu öffnen und damit der Isolation und dem Verstummen zu entgehen.
Beim Vorlesen der Texte stehen die Autorinnen und Autoren im Zentrum der Gruppe. Sie merken, dass man ihnen zuhört, dass sie ernst genommen werden und dass man sich an ihnen orientiert. Dazu benötigen sie Selbstüberwindung und Mut. Für die Autorinnen und Autoren resultieren daraus Selbstbewusstsein, Motivation und Ideen, um neue Ziele anzugehen.
Schreiben heißt sich und die Welt entdecken, wie zwei Stimmen beispielhaft zeigen:
»Ich bin schon zweieinhalb Jahre in der Textwerkstatt. Mein Alter ist 34. Es gefällt mir immer noch, doch ein paar sind abgesprungen, seitdem ich dabei bin. Die Textwerkstatt ist für mich ein Grund, etwas anderes zu machen. Tanzen tut mir auch gut, vor allem körperlich. Es fehlt manchmal der Bezug zu den anderen Teilnehmern, weil sie oft ein anderes Alter haben. Doch es bringt mich auch weiter, so verschiedene Meinungen zu hören.

Die Sprache ist ein gutes Ausdrucksmittel. Es interessiert mich jedes Mal, was die anderen schreiben und welchen anderen Blickwinkel sie einnehmen. Auch das gemeinsame Vorlesen ist beruhigend. In der Textwerkstatt kann ich meinen Wortschatz erweitern, mit Worten spielen, mit Sätzen jonglieren, neue Inputs entgegennehmen und Ideen weiterdenken.«
»Ich bin 65 Jahre alt. Seit acht Jahren wirke ich in der Textwerkstatt mit. Daneben male ich sehr gern, lese Bücher, am liebsten historische Romane, im Moment Fantasy-Bücher. Auch gehe ich gerne auf Reisen, ich liebe die Abwechslung über alles.
Entdecken konnte ich, dass ich gerne und gut schreiben kann, alles das, was mir spontan in den Sinn kommt. Dabei nehme ich manchmal mein Innerstes nach außen und merke es aber erst beim Vorlesen. Mir bedeutet es viel, in einer Gruppe zu schreiben. Jedes Mitglied schreibt meistens eine völlig andere Geschichte zum gleichen Thema. Auch haben wir viel Spaß miteinander und gehen ab und zu auf Reisen.«

***Rose Herger**, Pflegefachfrau FH und Erwachsenenbildnerin FH, und **Claus Herger**, lic. phil. I, Fachpsychologe für Psychotherapie FSP, haben die Textwerkstatt initiiert und leiten sie bis heute.*
www.transfer-buelach.ch

Lernen als gemeinsamer Prozess: Erfahrungsexpertise in der Aus- und Weiterbildung von Pflegenden

Maya Locher, Fabio Razzai, Nadja Weber

»Willst du etwas wissen, so frage einen Erfahrenen und keinen Gelehrten.« Bereits im Jahr 2010 hat sich die psychiatrische Klinik Sanatorium Kilchberg AG als eine der Pionierinnen der Recoverybewegung im deutschsprachigen Raum entschieden, das Erfahrungswissen von Expertinnen und Experten durch Erfahrung und Angehörige in die Ausbildung mit einzubeziehen.

Beim Einbezug ist zentral, dass Psychiatrieerfahrene und Angehörige mit ihrer Erfahrungsexpertise aktiv und partnerschaftlich in die Ausbildung miteinbezogen werden. Es stellte sich die Frage, wie dieses Wissen für die Ausbildung nutzbar gemacht werden kann. In der Folge wurden unterschiedliche Formen von Unterricht und Prozessen entwickelt. Neben dem »klassischen« Einbezug des Expertenwissens im Unterricht, wo spezifische recoveryorientierte Themen bearbeitet werden (z. B. Hoffnung, Selbstmanagement, Wohlbefinden), wurden weitere Formen installiert, worin die Erfahrungsexpertinnen und -experten zentrale Aufgaben übernahmen. Allen Themen ist gemeinsam, dass sie das Erleben psychiatrischer Interventionen und die Patientenbedürfnisse in den Mittelpunkt stellen.

Aktuell werden Erfahrungsexpertinnen und -experten thematisch im Transferunterricht mit einbezogen – wie in der Lernprozessbegleitung und Entwicklung neuer pädagogischer Konzepte. Das Lernfeld umfasst:

- Angehörigenarbeit;
- Begleitung eines Lernprojekts in der Praxis;
- Begleitung in der Praxis (BIP);
- Beratung von Facharbeiten;
- Begleitung von Peers in Ausbildung;
- Praxisberatung;
- Reflexionsgruppen;

- Recovery-Unterricht:
  - Hoffnung, Hoffnungsförderung;
  - Kommunikationstraining;
  - Krankheitsbilder, Erleben und wirkungsvoller Umgang;
  - Psychopharmakologie.

Voraussetzungen und Vorgehen

Für den Einbezug von Menschen mit Erfahrungsexpertise in der Pflegeausbildung muss die grundlegende Bereitschaft, Erfahrungswissen einzubeziehen, bei den Lehrpersonen und den Vorgesetzten vorhanden sein. Die gegenseitige Offenheit für die unterschiedlichen Perspektiven aller Beteiligten ist zur Vorbereitung einer Lerneinheit wichtig. Folgende Punkte sind für eine erfolgreiche Zusammenarbeit zentral und sollten geregelt sein:

- Umgang mit der Schweigepflicht und Integrität der Beteiligten;
- ein klarer Arbeitsvertrag mit einer Stellenbeschreibung und Klärung des Rollenverständnisses;
- Sicherstellung des Arbeitsplatzes und der Infrastruktur;
- Vereinbarungen zur Bezahlung sowie Klärung des Aufgabenbereichs und der Schnittstellen;
- Umgang mit Krankheitseinbrüchen und Krisen;
- Support für Fragen und Ermöglichung eines Austausches mit anderen Expertinnen und Experten aus Erfahrung.

Aus Sicht der Fachpersonen ist ferner das Prinzip der Koproduktion wichtig, die gemeinsame Entwicklung von Unterrichtsmaterialien mit Experten aus Erfahrung (siehe den Beitrag von Gianfranco Zuabaoni in diesem Buch). Auch das Zutrauen der eigenen Kolleginnen und Kollegen ist ein tragender Aspekt.

Nach den Aussagen von Expertinnen und Experten durch Erfahrung sind eine wertschätzende Grundhaltung, klare Rahmen- und Anstellungsbedingungen, die volle Akzeptanz als Teammitglied sowie das Normalitätsprinzip und Verlässlichkeit wichtige Werte für eine gute Zusammenarbeit.

In Anlehnung an Terry (2013) besteht das Vorgehen für den Einbezug in den Unterricht in sechs Schritten (siehe Abb. 1).

ABBILDUNG 1 Einbezug von Expertinnen und Experten durch Erfahrung und Angehörige (vgl. TERRY 2013, S. 2)

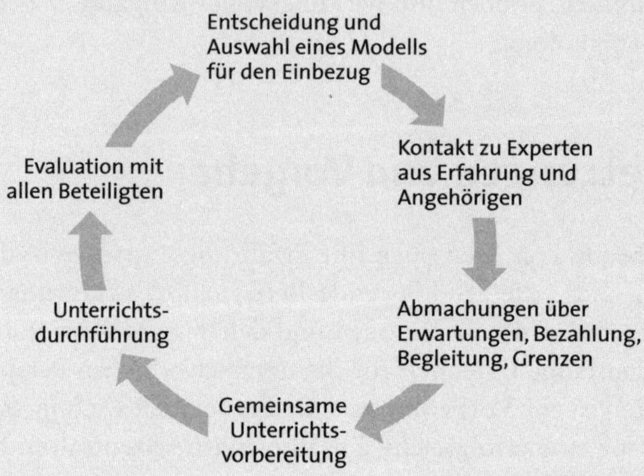

Wie Abbildung 1 zeigt, sollen die Betroffenen und die Angehörigen sowohl bei der Unterrichtsvorbereitung als auch bei der Nachbereitung einbezogen und bei Bedarf geschult werden. Damit können Erwartungen geklärt und die Bedürfnisse der Beteiligten berücksichtigt werden. Es ist auch denkbar, dass sich Betroffene und Angehörige lediglich beim Entwickeln von Unterrichtsunterlagen beteiligen und am Unterricht selbst nicht teilnehmen. Es zeigte sich jedoch, dass der direkte Kontakt sowie das Sichtbarmachen der persönlichen Erfahrungsexpertise den größten Lerngewinn darstellen.

Auch aus didaktischer Sicht erscheint der Einbezug von Expertinnen durch Erfahrung sinnvoll, da er nachhaltigen Wissenserwerb unterstützt: Unterricht ist dann wirksam, wenn es gelingt, implizites und explizites Wissen zu verknüpfen und Wissen sinnhaft, erfahrbar und handlungsorientiert zu gestalten.

In der Schweizer Bildungslandschaft ist das pädagogische Verständnis des Konstruktivismus prägend. Die konstruktivistische Didaktik geht davon aus, dass Menschen ihre Wirklichkeit konstruieren, welche ihre persönliche Realität bestimmt und somit ihre Handlungen beeinflusst.

Das implizite und explizite Wissen wird in einem inneren Aushandlungsprozess fortlaufend durch das interaktive, situationsbezogene, reale Erleben erweitert. Die Erweiterung der eigenen Sichtweise ist das Ziel jedes Lernprozesseses.

Für einen erfolgreichen Unterricht sind aus konstruktivistischer Sicht das Erwecken von Neugierde und ein offener, interaktiver Austausch wichtige Voraussetzungen. Im Austausch mit anderen besteht die Chance, sich nicht nur theoretisch auseinanderzusetzen, sondern Bedürfnisse aus der Relevanz der Betroffenheit zu erfahren. Dieser Austausch muss von den Lehrpersonen gestaltet werden, sie müssen sich neue Lernformen aneignen und als Moderatoren unterschiedliche Perspektiven zusammenbringen. Sie dürfen die Diskussion nicht polarisieren, sondern sollten gemeinsam Lösungswege entwickeln, um die Bedürfnisse von Klientinnen und Klienten besser in die Behandlung zu integrieren. Konfliktfelder professionell aufzuarbeiten fördert eine konstruktive und wertschätzende Haltung, welche Wahlfreiheit und Individualität in der psychiatrischen Versorgung stärken kann.

Eine nicht repräsentative Umfrage im Jahr 2017 vom Verein »Berufsbildungsverantwortliche Psychiatrie Schweiz« (BBV) hat ergeben, dass in sechs von sieben Kliniken bereits Peers angestellt sind. Bei etwa der Hälfte der Kliniken werden die Expertinnen und Experten durch Erfahrung auch in der Ausbildung der Pflegenden aktiv eingebunden. Der Einbezug erfolgt allerdings noch auf sehr unterschiedliche Weise, er reicht von Schulprojekten bis hin zur Öffentlichkeitsarbeit (vgl. Razzai 2017).

Wir möchten hier einige methodische Möglichkeiten vorstellen, wie Betroffene und Angehörige aktuell in den Kliniken in die Aus- und Weiterbildung von Pflegekräften einbezogen werden.

Einbezug im Unterricht

Das gemeinsame Lernen aus Erfahrungen und gemeinsames Entwickeln wirksamer pflegerischer Interventionen stellt einen Paradigmenwechsel für die psychiatrischen Dienste dar. Er bedeutet, bisherige Vorgehensweisen auf ihre Wirkung hin zu hinterfragen und sich als lernende Organisation im Trialog zu entwickeln. Veränderungen in der pflegerischen Haltung sowie im Bildungsverständnis sind die Folge.

Wie diese lernende Organisation zu gestalten ist, dafür gibt es noch keine Vorbilder. In der Clienia Schlössli AG in Oetwil am See wurde der Einbezug der Erfahrungsexpertise beispielsweise mit dem Modell des Projektunterrichts und dem forschenden- bzw. forschungsbasierten Lernen (enquiry-based learning) kombiniert. Dies wurde in Anlehnung an das Projekt von Rush und Barker (2006, S. 256 f.) auf lokale Gegebenheiten weiterentwickelt und in der Ausbildung von Pflegenden für die betriebliche Ausbildung adaptiert.
Das forschungsbasierte Lernen (enquiry-based learning) ist eine Lehr- und Lernmethode mit verschiedenen Umsetzungsmöglichkeiten (vgl. Abbildung 2). Ziele sind eine Verbesserung der Zusammenarbeit im Team, mit den Patienten und den Angehörigen, die Förderung kritischen Denkens und vertieftes Lernen (vgl. Rush & Barker 2006).

ABBILDUNG 2 Forschendes Lernen als Projekt

1. Unterrichtstag
   - Gemeinsamer Einstieg
   - Erlebnisberichte einer Expertin durch Erfahrung
   - Identifizierung von eigenen Themen zur Bearbeitung in der Praxis
   - Theoriegeleitete Bearbeitung der Themen
2. Zeit in der Praxis (etwa 4 Wochen)
   - Mögliche Umsetzungen durchführen
   - Beobachtungen in der Praxis, Sammeln von weiteren Informationen
3. Unterrichtstag
   - Präsentation der Erfahrungen der Studierenden

Diese Form des forschungsbasierten Lernens kann auf verschiedene Themen angewandt werden. Die Wahl der Themen durch die Studierenden selbst stellt sicher, dass sie etwas machen, was sie interessiert und motiviert. Die Chancen, dass das Gelernte in die Praxis zurückfließt, sind deshalb gut. Die ersten Erfahrungen zeigen, dass diese Form des Lernens bei den Studierenden auf hohe Akzeptanz stößt. Wichtig für diese Art des Lernens ist, dass die Erfahrungsexperten und die Lernenden in der Aus- oder Weiterbildung gut für ihre Aufgabe instruiert werden.

Eine weitere Lernmethode, welche Lernzuwachs im Austausch ermöglicht, ist die Reflexionsgruppe – in der englischen Fachliteratur mit dem Begriff »Reflecting together« eingeführt.

Sich intensiv mit der eigenen Praxis, dem eigenen Handeln und der eigenen Haltung auseinanderzusetzen, ist zentral für eine professionelle Praxis. Deshalb wurde in Anlehnung an das »Reflecting together« von McAndrew und Samonciuk (2003, S. 616) eine Reflexionsgruppe aufgebaut, die aus einer Expertin durch Erfahrung und mehreren Studierenden besteht. In dieser Gruppe geht es um das gemeinsame Reflektieren von persönlichen Erfahrungen aus der stationären Psychiatrie. Erwartet wird, dass die Studierenden ihre Erfahrungen aus ihrer Praxis einbringen und die Betroffenen ihre korrespondierenden Erlebnisse als Patienten bzw. Nutzerinnen schildern. In der ersten Sitzung wird entschieden, welche Themen besprochen werden.

Sevérina Kümin, Expertin aus Erfahrung, beschreibt ihre Erfahrungen mit der Reflexionsgruppe durchweg als sehr positiv und auch persönlich sehr bereichernd:

» Anfänglich gab es Bedenken beiderseits, da sich eine intensive eigene Patientengeschichte mit dieser Klinik verband. Diese stellte sich aber im Nachhinein sogar als Vorteil heraus, da mir z. B. gewisse Abläufe der verschiedenen Stationen bekannt waren. Als Expertin durch Erfahrung konnte ich Fragestellungen der Studierenden direkt mit dem Gelebten als Patientin auf der gleichen Station verknüpfen. Ab der ersten Stunde herrschte auch vermutlich deswegen eine erstaunliche Offenheit und Wertschätzung unter allen Beteiligten. Nie entwickelte sich das Ganze zu einer einseitigen Fragerunde an mich, vielmehr schien eine persönliche Reise für jeden möglich, bei dem auch ein Gemeinschaftsgefühl entstand. Zu erleben, wie sich Sichtweisen in nur zwei Stunden um fast 180 Grad drehten, hatte eine schier unfassbare Kraft. Aussagen wie ›Mich als Pflegekraft auch authentisch zu zeigen, ist keine Schwäche‹ berührten mich. Der Mut zur Ehrlichkeit und das gegenseitige Vertrauen ermöglichten allen, auch heikle Themen wie Drehtürpsychiatrie oder Dauerhospitalisation nicht nur anzusprechen, sondern sie auch kritisch zu hinterfragen – auf Augenhöhe aller. Dies ist echte Authentizität. «

Angehörigenarbeit

Die Wichtigkeit der Angehörigenarbeit wird in Fachkreisen immer wieder betont, jedoch zeigt sich in der Praxis, dass dies aus verschiedenen Gründen oft nicht umgesetzt wird. Ein wichtiger erster Schritt ist deshalb, aufeinander zuzugehen und sich zu verständigen.
Mögliche Leitfragen sind:

- Was brauchen Angehörige?
- Was sind meine Aufgaben in der Angehörigenarbeit als Fachperson?
- Wenn meine Mutter in der Klinik wäre, wie ginge es mir?
- Was darf ich sagen und was fragen?
- Was benötigen Betroffene in einer Krisensituation in Bezug auf die Angehörigen?
- Wie sieht eine konstruktive Zusammenarbeit aus (ohne Schuldzuweisungen)?

Bei diesem Thema ist es naheliegend, nicht nur das Erfahrungswissen von Betroffenen miteinzubeziehen, sondern auch von Angehörigen. Gemeinsam wird den Fragen nachgegangen, wo für Pflegende die Herausforderung bei der Angehörigenarbeit besteht und was aus der Perspektive der Angehörigen wichtig ist.
Beim Thema »Den Dialog zwischen Angehörigen und Fachpersonen aktiv gestalten« (Weibel et al. 2015, S. 251 ff.) wird Franca Weibel, Mutter einer an Schizophrenie erkrankten Tochter und Mitglied des Vereins »Trialog & AntiStigma Schweiz«, regelmäßig eingeladen, ihre Erfahrungen an Pflegefachpersonen in Ausbildung weiterzugeben:

» Es ist für mich jedes Mal aufs Neue beeindruckend, wie interessiert und empathisch mir die Lernenden zuhören, wenn ich von meinen eigenen, oft schwierigen Erfahrungen mit der Psychiatrie in Krisensituationen berichte. Sie erfahren von mir, wie verzweifelt und alleingelassen ich mich jeweils gefühlt habe, wenn meine Tochter in die Klinik eingeliefert wurde, wie irrational und emotional ich reagiert habe, sodass ich eigentlich in solchen Situationen gar nicht mehr in der Lage war, einen klaren Gedanken oder einen verständlichen Satz zu formulieren. Ich sehe dann erstaunte Gesichter, weil niemand zuvor auf den Gedanken gekommen ist, dass sich Angehörige in solchen Situationen auch im Ausnahmezustand befinden, gar nicht sie selbst sind und ganz dringend auf Unterstützung angewiesen sind. Im Gegenzug profitiere ich von den Lernenden ebenso. Ich erfahre von ihnen, was sie im Umgang mit Angehörigen als schwierig oder sogar hinderlich erleben. Das führt zu gegenseitigem Verständnis, einem respektvolleren Umgang, fördert die Zusammenarbeit und erleichtert allen Beteiligten das Leben ganz wesentlich. «

Die Studierenden erlebten ihrerseits den Einbezug von Angehörigen mit großer Mehrheit als motivierend, für die Praxis relevant, interessant und lehrreich. Der Austausch habe ihre Sichtweise erweitert und bereichert. Eine Studentin sagte: »Es ist für mich wichtig, zu hören, was die Pflegeinterventionen für Auswirkungen haben und wie das ankommen kann.« Alle Studierenden sprachen sich dafür aus, dass der Einbezug von Expertinnen und Experten aus Erfahrung und Angehörigen in der Pflegeausbildung ausgebaut werden sollte. Das sehen auch die Lehrpersonen durchweg so. Die Studierenden zeigten eine sehr große Aufmerksamkeit in diesen Unterrichtseinheiten, und das gegenseitige Wohlwollen war gut zu spüren. Der Austausch mit Erfahrungen der Angehörigen löste intensive Auseinandersetzungen aus. Es entstand eine emotionale Betroffenheit, die für den Lernprozess wichtig ist. Die Lehrperson hat hierbei eine wissensvermittelnde und moderierende Funktion in der Auseinandersetzung mit unterschiedlichen Perspektiven. Lernen wird zu einem aktiven Prozess, welcher durch seine Vielseitigkeit und emotionale Komponente nachhaltig wirkt. Die Neugierde und die Fähigkeit, aus Geschichten zu lernen und in der jeweiligen Situation adäquat zu reagieren, ist sowohl pädagogisch wie auch für den Berufsabschluss in der Pflege relevant.

Begleitung in der Praxis (BiP)

Auf die zuvor beschriebenen theoretischen Unterrichtssequenzen aufbauend wird im Sanatorium Kilchberg ein Praxistransfer der Ausbildungserfahrungen angestrebt und durch die pädagogische Leitung in Kooperation mit zwei Erfahrungsexpertinnen eingeführt, evaluiert und weiterentwickelt. Da Wissen und Haltungen erst in der konkreten Handlungssituation erfahrbar gemacht werden können, wird in jedem Semester ein sogenanntes »Workshadowing« durch eine Expertin aus Erfahrung angeboten. Dies bedeutet, dass Studierende von einer Expertin aus

Erfahrung direkt in der praktischen Handlung im Arbeitsfeld begleitet werden. Ein Raster, welches recoveryorientierte Haltung und personenzentrierte Kommunikation aufzeigt, dient als Beobachtungsgrundlage (siehe Abb. 3).

ABBILDUNG 3 Feedbackraster BiP

Intervention
Rahmenbedingungen, Vorbereitung, Ziele
Kommunikation, Methodik
Ressourcenorientierung
Prozessorientierung
Recoveryorientierung
Selbstbestimmung, Integrität
Augenhöhe, Körpersprache
Wahlfreiheit, Selbstwirksamkeit
Aktives Zuhören, verbalisieren

Das Feedbackraster korrespondiert mit einer Liste von Reflexionsfragen, die sich die Studierenden stellen:

- Wie fühle ich mich, wenn ich von einer Expertin aus Erfahrung im Alltag begleitet werde?
- Wie gehe ich mit einem Feedback aus Erfahrungsexpertise um?
- Wie geht es mir in der Beobachtungssituation im Rollenwechsel?
- Was möchte ich von der Expertin aus Erfahrung als Feedback erhalten?
- Welche Rahmenbedingungen benötigt es, damit ich mich darauf einlassen kann?

Mit dieser Checkliste wird die Zielerreichung wohlwollend geprüft. Anschließend werden die Beobachtungen gemeinsam reflektiert und in einem Protokoll zusammengefasst. Termine und Vorbereitung finden im Vorfeld statt. Die Ausbildungssituation, z. B. Morgenrunde, Ausgabe von Medikamenten, Einzelgespräche, Gruppenmodule, wird durch die Studierenden gewählt.

Für diese Lernform ist es wichtig, die Grundlagen des Transferlernens zu verstehen und eine positive Lernatmosphäre für das Workshadowing zu gestalten. Die Expertin mit Erfahrung trägt dabei eine große Verantwortung, weshalb sie eine pädagogische Grundausbildung braucht, welche Basiswissen zum Thema Lernen beinhaltet (konstruktivistische Didaktik, Unterrichtsplanung etc.), sowie die Fähigkeit, konstruktive Lerngespräche zu führen.
Zur Akzeptanz auf der Stationsebene ist die Vorstellung der Expertinnen und Experten aus Erfahrung im Pflegeteam wichtig. Natürlich ist eine recoveryorientierte Dienstleistung für diese Form des Einbezugs als Setting empfehlenswert. Auch regelmäßige Evaluation und Austausch der Erfahrungen in Form von Bildungsrapporten sind relevant.
Auch dieses Projekt wird sehr gut angenommen.
Nadja Weber, Lehrperson mit Erfahrungsexpertise im Pflegepädagogikteam, bereitet die Experten aus Erfahrung für die BiP-Arbeit vor und führt diese auch selbst durch. Sie hat selbst Psychiatrieerfahrung und einen B. A. Education:

» Unabhängig von der Ausbildungsstufe der Studierenden zeichnete sich ein hoher Lerneffekt in Bezug auf das Verständnis von Recoveryprozessen ab. Durchgehend alle BiPs endeten nach anfänglicher Nervosität mit einem vertrauensvollen Gespräch auf gleicher Augenhöhe. Eine Studierende sagte, sie hätte fürs Leben dazugelernt! Als Vorteil kristallisierte sich mein unabhängiger Status als Expertin durch Erfahrung heraus. So war jedes Mal im Nachgespräch Platz, um Frust und Unsicherheiten am Arbeitsplatz wertfrei und unterstützend zu besprechen. Diese Arbeit ist hilfreich, aber auch kraftzehrend. Die Koordination und Sicherstellung der BiPs sowie die unregelmäßigen Einsätze auf Station erforderten Flexibilität und bleiben für die eigene Recoveryresilienz eine Herausforderung. «

Wie kann es weitergehen?

In vielen Kliniken ist der Einbezug von Erfahrungsexpertinnen und -experten bereits fester Bestandteil der Aus- und Weiterbildung. So können die unterschiedlichen Perspektiven lebendig und situationsnah bearbeitet

werden. Pflegerische Interventionen werden weitergedacht und es wird gemeinsam nach neuen Lösungswegen gesucht. Zu berücksichtigen ist, dass es neben dem Lernen von- und miteinander für die berufliche Entwicklung Vorbilder, Freiräume und Akzeptanz braucht. Das Potenzial der Expertinnen und Experten aus Erfahrung wird nicht ausgeschöpft, wenn Erfahrene nicht in ihrer Fachexpertise anerkannt, sondern nur als attraktive Unterrichtsergänzung gesehen werden. Um diesem Umstand zu begegnen, ist die konsequente Mitarbeit bereits in der Entwicklung der Lernangebote sinnvoll.
Der Einbezug von Expertinnen und Experten aus Erfahrung und von Angehörigen in der Pflegeausbildung steht am Anfang einer vielversprechenden Entwicklung. Im Aus- und Weiterbildungskontext kann eine Umgebung geschaffen werden, in der sich Studierende, Fachpersonen und Menschen mit Erfahrungsexpertise auf Augenhöhe begegnen. Dadurch kann das gegenseitige Verständnis erhöht und die Fähigkeit zur Empathie gefördert werden.
Das Ziel ist, dass sich Erfahrene und Fachpersonen ergänzen – zum Wohle der Patientinnen und Patienten, deren Angehörigen und der Pflegenden.
Vielleicht nehmen Sie diese Leitfragen mit an Ihren Arbeitsplatz vor Ort und besprechen die folgenden Punkte mit Vorgesetzten, Lehrpersonen und Arbeitskollegen:
Bei welchen unserer Angebote könnten wir die Erfahrungsexpertise einbeziehen?
Welche Themen benötigen zur Vermittlung Fachexpertise, welche Erfahrungsexpertise?

Maya Locher, *Pflegefachfrau Psychiatrie HF, Master (MAS) Adult & Prof. Education, Coach & Supervisor Motivational Interviewing.*

Fabio Razzai, *Pflegefachmann Psychiatrie HF, Master (MAS) Adult & Prof. Education.*

Nadja Weber, *B. A. Education, Lehrerin Expertinnen und Experten durch Erfahrung, Pro Mente Sana.*
Beteiligt bei der Entwicklung und Umsetzung des Lernarrangements waren außerdem:
Lesly Luff, *Expertin durch Erfahrung, Ausbildnerin FA, dipl. Kindergärtnerin, freischaffende Redakteurin.*

Sevérina Kümin*, Expertin durch Erfahrung mit EX-IN-Ausbildung, Kursleiterin mit Zertifikat des Schweizerischen Verbands für Erwachsenenbildung.*

Stephanie Ventling*, Expertin durch Erfahrung, M.Sc. Mental Health Recovery & Social Inclusion.*

Franca Weibel*, Angehörige, Expertin durch Erfahrung, Mitglied bei Trialog & AntiStigma Schweiz.*

Literatur

McAndrew, S.; Samociuk, G.A. (2003): Reflecting together: Developing a new strategy for continuous user involvement in mental health nurse education. Journal of Psychiatric and Mental Health Nursing 10 (5): 616–621.

Razzai, F. (2017): Expertinnen und Experten durch Erfahrung in der Pflegeausbildung. Vortrag an der Weiterbildung für innovative Praxisprojekte zum Thema Recovery in der Ausbildung. Cazis: Berufsbildungsverantwortliche Psychiatrie Schweiz.

Rush, B.; Barker, J.H. (2006): Involving mental health service users in nurse education through enquiry-based learning. Nurse Education in Practice 6 (5): 254–260.

Slade, M. (2009): 100 ways to support recovery. London: Rethink Mental Illness. Deutsche Übersetzung: Schulz, M. et al. (2013): 100 Wege, um Recovery zu unterstützen. Ein Leitfaden für psychiatrische Fachpersonen. Bielefeld. http://www.pflege-in-der-psychiatrie.eu/files/recovery/100Wege_0813%20(2).pdf (03.05.2019).

Terry, J.M. (2013): The pursuit of excellence and innovation in service user involvement in nurse education programmes: Report from a travel scholarship. Nurse Education in Practice 13 (3): 155–234.

Weibel, F.; Marti, R.; Razzai, F. (2015): Den Dialog zwischen Angehörigen und Fachpersonen aktiv gestalten. Einblick in eine ungewöhnliche Aus-/Weiterbildungsform. 12. Dreiländerkongress Pflege in der Psychiatrie, Wien, Österreich. https://www.google.ch/url?sa=t&rct=j&q=&esrc=s&source=web&cd=1&ved=2ahUKEwi31tfg8-PiAhVpzoUKHaNkDx8QFjAAegQIABAC&url=https%3A%2F%2Fwww.phfr.ch%2Fsites%2Fdefault%2Ffiles%2Fanleitung_apa_phfr_v1_3.pdf&usg=AOvVaw3phvabAr7UpGP9aKIaZnR2 (26.06.2019).

Recovery in der forensischen Psychiatrie

Andrew Bay, Andreas Wiemann, Susanne Schoppmann

In forensisch-psychiatrischen Kliniken »versickert das Leben« (RASCH 1984). Dieses in den 80er Jahren des letzten Jahrhunderts von einem forensischen Psychiater geprägte Statement veranschaulicht sehr plastisch, dass forensisch-psychiatrische Kliniken damals verwahrenden Langzeiteinrichtungen gleichkamen. Inzwischen hat sich viel verändert: Der verwahrende Charakter wurde durch aktivere Behandlungsansätze und Verbesserungen in der baulichen und personellen Ausstattung abgelöst (LEYGRAF 2006). Was hingegen gleich geblieben ist, ist die Tatsache, dass Menschen, die vom Gericht eine Maßnahme bzw. Maßregel auferlegt bekommen haben, ein doppeltes Stigma tragen: Sie werden sowohl als psychisch Kranke als auch als Straftäter betrachtet. Die gerichtlich auferlegte Maßnahme bedeutet Freiheitsbeschränkungen, deren zeitliche Limitierung nicht von vornherein abzusehen ist. Hinzu kommt, dass nicht nur die Stigmatisierung durch andere, sondern in der Regel auch eine Selbststigmatisierung psychisch kranker Menschen besteht (SCHOMERUS 2009).

Ebenfalls unverändert geblieben ist die Tatsache, dass Einrichtungen der forensischen Psychiatrie und des Maßnahmenvollzugs Merkmale einer »totalen Institution« aufweisen (GOFFMAN 1973). Diese ist dadurch gekennzeichnet, dass eine Vielzahl ähnlich gestellter Individuen für längere Zeit ein von der übrigen Gesellschaft abgeschnittenes und formal reglementiertes Leben führt. In derartigen Institutionen sind beinahe alle Aspekte menschlichen Lebens von Regelungen bestimmt: von der Tagesstruktur über Lockerungsregeln und Ausgangsbestimmungen bis zur Besuchszeitenregelung. Es gibt also nur sehr wenig von den Patientinnen und Patienten frei zu Entscheidendes. Darüber hinaus ist bekannt, dass mit längeren Aufenthalten in totalen Institutionen die Gefahr des Hospitalismus bis hin zum Verlust von Alltagskompetenzen verbunden ist, da der Versorgungscharakter der Institution zu Unselbstständigkeit, Lethargie, Langeweile, Interesse- und Mutlosigkeit (STURIDSSON et al. 2007; HÖRBERG et al. 2012) beitragen kann.

Vor dem Hintergrund der beschriebenen Einschränkungen ist die Recoveryorientierung in der forensischen Psychiatrie eine große Herausforderung und gleichzeitig dringend notwendig. Inzwischen gibt es auch in der forensischen Psychiatrie und im Strafvollzug Modelle, die konzeptionelle Überlappungen mit der Recoveryorientierung aufweisen. Ihre Vertreter argumentieren, dass eine gelingende Recoveryorientierung die langfristige Legalbewährung der Patientinnen und Patienten und damit den Auftrag der forensischen Psychiatrie unterstützt. So gibt es gut belegte Erfahrungen mit dem Good-Lives-Modell, das in der Behandlung von Sexualstraftätern eingesetzt wird (Willis & Ward 2013) und ähnliche Ziele wie die Recoveryorientierung verfolgt (Simpson & Penney 2011). Auch zum Konzept der Desistance, verstanden als Abstandnehmen von Suchtmittelkonsum und/oder von kriminellen Verhaltensweisen, das in der Behandlung von suchterkrankten Menschen und von Straftätern erfolgreich eingesetzt wird (Walsh 2016; Best et al. 2017), bestehen konzeptionelle Überlappungen. Martin und Stermac (2010) fanden in einer Untersuchung mit 100 inhaftierten Frauen und Männern in Kanada, dass es einen korrelativen Zusammenhang zwischen dem Rückfallrisiko in kriminelles Verhalten und dem Vorhandensein von Hoffnung gibt: Je mehr Hoffnung auf ein gutes und sinnerfülltes Leben die Probanden hatten, desto geringer war das gemessene Rückfallrisiko.

Trotz dieser optimistisch stimmenden konzeptionellen Überlappungen muss davon ausgegangen werden, dass recoveryorientierte Konzepte in der forensischen Psychiatrie modifiziert werden müssen. So stellen Winterberg und Needham (2010) in einem Essay die Prinzipien des Empowerment den Bedingungen der forensischen Psychiatrie gegenüber und kommen in der Diskussion zu dem Ergebnis, dass Empowerment in der forensischen Psychiatrie nur in geringem Ausmaß angewendet werden kann. Eine systematische Review mit narrativer Synthese qualitativer Studien, deren Fokus auf dem Erleben von Recovery von forensischen Patientinnen und Patienten gerichtet war, wurde von Clarke und Kollegen (2016) durchgeführt. Sie fanden, dass der Verbundenheit und der Selbstwahrnehmung Schlüsselrollen in der Vermittlung von Recoveryorientierung zukamen. Einschränkend stellten sie allerdings fest, dass es in der forensischen Psychiatrie nur wenig Gelegenheiten zur Entwicklung von Verbundenheit und einer anderen Selbstwahrnehmung gibt. In einer weiteren Metasynthese kommen Shepherd und Kollegen (2016) zu dem Schluss, dass in forensischen Settings die empfundene

Sicherheit, die sich sowohl in der physischen Umgebung als auch in stabilen therapeutischen Beziehungen widerspiegelt, von zentraler Bedeutung ist. ROBERTS et al. (2008) zeigen auf, dass die Wahlmöglichkeiten forensischer Patientinnen und Patienten eingeschränkt sind, dass aber eine »optimale Wahlmöglichkeit« als alternatives Ziel angestrebt werden könne. MEZEY und Kollegen (2010) kommen in einer explorativen Studie zur Frage, wie forensisch-psychiatrische Patientinnen und Patienten Recovery wahrnehmen und erleben, zu dem Ergebnis, dass die Chancen auf Recovery innerhalb der forensischen Klinik als größer angesehen werden als außerhalb der forensischen Klinik, was auf die doppelte Stigmatisierung zurückzuführen sei. Auch sie empfehlen deshalb, die Recoveryorientierung für das forensische Setting anzupassen.

Eine solche Modifikation wurde von DRENNAN und WOOLDRIDGE (2014) in Großbritannien vorgenommen. Sie haben einen Vorschlag entwickelt, wie Recoveryorientierung in forensischen Settings etabliert werden kann, und beschreiben fünf große Themenfelder (vgl. Abb. 1, S. 231).

Wie aus dieser Übersicht ersichtlich wird, sind die Maßnahmen auf Partizipation ausgerichtet. Gemeint ist damit eine partnerschaftliche Begegnung im Sinn einer therapeutischen Allianz, die Vermittlung von Hoffnung und größtmögliche Selbstbestimmung im Aufbau eines Lebens nach der Erkrankung ermöglicht.

Wie diese praktisch aussehen kann, wird nachfolgend am Beispiel der Klinik für Forensik (UPKF) der Universitären Psychiatrischen Kliniken in Basel beschrieben.

Praktische Umsetzung

Für den Erfolg einer recoveryorientierten Praxis ist es wichtig, dass es einen personenzentrierten Ansatz und einen multidisziplinären Willen zur Umsetzung von Recovery auf den Stationen gibt. Für die praktische Arbeit auf den Stationen wurde dies in einem multidisziplinär entwickelten Rehabilitationskonzept folgendermaßen operationalisiert:

» Unter Rehabilitation in der Forensik verstehen wir: Die Patientinnen und Patienten zu einem grösstmöglich selbstbestimmten, deliktfreien Leben zu befähigen. Dazu gehören die geeignete Wohnform, die Teilhabe am Arbeitsleben und/oder einer sinnvollen Beschäftigung sowie die Teilnahme

ABBILDUNG 1 Recoverythemen entlang des Behandlungspfades

Recovery entlang des Behandlungspfades	Beziehungsqualität	Risiken und Sicherheit	Aufbau eines Lebens »nach der Erkrankung«	Peer-Support
Sicherheit und Geborgenheit aufrechterhalten – Partizipation der Patienten bei allen Aspekten ihrer Behandlung – Shared Decision Making mit so viel Transparenz wie möglich – Informierte Auswahl, wie limitiert diese auch sein mag – Förderung von ermächtigenden und unterstützenden Beziehungen	Interaktionen beinhalten Zusammenarbeit und eine Form emotionaler Verbindung oder Bindung – »Windows of Opportunity« werden genutzt	Grenzen und Einschränkungen sind auf eine Kultur der Sicherheit als Basis für die Recoveryorientierung ausgerichtet – Das Management von Risiken und Sicherheitserfordernissen geschieht gemeinschaftlich Es gibt eine abgestufte Aufhebung von Grenzen und Beschränkungen (Lockerung) – Der Schwerpunkt liegt darauf, die externe Kontrolle durch internalisierte Kontrollmechanismen der Patienten zu ersetzen – Es werden Einschätzungsinstrumente wie SAPROF oder START genutzt, welche auch die Stärken / Ressourcen erfassen – Arbeit mit dem Good-Lives-Modell	Sinnvolle Aktivitäten, die Zielorientierung, Struktur, Routine und Freude beinhalten – Anregungen dienen dazu, herauszufinden, was eigene Interessen und Prioritäten sein können – Es werden Menschen anderer Berufsgruppen wie Künstler, Lehrer, Musiker, Tierpfleger, Zauberer oder Sportler in die geschlossene Einrichtung eingeladen – Langfristig sind strukturelle Bedingungen wie Kooperationsverträge mit externen Firmen etc. notwendig – Der Einsatz von Individual Placement and Support (IPS) wird empfohlen	Peers sind wichtig, um den Aufenthalt in der forensischen Psychiatrie als einen positiven Vorteil sehen zu können – Es können Buddy-Systeme genutzt werden – Recovery-Colleges können eingeführt oder wo vorhanden auch für die forensische Psychiatrie genutzt werden

am sozialen Leben. Wir unterstützen sie in der Krankheitsbewältigung und dem Symptommanagement, einschließlich der Nutzung medizinischer Angebote. Wir begleiten und unterstützen sie bei der Bewältigung von

Alltagsanforderungen (z. B. Haushalt, Finanzen, schulische und berufliche Bildung usw.) und dem Auf- und Ausbau sozialer Netzwerke sowie der Nutzung sozialer, kultureller und religiöser bzw. spiritueller Angebote. Wir fördern und fordern ihre Belastbarkeit und Leistungsfähigkeit. Dabei nutzen wir die Methoden des ressourcenorientierten Arbeitens und des Empowerment. In der Gestaltung dieses Prozesses vermitteln wir Hoffnung und entwickeln gemeinsam, partizipativ mit den Patientinnen und Patienten persönlich relevante Ziele einschliesslich positiver Gesundheitsziele. Wir verstehen unseren Auftrag über den stationären Aufenthalt hinausgehend auch in der Begleitung des Übergangs in eine neue Lebenssituation. Bei all dem beachten wir den grundlegenden Auftrag der Besserung und Sicherung « (Rehabilitationskonzept UPKF 2017).

Wir arbeiten daran, Unterstützung von Recovery entlang des beschriebenen Behandlungspfades im Alltag zu organisieren, und haben dafür die Struktur der Kernteamarbeit etabliert. Das Kernteam setzt sich zusammen aus der Patientin bzw. dem Patienten, der Fallführung und der Bezugsperson Pflege. Bei Bedarf werden die anderen Berufsgruppen wie die Soziale Arbeit oder die medizinisch-therapeutischen Dienste einbezogen. Mit dieser Struktur wollen wir die Partizipation und Ermächtigung der Patientinnen und Patienten unterstützen und fördern.
Die praktische Umsetzung der Recoveryorientierung möchten wir nachfolgend anhand der Behandlungsphasen unserer Klinik darstellen. Diese gliedern sich in die Orientierungsphase, die Behandlungsphase und die Austrittsphase und lassen sich gut mit den Phasen des persönlichen Recoveryprozesses (Amering & Schmolke 2012) kombinieren, wie die nachfolgende tabellarische Übersicht zeigt.

ABBILDUNG 2 Phasen im Recoveryprozess und Behandlungsphasen in der UPKF

Recoveryphasen	Behandlungsphasen in der Klinik für Forensik
Dependent and unaware	Orientierungsphase
Dependent and aware	Behandlungsphase
Independent and aware	Austrittsphase
Interdependent and aware	Nach dem Austritt

Für die pflegerische Zusammenarbeit mit den Patientinnen und Patienten ist es wichtig zu wissen, in welcher Phase ihres persönlichen Recoveryprozesses diese sich befinden. Je nach Phase sind unterschiedliche Maßnahmen erforderlich. Welche Maßnahmen das konkret sind, hängt davon ab, wie die jeweilige Person ihre Erkrankung versteht und deutet und wo sie sich auf ihrem Genesungsweg befindet. Da für die stationäre Arbeit vor allem die Orientierungsphase und die Behandlungsphase wichtig sind, werden diese hier ausführlich vorgestellt.

Der Recoveryprozess in der Orientierungsphase

In der Orientierungsphase geht es darum, mit den Patientinnen und Patienten zu erarbeiten, welche Anteile ihres Erlebens krankheitsbedingt sind und welche nicht. Aus der Sicht der Pflegenden sind hier Elemente aus dem Konzept »Caring« von Bedeutung. Damit sind alle fürsorglichen Elemente gemeint, welche den Aufbau der Beziehungsqualität unterstützen. Das »Caring« ist die genuine Aufgabe der Bezugsperson, die eine Beziehung aufbaut, auf der eine tragfähige Zusammenarbeit im Sinn einer therapeutischen Allianz etabliert werden kann.

In dieser Phase kann es zum Beispiel darum gehen, die Hoffnung für die untergebrachte Person zu tragen, bis diese das wieder selbst übernehmen kann. Dafür können Recoverygeschichten anderer Menschen genutzt werden, es können Peers oder ehemalige Patientinnen und Patienten eingeladen werden, um deutlich zu machen, dass die forensische Psychiatrie nicht das Ende des Weges ist. Neben der Einzelarbeit ist die Integration in die Gruppe und das Fördern der Kompetenzen in einer Gruppe wichtig. Hierbei spielen die Gruppendynamik und das Milieu eine wichtige Rolle.

Exkurs Milieu und Gruppendynamik

Auf das Gruppengeschehen und das Milieu einer Station muss in der forensischen Psychiatrie besonders geachtet werden. Viele der Patientinnen und Patienten haben langjährige Erfahrung mit dem Leben in Institutionen, auch in Gefängnissen, sie haben gelernt, sich in diesen Milieus der gegenseitigen Gefälligkeiten und Abhängigkeiten zurechtzufinden. Diese Erfahrung soll in der forensischen Psychiatrie korrigiert werden.

Durch die Unterstützung von persönlichem Wachstum, Partizipation und einer positiven Umgebungsgestaltung kann das Milieu positiv beeinflusst werden. Dabei spielen auch die Regeln eine bedeutsame Rolle. Sie »dienen letztlich dazu, Dinge abzustimmen, um das Zusammenleben in Beziehungen für alle Beteiligten vorhersehbarer und verlässlicher zu gestalten, sowie Konflikte zu vermeiden und ständige neue Diskussionen um die gleichen Sachbereiche zu reduzieren« (Schmid & Lang 2013, S. 282).

Regeln reduzieren Komplexität und dienen der Normierung von Möglichkeiten bzw. Einschränkungen. Deshalb kann es sinnvoll sein, für einzelne Personen spezielle Regelungen zu treffen. Ein Regelwerk sollte sich aus dem Blickwinkel der Recoveryorientierung am Normalitätsprinzip orientieren. Das vermindert die Gefahr der Machtausübung, die der Erstellung von Regeln innewohnt. Es soll nicht um das Prinzip – also die buchstäbliche Einhaltung der Regeln –, sondern um die Sache gehen und um das, was dieser Sache dienlich ist.

Als Beispiel hierfür können Auszüge aus den von den pflegerischen Leitungspersonen und Fachverantwortlichen der UPKF (2016) erarbeiteten Prinzipien als Grundlage für die Milieugestaltung und das Erstellen von Stationsregeln gelten:

- Wir orientieren uns an den Anforderungen des gesellschaftlichen Alltags außerhalb der Klinik. Darauf bereiten wir vor, indem wir das Milieu auf den Abteilungen so weit wie möglich am Normalitätsprinzip ausrichten.
- In diesem Sinn betonen wir, dass die Gesetze der Schweiz auch auf den Abteilungen der UPKF gelten. Insbesondere Gewalt wird in keiner Weise toleriert.
- Aus Hygienegründen ist die Lagerung persönlicher Nahrungsmittel und Getränke nur begrenzt möglich.
- Wir sehen es als zentral an, mit Ihnen (den Patientinnen und Patienten) in einen Dialog zu treten und aufkommende Themen sowie mögliche Konflikte zu besprechen. Dies verstehen wir als eine Möglichkeit für persönliche Entwicklung und Wachstum und damit als einen Beitrag zu einem deliktfreien Leben.

Wenn die Recoveryhaltung Einzug erhalten soll, ist es wichtig, dass sich die Mitarbeitenden diesen Anspruch vergegenwärtigen. In dem Maße, in dem die Regeln vermindert und Freiheiten gewährt werden, muss die Aufmerksamkeit jedes Einzelnen, aber auch der Station als Ganzes erhöht werden, da Gefahren und ungünstige Milieuinteraktionen entstehen können. Dann gehört die regelmäßige Reflexion im gesamten Team zur täglichen Aufgabe. Mit welchen Mitteln und Methoden das Milieu gestaltet wird, sollte dem Auftrag der Station entsprechen und muss aktiv von dem Behandlungsteam gestaltet werden. Die aktive Partizipation mit den Patientinnen und Patienten ist hierbei sicherlich der Königsweg.

Der Beziehungsaufbau in der Orientierungsphase ist nicht einfach. Die Patientinnen und Patienten sind nicht freiwillig in der forensischen Psychiatrie in Behandlung, und bei etlichen liegen neben den psychischen Erkrankungen auch Bindungsstörungen oder Störungen des Sozialverhaltens vor. Durch Orientierung gebende Interventionen und Verständnis kann es gelingen, ein Vertrauensverhältnis aufzubauen. Ein Beispiel hierfür findet sich in der jugendforensischen Station der UPKF. Hier wurden die unterschiedlichen Behandlungspfade auf den Fußboden geklebt. Dies bietet die Möglichkeit, die drei Pfade zu beschreiten, um den Ablauf besser begreifbar oder eigentlich begehbar zu machen.
In der Orientierungsphase geht es darum, zu verstehen, welches Erklärungsmodell die untergebrachte Person für ihr Leben und ihr Leiden hat. In dieser Phase unterscheidet sich die Arbeit mit forensischen Patientinnen und Patienten nur unwesentlich von der psychiatrisch pflegerischen Arbeit in anderen psychiatrischen Settings. Jedoch machen die forensischen Patientinnen und Patienten häufig die schmerzhafte Erfahrung, welche Bedeutung das von ihnen begangene Delikt für ihr eigenes Leben hat. Sie sind also nicht nur von der Erkrankung überwältigt, sondern auch von dem, was sie getan haben – oder, was auch vorkommt, sie bagatellisieren ihre Lebenssituation.
Das alles hat einen Einfluss auf den Genesungsweg. Eine falsch verstandene Recoveryorientierung kann in dieser Phase zu einem erheblichen Sicherheitsrisiko werden. Darauf muss sorgsam geachtet werden, wenn Entscheidungs- und Gestaltungsmöglichkeiten der Patientinnen und Patienten erweitert werden. Es darf kein Vakuum entstehen, das mit deliktnahem Verhalten und ungünstigen Milieuinteraktionen gefüllt werden kann. Es braucht Unterstützung und Mitgestaltung, damit ein förderliches Milieu entsteht. Aber geteilte Entscheidungsfindung (»Shared

ABBILDUNG 3 Behandlungspfade auf dem Flur der jugendforensischen Station

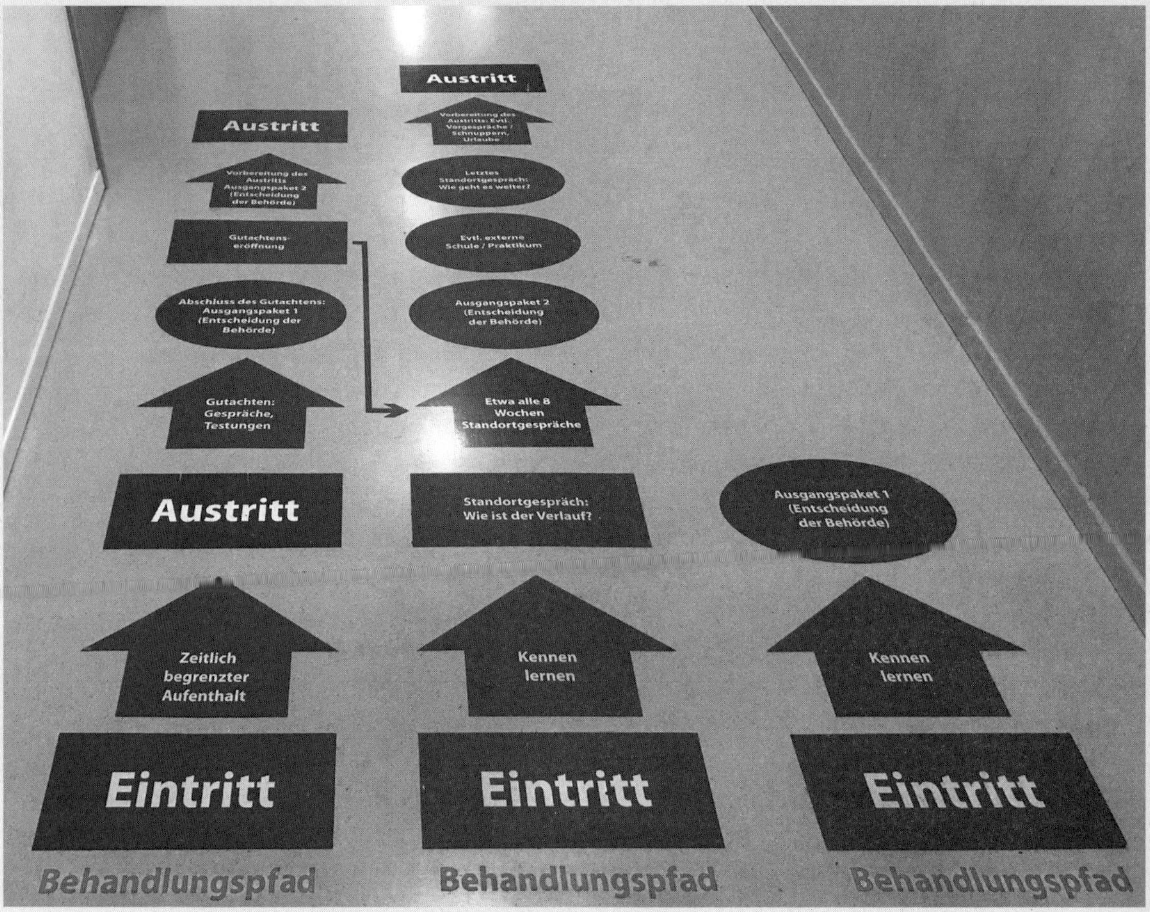

Decision Making«) kann nur in dem Maße umgesetzt werden, wie die untergebrachte Person in der Lage ist, Verantwortung für sich, den Umgang mit ihrer Erkrankung und den Umgang mit dem Delikt zu übernehmen.

Der Recoveryprozess in der Behandlungsphase

In der Behandlungsphase werden u.a. psychoedukative Elemente benötigt, sowohl in der Bezugspersonenarbeit als auch in der Gruppe. Der Aufbau der Beziehung zu den Patientinnen und Patienten bleibt wichtig, damit ein tragfähiges Bündnis erarbeitet werden kann. Durch traumatische Erlebnisse, Störungen des Sozialverhaltens, Migrationserfahrungen und viele weitere ungünstige Lebensvoraussetzungen fehlt in den meisten Fällen das Verständnis dafür, dass die zukunftsorientierte Arbeit mit Lebenszielen Vorteile bietet. Viele Patientinnen und Patienten haben erfahren, dass mit dissozialem und kriminellem Verhalten ein Ziel vermeintlich einfacher und schneller erreichbar ist als durch mühsame Kleinarbeit an sich selbst. Diese Erfahrung prägt das Verhalten nicht weniger Patientinnen und Patienten. Bei ihnen geht es darum, zu lernen, wie die Zukunft und ein deliktfreies Leben geplant, angestrebt und gestaltet werden kann.

Wie schon erwähnt, ist für die Vorbereitung auf das Leben nach der Maßnahme und für den Aufbau eines Lebens »nach der Erkrankung« die Orientierung am Prinzip Normalität wichtig. Deswegen erlauben wir den Zugang zu Medien: Die Patientinnen und Patienten können ein Fernsehgerät im Zimmer haben und unter Aufsicht im Internet surfen, Bestellungen aufgeben und vieles mehr.

Die persönlichen Kompetenzen, Fähigkeiten, Ressourcen und Talente der Mitarbeitenden werden gerne einbezogen. Daraus sind unter anderem Theaterprojekte, Tischtennisturniere, eine Musikband, Boxtraining und viele andere Freizeitaktivitäten für Patientinnen und Patienten hervorgegangen. Aktuell gibt es ein Radioprojekt mit einem Peermitarbeitenden.

Exkurs Radio loco-motivo

Gianni Python ist Initiant von Radio loco-motivo in der Schweiz. Er arbeitete zwei Jahre in Chile in einer psychiatrischen Klinik. Dort kam er in Kontakt mit Radio Loco, dessen Wirkung ihn überzeugte: Die Patientinnen und Patienten beginnen durch die Radioarbeit ihr soziales Netz auszuweiten. Radio ist eine Brücke zur Außenwelt und eine Möglichkeit, soziale Stigmata abzubauen.

Die Schweizer Radioschule klipp+klang hat in Zusammenarbeit mit der Interessengemeinschaft Sozialpsychiatrie igs und Radio RaBe die erste

Redaktion von Radio loco-motivo aufgebaut und ausgebildet. Seit 2012 ist diese live on air. 2014 und 2015 kamen die Redaktionen in Winterthur und Solothurn dazu, im Frühjahr 2017 startete das Projekt Radio loco-motivo bei den Universitären Psychiatrischen Kliniken in Basel, und so konnten sich auch erste forensische Patientinnen und Patienten an der Radioproduktion beteiligen unter dem Motto: »Menschen mit und ohne Psychiatrieerfahrung machen gemeinsam Radio«. Daraus entstand die Idee, direkt in der Klinik für Forensik ein Radioprojekt zu starten.
Eine Gruppe von Patientinnen und Patienten erarbeitete unter der Leitung von einem Peer eine Radiosendung, welche als Podcast auf unsere Homepage gestellt wurde. Nebst der grundlegenden Einführung in Basiselemente der Radioproduktion wurden Eigentexte vertont, Interviews geführt und Gesprächsrunden organisiert. Das Ziel war es, Patientinnen und Patienten eine Stimme zu geben, die bis nach »draußen« zu hören ist.

In den sogenannten »Donnerstagaktivitäten« und »Samstagsprojekten« geht es darum, außerhalb der Klinik Aktivitäten zu fördern, die eine sinnvolle Freizeitgestaltung und die Freude am Leben unterstützen. Die Förderung von bereits bestehenden Hobbys oder das Wecken von neuen Interessen verstehen wir ebenfalls als Aufgabe einer recoveryorientierten psychiatrischen Pflege. Allerdings machen wir dabei die Erfahrung, dass wir mit der Lagerung des dafür oft notwendigen Materials auf der Station und im Keller der Klinik an unser Grenzen kommen. Stationskontrollen z. B. auf Drogen werden dadurch erheblich erschwert. Das erfordert eine gründliche Abwägung.
In der Behandlungsphase spielt der Umgang mit Risiken eine zentrale Rolle. Therapien ohne Risiken sind kaum Erfolg versprechend. Diese Tatsache ist für die forensische Psychiatrie eine große Herausforderung: Recovery sollte auf der Basis von Sicherheit aufgebaut werden, gleichzeitig sollten Hindernisse, Verbote und Regeln überprüft werden. Der effektivste Weg besteht darin, eine Behandlungskultur zu entwickeln, in welcher Patientinnen, Patienten und Mitarbeitende gemeinsam und kontinuierlich an der Sicherheit im unterstützenden Sinn arbeiten. Dafür ist es wichtig, dass die Patientinnen und Patienten verstehen, welchen Einfluss ihr Risikoverhalten auf ihr Leben und das Leben anderer gehabt hat.
Die Zusammenarbeit bezüglich Risiken sollte für alle Seiten offen und transparent gestaltet sein. Dabei muss die Sicherheit sowohl für die

Patientinnen und Patienten als auch für die Mitarbeitenden gegeben sein. Es geht also darum, eine Balance zu finden zwischen positiven Risiken und allfälligen negativen Konsequenzen (Drennan & Wooldridge 2014).
Wenn der Beziehungsaufbau geglückt ist und ein grundlegendes Krankheitsverständnis erarbeitet wurde, geht es weiter mit der Entwicklung von Selbstständigkeit und Zukunftsperspektiven. So haben wir das Formular für den Lockerungsantrag dahingehend verändert, dass Patientinnen und Patienten sich aktiv einbringen müssen, indem sie angeben, welches Ziel oder welchen Zweck sie mit dem Ausgang verfolgen. Entsprechende Fragen sind: Was soll oder will ich üben? Welche Aufgaben sind damit verbunden? Welche Erfahrungen soll oder will ich machen? Und schließlich: Welche problematischen und riskanten Situationen könnten bei der von mir gewünschten Ausgangserweiterung entstehen und wie gehe ich damit um? Das sind Schritte einer aktiven Auseinandersetzung im Sinne der Recoveryorientierung.

Die Recoveryorientierung in der Austrittsphase

In der Austrittsphase geht es darum, die Patientinnen und Patienten auf ihrem Weg nach »außen« zu begleiten. Das Ziel ist die Anbahnung einer Anschlusslösung. In der UPKF nutzen wir zahlreiche Kooperationen, die vor allem über die forensisch-psychiatrische Ambulanz aufgebaut wurden, in der Pflegende eine tragende Rolle haben. Diese Kooperationen mit nachgelagerten Wohnformen und Institutionen dienen dem Aufbau eines Lebens »nach der Erkrankung«. Neben der Integration in Arbeit ist die Vermittlung von Wohnraum wichtig.
Nach dem Austritt übernimmt die Nachsorge die Unterstützung eines deliktfreien Lebens. Im Wesentlichen geht es um die Prävention von Krisen. Falls diese doch eintreten, sollte der Wille der Patientinnen und Patienten z. B. mithilfe von Vorausverfügungen oder Behandlungsvereinbarungen sichergestellt werden. Auch der eventuell erforderliche Schutz durch Medikamente oder durch Maßnahmen, die Pat Deegan (2018) »personal medicine« nennt (siehe auch ihren Beitrag in diesem Buch), sind Themen, die es zu besprechen gilt.

***Andrew Bay** ist Pflegefachmann und Klinikleitung Pflege in der Klinik für Forensik an den Universitären Psychiatrischen Kliniken Basel.*

***Andreas Wiemann** ist diplomierter Pflegefachmann HF und arbeitet seit 2001 in den Universitären Psychiatrischen Kliniken in der Klinik für Forensik, derzeit in der Funktion des Stv. Klinikleiters Pflege. In den UPK ist er für das Themengebiet Aggressionsprävention und Deeskalation verantwortlich.*

***Dr. Susanne Schoppmann** ist Fachkrankenschwester für psychiatrische Pflege und Pflegewissenschaftlerin und arbeitet an den Universitären Psychiatrischen Kliniken Basel in der Abteilung Entwicklung & Forschung Pflege.*

Literatur

AMERING, M.; SCHMOLKE, M. (2012): Recovery. Das Ende der Unheilbarkeit. 5. Aufl. Köln: Psychiatrie Verlag.

BEST, D.; IRVING, J.; ALBERTSON, K. (2017): Recovery and desistance: What the emerging recovery movement in the alcohol and drug area can learn from models of desistance from offending. Addiction Research & Theory 25 (1): 1-10.

CLARKE, C.; LUMBARD, D.; SAMBROOK, S.; KERR, K. (2016): What does recovery mean to a forensic mental health patient? A systematic review and narrative synthesis of the qualitative literature. The Journal of Forensic Psychiatry & Psychology 1 (27): 38–54. DOI: 10.1080/14789949.2015.1102311.

DEEGAN, P. (2018): Key-workshop, power statements: From »What's the matter with you?« to »What matters to me«. Am vierten Internationalen Psychiatriekongress zu seelischer Gesundheit und Recovery, Bern, 28 + 29. Juni.

DRENNAN, G.; WOOLDRIDGE, J. (2014): Making recovery a reality in forensic settings. 10 ImROC Briefing. http://imroc.org/wp-content/uploads/2016/09/10ImROC-briefing-10-Making-Recovery-a-Reality-in-Forensic-Settings-final-for-web.pdf (08.05.2019).

GOFFMAN, E. (1973): Asyle. Über die soziale Situation psychiatrischer Patienten und anderer Insassen. Frankfurt a. M.: Suhrkamp.

HÖRBERG, U.; SJÖGREN, R.; DAHLBERG, K. (2012): To be strategically struggling against resignation: The lived experience of being cared for in forensic psychiatric care. Issues in Mental Health Nursing 11 (33): 743–751. DOI: 10.3109/01612840.2012.704623.

LEYGRAF, N. (2006): Massregelvollzug und Strafvollzug. In: KRÖBER, H. L.; DÖLLING, D.; LEYGRAF, N.; SASS, H. (Hg.): Handbuch der forensischen Psychiatrie, Bd. 3, Psychiatrische Kriminalprognose und Kriminaltherapie, S. 193–233. Darmstadt: Steinkopff.

MARTIN, K.; STERMAC, L. (2010): Is hope related to criminal behavior in offenders? International Journal of Offender Therapy and Comparative Criminology 54 (5): 693–705.

MEZEY, G. C.; KAVUMA, M.; TURTON, P.; DEMETRIOU, A.; WRIGHT, C. (2010): Perceptions, experiences and meanings of recovery in forensic psychiatric patients. The Journal of Forensic Psychiatry & Psychology 21 (5): 683–696.

RASCH, W. (1984): Krank und/oder kriminell? Maßregelvollzug in Westfalen-Lippe. Hg. Landschaftsverband Westfalen-Lippe, Pressestelle Münster.

ROBERTS, G.; DORKINS, E.; WOOLDRIDGE, J.; HEWIS, E. (2008): Detained – what's my choice? Part 1: Discussion. Advances in Psychiatric Treatment 14: 172–180.

SCHMID, M.; LANG, B. (2013): Überlegungen zum traumapädagogischen Umgang mit Regeln. In: LANG, B.; SCHIRMER, C.; LANG, T.; ANDREAE DE HAIR, I.; WAHLE, T.; BAUSUM, J.; WEISS, W.; SCHMID, M. (Hg.): Traumapädagogische Standards in der stationären Kinder- und Jugendhilfe. Eine Praxis- und Orientierungshilfe der BAG Traumapädagogik, S. 280–308. Weinheim: Beltz-Juventa.

SCHOMERUS, G. (2009): Steine auf dem Weg. Stigma und Hilfesuchverhalten. Psychiatrische Praxis 36 (2): 53–54.

SHEPHERD, A.; DOYLE, M.; SANDERS, C.; SHAW, J. (2016): Personal recovery within forensic settings – systematic review and meta-synthesis of qualitative methods studies. Criminal Behaviour and Mental Health 26 (1): 59–75. DOI: 10.1002/cbm1966.

SIMPSON, A.I.F.; PENNEY, S. (2011): The recovery paradigm in forensic mental health services. Criminal Behaviour and Mental Health 5 (21): 299–306. DOI: 10.1002/cbm.823.

STURIDSSON, K.; TURTELLA, I.; TENGSTRÖMA, A.; LEKANDERA, M. (2007): Time use in forensic psychiatry: An exploratory study of patients' time use at a Swedish forensic psychiatric clinic. International Journal of Forensic Mental Health 1 (6): 79–86.

UPKF – Universitäre Psychiatrische Klinik für forensische Psychiatrie (2016): Prinzipien als Grundlage für die Milieugestaltung und das Erstellen von Stationsregeln. Unveröffentlicht.

UPKF – Universitäre Psychiatrische Klinik für forensische Psychiatrie (2017): Rehabilitationskonzept. Unveröffentlicht.

WALSH, M. (2016): Desistance – Ansätze und Befunde der Forschung zum Abbruch krimineller Karrieren. Forum Kriminalprävention 3 (16): 22–25. https://www.forum-kriminalpraevention.de/files/1Forum-kriminalpraevention-webseite/pdf/2016-03/desistance-forschung.pdf (08.05.2019).

WILLIS, G.; WARD, T. (2013): The good lives model: Evidence that it works. In: CRAIG, L.; DIXON, L.; GANNON, T. (Hg.): What works in offender rehabilitation: An evidence based approach to assessment and treatment, S. 305–318. West Sussex, UK: John Wiley & Sons.

WINTERBERG, W.; NEEDHAM. I. (2010): Sicherheitsanforderungen vs. Eigenverantwortung. Empowerment und Forensik – Wunschtraum oder Wirklichkeit? Psych Pflege 4 (16): 184–188.

Recovery Colleges: Grundlagen und praktische Umsetzung

Michael Schulz, Gianfranco Zuaboni, Michael Löhr, Klaus-Thomas Kronmüller, Andrea Zingsheim

Nachdem die Erstveröffentlichung des Buches »Recovery. Das Ende der Unheilbarkeit« AMERING und SCHMOLKE im Jahr 2006 den Recoveryansatz bei Nutzenden und Fachpersonen verbreitet hat, sind vielfältige Entwicklungen in diese Richtung zu beobachten. So erfährt z. B. das Thema der Genesungsbegleitung durch »Experten aus Erfahrung« eine große Aufmerksamkeit, und es gibt zunehmend auch in akutpsychiatrischen Settings Bemühungen, Elemente des Recoveryansatzes zu berücksichtigen. Beispielhaft sei hier auf das Weddinger Modell verwiesen (MAHLER et al. 2013) oder die wachsende Bedeutung der partizipativen Entscheidungsfindung (siehe den Beitrag von Ramon et al. in diesem Buch).

Ein Aspekt, der in der Rezeption von Recovery im deutschsprachigen Raum bisher nur am Rande erfolgte, ist das der Bildung und des Lernens zur Förderung der individuellen Genesungsprozesse und der psychischen Gesundheit. Dabei ist das Thema der Gesundheitskompetenz (»Health Literacy«) angesichts der Zunahme von chronischen Krankheiten und des Rufs nach dem »aufgeklärten Patienten« höchst aktuell. Nutzerinnen und Nutzer des Gesundheitssystems sind zunehmend gefordert, Gesundheitsinformationen zu finden, zu verstehen, zu beurteilen und auf die eigene Situation zu übertragen. Die Gesundheitskompetenz ist dabei das Zusammenspiel persönlicher Fähigkeiten mit den komplexen Anforderungen von Situationen und Systemen, in denen Menschen sich bewegen (SCHAEFFER et al. 2018). Viele psychische Erkrankungen dauern – wie andere chronische Erkrankungen – über einen längeren Zeitraum an, von daher sind Personen mit diesen Erkrankungen und deren Angehörige im Hinblick auf das Krankheitsmanagement besonders gefordert.

Der Stärkung der Gesundheitskompetenz und der Förderung der Selbsthilfe kommt vor diesem Hintergrund eine zentrale Bedeutung zu. Hier liegt der Bezug zu dem Recoverykonzept: Der Erwerb von

Gesundheitskompetenz ist eng mit Basisressourcen wie Hoffnung, Selbstwirksamkeit, Optimismus und sozialer Unterstützung verknüpft.

In der internationalen Entwicklung spielen im Bereich psychiatrischer Erkrankung und psychischer Gesundheit zunehmend Organisationsformen eine Rolle, in denen der explizite Fokus auf den individuellen Lernprozessen und der Bildung zur Förderung seelischer Gesundheit liegt. Zu nennen sind hier die »Recovery Colleges«, manchmal auch als »Recovery Education Centers« oder im Jugendbereich als »Discovery Colleges« bezeichnet. Im deutschsprachigen Raum finden wir vielversprechende Entwicklungen sowohl unter dem Begriff des »Recovery-Seminars« (Kilchberg, siehe den Beitrag dazu in diesem Buch) als auch unter dem Begriff des »Empowerment College« (siehe den Beitrag von Möhlenkamp und Petersen in diesem Buch).

Recovery Colleges oder Recovery-Lernprogrammen liegt ein edukativer Ansatz zugrunde. Mithilfe solcher Angebote sollen Menschen auf ihrem Genesungsweg und im Rahmen der sozialen Teilhabe Unterstützung erfahren (Slade et al. 2014). Jay und Kollegen (2017, S. 170) definieren Recovery Colleges als »Einrichtungen, welche Personen, die ihr Leben wieder aufbauen wollen, eine Möglichkeit des Wandels und der Transformation anbieten. Sie können definiert werden als offizielle Weiterbildungsinstitutionen, die versuchen, ein Umfeld zu schaffen, in dem Menschen mit eigenen psychischen Krankheitserfahrungen sich sicher, willkommen und akzeptiert fühlen können« (Übersetzung durch die Autoren).

Im Folgenden werden wesentliche Aspekte von »Recovery Colleges« vorgestellt und die wissenschaftlichen Erkenntnisse zur Wirksamkeit solcher Ansätze dargestellt. Anschließend werden die Möglichkeiten und Herausforderungen zur Adaption des Konzeptes in den deutschsprachigen Raum diskutiert.

Entstehungsgeschichte der Recovery Colleges

Erste Entwicklungsansätze des Konzeptes hat es schon Mitte der 1980er-Jahre am Psychiatric Rehabilitation Center in Boston (USA) gegeben. Die dort vorhandenen »Recovery Education Centers« verfolgen einen ressourcenorientierten Ansatz. Ashcraft und Anthony (2005) formulieren das Ziel dieser Angebote wie folgt: »Menschen möchten entdecken, wer sie sind, Fertigkeiten und Instrumente erlernen, um ihre Genesung zu fördern, herausfinden, wer sie sein können, und ihren einzigartigen Beitrag dazu erkennen« (Übersetzung durch die Autoren). Dunn und Kollegen (2008) benennen drei Gründe, warum es sinnvoll ist, Recovery und Bildung miteinander zu verbinden und weiterzuentwickeln:

- Der Recoveryansatz orientiert sich an Prinzipien der Rehabilitation und der Erkenntnis, dass Menschen mit schweren Erkrankungen genesen können und das auch tun. Im Rahmen des Genesungsprozesses spielen Werte wie beispielsweise Selbstbestimmung, persönliches Wachstum, Hoffnung bzw. Zuversicht in Verbindung mit der Entwicklung von Fertigkeiten (Skills) eine entscheidende Rolle.
- Für die theoretische Fundierung des »Recovery Education Center« waren Erkenntnisse aus der Erwachsenenbildung von Bedeutung. Demnach sollten Bildungsangebote die Möglichkeiten und Grenzen der Teilnehmenden berücksichtigen und die Entwicklung weiterer Stufen des persönlichen Wachstums fördern. Damit dies gelingt, sollten die Teilnehmenden so viel Wahl- und Entscheidungsmöglichkeiten wie möglich erhalten.
- Das »Recovery Education Center« orientiert sich an dem transtheoretischen Veränderungsmodell von DiClemente und Prochaska (Kremer & Schulz 2016). Im Fokus stehen im Besonderen die Phasen »Bereitschaft« (readiness) und »Veränderungen umsetzen« (intention to change). Die einzelnen Kurse wurden so konzipiert, dass sie auf die unterschiedlichen Phasen der Veränderungen fokussieren, zu Veränderung motivieren und diese unterstützen.

Es verging einige Zeit, bevor die Idee in Europa aufgegriffen wurde. Das erste Recovery College in England wurde 2009 unter dem Dach des St. George's Mental Health NHS Trust im Südwesten von London eröffnet. Eine besondere Bedeutung kommt hier der Organisation »Implementing Recovery through Organisational Change« zu (ImROC; siehe den Beitrag von Julie Repper et al. in diesem Buch). Neben der Implementierung z. B. von Peerarbeit und Recoveryorientierung in der Praxis stellt die Einrichtung von Recovery Colleges ein zentrales Anliegen von ImROC dar. Sie sind für die politischen und institutionsübergreifenden Bestrebungen, die psychiatrische Versorgung stärker recoveryorientiert

zu gestalten, besonders wichtig. Mittlerweile existieren in England über achtzig Recovery Colleges (Crowther et al. 2018). Zudem haben sich Recovery Colleges in Dänemark, Italien und den Niederlanden, aber auch in anderen Ländern wie Kanada, Australien oder Uganda etabliert.
Das Interesse beschränkt sich somit nicht mehr nur auf den angloamerikanischen Raum. Ein wesentlicher Grund für das große internationale Interesse dürfte sein, dass Recovery Colleges einen fundamental anderen Blick und ein anderes Verständnis des Behandlungs- und Genesungsweges bieten. Im Gegensatz zu herkömmlichen Bildungsmaßnahmen in der Psychiatrie, wie etwa die Psychoedukation, geht es im Rahmen von Recovery Colleges darum, die Dimensionen von Recovery umfassender abzubilden. Dazu gehören z. B. die Entwicklung von Hoffnung und die Suche nach Bedeutung und Sinn im Leben.
Die Kurse von Recovery Colleges fokussieren auf den Umgang mit psychischer Gesundheit und psychischen Krisen. Dabei wird ein edukativer Ansatz gewählt, der auf einer recoveryorientierten Philosophie basiert und in den Kursen kollaborativ – also im Dialog – entwickelt und gelebt wird. Der Aspekt der Koproduktion ist im Recoveryansatz von großer Bedeutung (siehe den Beitrag zur Koproduktion in diesem Buch). Für die Organisationen und Fachpersonen bedeutet dies einen paradigmatischen Wandel der Haltung: von »etwas *für* die Menschen tun« zu dem Selbstverständnis: »etwas *mit* den Menschen tun«.
Ein weiteres Argument für den Bedarf an solchen Institutionen ergibt sich aus dem Risiko physischer und psychischer Komorbiditäten. So sehen Burhouse und Kollegen (2015) die Notwendigkeit, wie bei anderen chronischen Erkrankungen die betroffene Person als Expertin im Umgang mit ihrer Krankheit zu schulen, so wie z. B. im Rahmen von Diabetes. Hierbei darf auch von einem Eigeninteresse der Menschen mit psychischen Erkrankungen ausgegangen werden, die in der Regel nur sehr wenig Zeit mit dem Arzt oder anderen psychiatrischen Professionellen verbringen und sich die meiste Zeit selbst mit dem Management der Krankheit befassen. Vor diesem Hintergrund drängen sich Kurse zur (Selbst-)Fürsorge und zur Förderung der psychischen und physischen Gesundheit geradezu auf.

Grundsätze eines Recovery Colleges

Menschen genesen nicht in Institutionen, sondern in der Gemeinde. Recovery Colleges müssen mit dem gesamten Umfeld bzw. den Gemeinden zusammenarbeiten und nicht nur mit einer Institution. Recovery Colleges vermitteln Wissen, welches transformativ ist und die Menschen in ihrem Empowerment-Prozess unterstützt. Besondere Bedeutung kommt dabei dem subjektiven Erfahrungswissen der Personen zu, welche in ihrem Leben bereits psychische Krisen überwunden haben. Recovery Colleges stellen eine Kombination aus den Prinzipien von Recovery, der Erwachsenenbildung und der Sozialraumarbeit dar.
Recovery Colleges stellen der herkömmlichen therapeutischen Sicht auf psychiatrische Interventionen einen pädagogischen Blick gegenüber (siehe Abb. 1).

ABBILDUNG 1 Gegenüberstellung des lernenden Ansatzes und des therapeutischen Ansatzes (in Anlehnung an PERKINS et al. 2012)

Therapeutischer Ansatz	Lernender Ansatz
Fokus auf Problemen, Defiziten, Funktionsstörungen und Symptomreduktion	Menschen sollen ihre Talente und Ressourcen erkennen
Form der Therapiesitzung als übergreifendes Paradigma	Unterstützt Menschen dabei, ihre Möglichkeiten zu erforschen und ihre Fähigkeiten zu entwickeln
Transformiert alle Aktivitäten in »Therapien« – Arbeitstherapie, Milieutherapie, Gartentherapie usw.	Unterstützt Menschen dabei, ihre eigenen Ziele zu erreichen
Problemdefinition und Art der therapeutischen Intervention werden vom professionellen Experten festgelegt	Professionelle übernehmen die Rolle von Coaches und helfen den Menschen, ihre eigenen Lösungen zu entwickeln
Manifestiert die ungleiche Verteilung von Macht und verfestigt die Idee, dass die primäre Expertise bei den Professionellen liegt	Studierende wählen ihre Kurse selbst und erarbeiten für sich Bildungswege, die für sie Sinn machen (und dem Geschehenen eine Bedeutung geben). So werden sie Experten für ihr eigenes Leben

Recovery Colleges können in ihrer Ausgestaltung variieren. Grundsätzlich sollen sie sowohl das Leben der Studentinnen und Studenten als auch der psychiatrischen Institutionen verändern. Recovery Colleges legen den Schwerpunkt auf Ressourcen (»shifting from what's wrong to what's strong«) und wenden den Blick vom Professionellen mehr zum Betroffenen (von »what's the matter with you« zu »what matters to me«.

Perkins et al. (2012) beschreiben acht Grundsätze von Recovery Colleges:

- Koproduktion zwischen Menschen mit persönlicher und Menschen mit professioneller Erfahrung im Hinblick auf den Umgang mit psychischen Problemen.
- Es gibt einen physischen Ort (ein Gebäude) mit Klassenräumen, Büchern usw. Hier können die Studierenden ihren eigenen Fragestellungen nachgehen.
- Das Recovery College funktioniert nach Regeln einer Bildungseinrichtung.
- Das Recovery College richtet sich an alle – also an die gesamte regionale Bevölkerung.
- Es gibt einen persönlichen Tutor oder Coach, welcher Informationen zur Verfügung stellt, Hinweise gibt und Beratung gewährleistet.
- Das Recovery College ist kein Ersatz für traditionelle Diagnostik und Therapie.
- Das Recovery College ist kein Ersatz traditioneller Bildungseinrichtungen wie z. B. Volkshochschulen.
- Im Rahmen der Organisationskultur und der Abläufe sind Recoveryprinzipien zur Anwendung zu bringen.

Koproduktion Die Einbeziehung von »Experten aus Erfahrung« ist für ein Recovery College von zentraler Bedeutung. Dabei ist darauf zu achten, dass Koproduktion auf Augenhöhe stattfindet. Dies bedeutet etwa, dass Programme und Kurse gemeinsam entwickelt und gemeinsam durchgeführt werden. Dabei gilt es, auch den Aspekt der Vergütung zu berücksichtigen und darauf zu achten, dass Experten aus Erfahrung nicht schlechter bezahlt werden.

Es ist nicht die alleinige Sache der Menschen mit professioneller Erfahrung, entsprechende Rahmen zu setzen. Koproduktion bedeutet auch, dass Experten aus Erfahrung in die Leitung des Colleges eingebunden sind. Koproduktion basiert auf sechs Prinzipien:

- Koproduktion erfordert, dass sich Betroffene und Professionelle von ihren tradierten Rollen in der Klinik lösen.
- Koproduktion erfordert von den Professionellen eine Rollenveränderung vom »Behandler« hin zum »Ermöglicher«.
- Koproduktion bedeutet auch, dass sich Menschen mit professionellem Hintergrund nicht nur mit ihrem Wissen, sondern auch mit ihrer eignen (Lebens-)Erfahrung einbringen.
- Koproduktion basiert auf einem ressourcenorientierten Ansatz.
- Koproduktion bedeutet, dass alle über gleich viel »Macht« bzw. Entscheidungsgewalt verfügen.
- Koproduktion erfordert, dass Risiken durch positive und konstruktive Zusammenarbeit gemeinsam getragen werden.

Ziel ist es, die Grenzen zwischen »den Kranken« und »den Gesunden« aufzuheben. Der Nutzen gemeinsamen Lernens ist besonders groß, wenn Betroffene, Professionelle (mit oder ohne eigene Erfahrungen), Angehörige, Freunde und andere interessierte Personen respektvoll zusammenarbeiten. Zumindest ist das die Überzeugung der meisten Recovery-College-Betreiber. Es gibt auch Recovery Colleges wie »ENIK« in Utrecht, die die Einbeziehung von Mitarbeitenden nur mit fachlichem Hintergrund grundsätzlich ablehnen, da sie die Selbstständigkeit der Nutzenden dadurch gefährdet sehen.

Ort Für die Identitätsentwicklung eines Recovery Colleges ist ein spezifischer Ort mit einem physischen Gebäude mit Klassenräumen und einer Bibliothek eine wichtige Voraussetzung. Die Räumlichkeiten lassen sich entsprechend gestalten oder benennen (z. B. mit Namen bekannter Recovery-Pionierinnen wie Patricia Deegan oder Dorothea Buck). In den Räumlichkeiten sollte eine Bibliothek mit analogen und digitalen Medien bzw. internetfähigen Bildschirmarbeitsplätzen eingerichtet sein. Es gibt auch Beispiele von Recovery Colleges, in denen es kein zentrales Gebäude, sondern mehrere Satelliten gibt.

»Virtuelle« Recovery Colleges sind schwer greifbar und es gelingt nur bedingt, diese ohne ein »physisches« Zuhause zum Leben zu erwecken. Das bedeutet aber nicht, dass es nicht einer guten Präsenz im Internet bedarf. Eine beeindruckende Internetpräsenz hat z. B. das Recovery College in Calgary in Kanada: http://www.recoverycollegecalgary.ca.

Regeln Das Recovery College funktioniert nach Regeln einer Bildungseinrichtung. Es ist wichtig, dass der College-Gedanke erhalten bleibt und das

Programm nicht durch andere Aufgaben oder Interventionen verwässert wird. Aufsuchende Angebote, Krisenberatung oder Tagesaktivitäten sollten an anderen Orten verankert sein.

Zielgruppe Das Recovery College richtet sich an alle – also an die gesamte regionale Bevölkerung. Der wichtigste Grundsatz lautet hier: Es gibt keine Ausschlusskriterien, jede interessierte Person kann mitmachen. Das bedeutet, dass der Zugang möglichst niedrigschwellig sein sollte und auf Barrierefreiheit zu achten ist. Es sollten auch Menschen erreicht werden, die wegen gefühlter oder tatsächlicher Barrieren psychiatrische Dienstleistungen ansonsten nicht in Anspruch nehmen. Die Teilnahmegebühren sollten möglichst gering sein.

Persönlicher Tutor Es gibt einen persönlichen Tutor oder Coach, welcher Informationen zur Verfügung stellt, Hinweise gibt und Beratung gewährleistet. Die Studierenden werden von Tutoren und Tutorinnen begleitet. Diese helfen, die Bedürfnisse der Studierenden mit den Angeboten des Colleges abzugleichen.

Keine Therapie Das Recovery College ist kein Ersatz für traditionelle Diagnostik und Therapie. Die Durchführung therapeutischer Angebote gehört nicht in den Aufgabenbereich eines Recovery Colleges. Recovery Colleges sind keine Konkurrenz, sondern eine Ergänzung zu den herkömmlichen therapeutischen Dienstleistungen.

Bildungsimpuls Auch wenn die Colleges kein Ersatz zu anderweitigen Bildungsangeboten sind, können sie dazu führen, dass die Studierenden nach dem Besuch Angebote anderer Bildungsanbieter mehr nutzen.

Recoveryprinzipien Im Rahmen der Organisationskultur und der Abläufe sind Recoveryprinzipien zur Anwendung zu bringen. Wichtige Grundsätze sind dabei die Vermittlung von Zuversicht, Wahlmöglichkeiten und die Kontrolle über bedeutsame Lebensbereiche. Aus Beiträgen von Meddings et al. (2015) und Mc Gregor et al. (2014) lassen sich Themenbereiche ableiten, in die sich entsprechende Kurse und Lehrangebote einordnen lassen (siehe Abb. 2).

ABBILDUNG 2 Mögliche Oberthemen und Kursbeispiele für Recovery Colleges

Oberthema	Kursbeispiele
Recovery verstehen	Fokus liegt darauf, unterschiedliche Herausforderungen im Umgang mit psychischen Erkrankungen zu entwickeln. Das kann z. B. Symptome betreffen wie: • Stimmenhören • selbstverletzendes Verhalten Oder die Nutzung von Behandlungsangeboten: • Medikamente • andere Unterstützungsmöglichkeiten • verschiedene Therapieformen
Aufbau von Fertigkeiten	• Lebensqualität verbessern • Lebensziele festlegen und verfolgen • Wiedereinstieg in Bildung und Arbeit • Umgang mit Finanzen
Stärkung von Gesundheit und Wohlbefinden	• Essen und Stimmung • Raucherentwöhnung • Sport und Fitness • Umgang mit Stress • Wohlbefinden steigern • Kurse für Angehörige bzw. für das soziale Umfeld
Sich beteiligen	• Qualifizierung zur Durchführung von Recovery-College-Kursen (für Trainer) • Koproduktion im Rahmen der Entwicklung und Durchführung von Kursinhalten • Einführung in Peerarbeit und EX-IN

Verankerung von Kursen zur Stärkung der psychischen Gesundheit in der Gemeinde

Ein Genesungsprozess im Sinne von Recovery geschieht nicht mehrheitlich in Institutionen, sondern in der Gemeinde. Recovery Colleges helfen, das Thema psychische Gesundheit näher an die Gemeinde und damit näher an die Menschen und ihr Leben zu bringen. Das Recovery College Dublin schreibt dazu: »Das Recovery College bietet jeder Person, die ein Interesse an der Genesung von psychischen Erkrankungen hat, die Möglichkeit, eine gemeindenahe Genesungsausbildung zu machen« (Übersetzung der Autoren).

Recovery Colleges wirken sowohl auf den Einzelnen als auch auf die Praxis und Kultur der Institution und Gemeinden. Damit die Idee des Colleges gelingt, gilt es, im Hinblick auf die Gemeinde folgende Aspekte zu beachten:

- Recovery Colleges fokussieren auf einen Genesungsprozess in der Gemeinde. Deshalb sind örtliche Netzwerke für die Entwicklung des Recovery Colleges von großer Bedeutung. Dies umfasst z.B. den Kontakt zur Gemeindeverwaltung, zu Institutionen der Selbsthilfe oder zu Schulen.
- Das Recovery College unterstützt die Studierenden dabei, kulturelle und soziale Angebote sowie Arbeits- und Bildungsangebote in der Gemeinde wahrzunehmen.
- Die Arbeit des Recovery Colleges findet nicht nur innerhalb des Colleges statt. Ein Teil der Arbeit besteht auch darin, innerhalb der Gemeinde die Ideen von Inklusion, Respekt und einer für die psychische Gesundheit förderlichen Umgebung zu verbreiten.

Bereits im Rahmen der Ottawa Charta wurde 1986 von der Weltgesundheitsorganisation (WHO) formuliert, dass Bildung zu den grundlegenden Bedingungen und konstituierenden Momenten für Gesundheit gehört (WHO 1986). Dem Bereich »persönliche Kompetenzen entwickeln« kommt im Hinblick auf die Recovery Colleges eine besondere Bedeutung zu. Zitat: »Es gilt dabei, Menschen zu lebenslangem Lernen zu befähigen und ihnen zu helfen, mit den verschiedenen Phasen ihres Lebens sowie eventuellen chronischen Erkrankungen und Behinderungen umgehen zu können. Dieser Lernprozess muss sowohl in Schulen wie auch zu Hause, am Arbeitsplatz und innerhalb der Gemeinde erleichtert werden. Erziehungsverbände, die öffentlichen Körperschaften, Wirtschaftsgremien und gemeinnützige Organisationen sind hier ebenso zum Handeln aufgerufen wie die Bildungs- und Gesundheitsorganisationen selbst« (WHO 1986, S. 4).

Seit der Publikation der Ottawa Charta hat das Thema »Umgang mit chronischen Krankheiten« deutlich an Bedeutung gewonnen, und damit einhergehend wurden Selbsthilfeangebote immer wichtiger.

Evaluation, Evidenz und Perspektiven

Bisher gibt es noch nicht sehr viele Evaluationsstudien zu den Recovery Colleges. Die vorhandenen Ergebnisse sind aber ermutigend. Recovery Colleges werden von den Seminarteilnehmern sehr gut aufgenommen. MEDDINGS et al. (2015) fanden, dass über 95 % der Teilnehmenden die Kurse als »gut« oder »sehr gut« empfanden. BOURNE, MEDDINGS und WHITTINGTON (2018) haben in einer Studie in England 463 Teilnehmende eines Recovery Colleges eingeschlossen, die auch vorher schon psychiatrische Hilfen in Anspruch genommen hatten. Nach der Teilnahme am Recovery College ist die Inanspruchnahme psychiatrischer Einrichtungen und Dienste statistisch signifikant zurückgegangen. Gemessen wurden unter anderem die Tage im Krankenhaus und die Anzahl unfreiwilliger Aufnahmen. Diese Zahlen waren in der Gruppe derjenigen, die die Kurse komplett absolviert hatten, deutlich geringer als bei jenen, die die Kurse abgebrochen haben. Die Autoren kommen zu dem Schluss, dass die Teilnahme am Recovery College eine reduzierte Nutzung anderer psychiatrischer Angebote zur Folge hat. Dies wirkt sich auch im Hinblick auf die Behandlungskosten positiv aus.

DUNN und Kollegen (2008) haben im Rahmen einer quasiexperimentellen Studie mit 97 Probanden einer Interventionsgruppe und 81 Probanden einer Vergleichsgruppe die Wirkung eines »Recovery Education Programms« untersucht. Die Ergebnisse zeigen, dass die Teilnehmenden der Interventionsgruppe selbst Verbesserungen angeben. Diese betreffen das Gefühl von Empowerment und die Möglichkeit von Recovery.

Die Studie von TONEY und Kollegen (2018) untersuchte die Zusammenhänge zwischen den Angeboten und den Ergebnissen der Recovery Colleges. Auf der Grundlage einer systematischen Übersichtsarbeit wurden alle Publikationen zum Thema »Recovery Colleges« zusammengefasst. In einem weiteren Schritt wurde mittels Interviews mit Interessenvertretern ein theoretisches Model erstellt und verfeinert. Vier Wirkmechanismen der Recovery Colleges wurden identifiziert: unterstützendes Milieu, unterschiedliche Beziehungsangebote, Förderung des persönlichen Wachstums und Veränderung der Machtverhältnisse. Positive Ergebnisse wurden bei den Studenten selbst (besseres Selbstverständnis und Selbstvertrauen) und bei ihrer Lebensweise festgestellt (stärkere Inanspruchnahme von psychosozialen Dienstleistungen sowie von beruflichen und sozialen Angeboten). Die Autorinnen schließen aus den Ergebnissen, dass

insbesondere Personen, die herkömmlichen psychiatrischen Angeboten misstrauisch gegenüberstehen, und Personen mit geringerem sozialem Kapital am meisten von den Recovery Colleges profitieren.
Es gibt also gute Gründe, Recovery Colleges auch im deutschsprachigen Raum einzurichten. Im Vergleich zu Angeboten in England, deren Finanzierung innerhalb des National Health Service (NHS) sichergestellt ist, wird es eine zentrale Herausforderung sein, Recovery Colleges jenseits von Modellversuchen langfristig zu finanzieren. Das enorme Potenzial der Recovery Colleges für die gesamte Gesellschaft sollte ausreichend Argumente liefern, um diese Herausforderung erfolgreich anzugehen.

Prof. Dr. habil. Michael Schulz *ist Gesundheitswissenschaftler und Krankenpfleger. Er hat eine Honorarprofessur an der Fachhochschule der Diakonie in Bielefeld und ist Mitarbeiter beim Krankenhausdezernat des Landschaftsverbandes Westfalen Lippe. Dort ist er auch Mitglied der Stabsgruppe für Klinikentwicklung und Forschung.*

Dr. rer. medic. Gianfranco Zuaboni *ist Pflegewissenschaftler, Recovery-Beauftragter und Leiter der Pflegeentwicklung im Sanatorium Kilchberg. Er leitet das Projekt »Recovery College Bern« der Universitätsklinik für Psychiatrie und Psychotherapie Bern.*

Michael Löhr *ist Gesundheitswissenschaftler und Krankenpfleger. Er hat eine Honorarprofessur an der Fachhochschule der Diakonie in Bielefeld und ist Mitarbeiter beim Krankenhausdezernat des Landschaftsverbandes Westfalen Lippe. Dort ist er auch Mitglied der Stabsgruppe für Klinikentwicklung und Forschung.*

Prof. Dr. med. Dipl.-Psych. Klaus-Thomas Kronmüller *ist Chefarzt und Ärztlicher Direktor im LWL-Klinikum Gütersloh. Als Lehrbeauftragter der Fachhochschule der Diakonie in Bielefeld ist er in die akademische Ausbildung von Psychiatrisch Pflegenden eingebunden.*

Andrea Zingsheim *arbeitet als EX-IN Genesungsbegleiterin im LWL Klinikum Gütersloh, sie ist Trainerin für EX-IN Kurse und engagiert sich insbesondere für die Themen Recovery und Nutzerbeteiligung.*

Literatur

AMERING, M.; SCHMOLKE, M. (2012): Recovery. Das Ende der Unheilbarkeit. 5. Aufl. Köln: Psychiatrie Verlag.

ASHCRAFT, L.; ANTHONY, W. (2005): A story of transformation. An agency fully embraces recovery. Behavioural Healthcare Tomorrow 14 (2): 12–22.

BURHOUSE, A.; ROWLAND, M.; NIMAN, H.M.; ABRAHAM, D.; COLLINS, E.; MATTHEWS, H.J.; RYLAND, H. (2015): Coaching for recovery: A quality improvement project in mental healthcare. BMJ Open Quality 4 (1): https://bmjopenquality.bmj.com/content/4/1/u206576.w2641 (10.07.2019).

BOURNE, P.; MEDDINGS, S.; WHITTINGTON, A. (2018): An evaluation of service use outcomes in a recovery college. Journal of Mental Health 27 (4): 359–366.

CROWTHER, A.; TAYLOR, A.; TONEY, R.; MEDDINGS, S.; WHALE, T.; JENNINGS, H.; POLLOCK, K.; BATES, P.; HENDERSON, C.; WARING, J.; SLADE, M. (2018): The impact of recovery colleges on mental health staff, services and society. Epidemiol Psychiatr Sci: https ://doi.org/10.1017/S2045 7960180006 3X (10.07.2019).

DUNN, E.C.; ROGERS, E.S.; HUTCHINSON, D.S.; LYASS, A.; WILSON, K.L.M.; WALLACE, L.R.; FURLONG-NORMAN, K. (2008): Results of an innovative university-based recovery education program for adults with psychiatric disabilities. Administration and Policy in Mental Health and Mental Health Services Research 35 (5): 357–369.

JAY, L.; MACADAM, B.; GARDNER, P.; MAHBOUB, L. (2017): Hope headquarters: Recovery college. Health Promotion Journal of Australia 28 (2): 170–173.

KREMER, G.; SCHULZ, M. (2016): Motivierende Gesprächsführung in der Psychiatrie. 3. Aufl. Köln: Psychiatrie Verlag.

MAHLER, L.; JARCHOV-JÀDI, I.; MONTAG, C.; GALLINAT, J. (2013): Das Weddinger Modell. Resilienz- und Ressourcenorientierung im klinischen Kontext. Köln: Psychiatrie Verlag.

MCGREGOR, J.; REPPER, J.; BROWN, H. (2014): The college is so different from anything I have done. A study of the characteristics of Nottingham Recovery College. J Ment Health Educ Train Pract, 9 (1):3–15.

MEDDINGS, S.; MCGREGOR, J.; ROEG, W.; SHEPHERD, G. (2015): Recovery colleges: Quality and outcomes. Mental Health and Social Inclusion 19 (4): 212–221.

PERKINS, R.; REPPER, J.; RINALDI, M.; BROWN, H. (2012): Briefing. Implementing recovery colleges through organisational change. Center for mental Health – NHS Confederation Health Network. https://imroc.org/resources/1-recovery-colleges (21.06.2019).

SCHAEFFER, D.; HURRELMANN, K.; BAUER, U.; KOLPATZIK, K.; GILLE, S.; VOGT, D. (2018): Der Nationale Aktionsplan Gesundheitskompetenz – Notwendigkeit, Ziel und Inhalt. Das Gesundheitswesen (2): 21–25.

SLADE, M.; AMERING, M.; FARKAS, M.; HAMILTON, B.; O'HAGAN, M.; PANTHER, G.; PERKINS, R.; SHEPHERD, G.; TSE, S.; WHITLEY, R. (2014): Uses and abuses of recovery: Implementing recovery-oriented practices in mental health systems. World Psychiatry 13 (1): 12–20.

TONEY, R.; ELTON, D.; MUNDAY, E.; HAMILL, K.; CROWTHER, A.; MEDDINGS, S.; TAYLOR, A.; HENDERSON, C.; JENNINGS, H.; POLLOCK, K.; BATES, P.; SLADE, M. (2018): Mechanisms of action and outcomes for students in recovery colleges. Psychiatr Services 69 (12): 1222–1229.

WHO (1986): Ottawa-Charta zur Gesundheitsförderung. http://www.euro.who.int/__data/assets/pdf_file/0006/129534/Ottawa_Charter_G.pdf (21.06.2019).

Bildungseffekte eines Discovery College für junge Menschen[1]

Liza Hopkins, Glenda Pedwell und Stuart Lee

Der folgende Beitrag geht der Frage nach, wie die Absolventinnen und Absolventen eines von Jugendlichen und Erwachsenen gemeinsam erstellten und durchgeführten Kurses des Discovery College (ein auf jugendliche ausgerichtetes Recovery College in Australien) ihre Teilnahme erlebten und inwieweit sich ihre Einstellung zur Bildung dadurch verändert hat. Der Beitrag erschien erstmalig in einer Fachzeitschrift, wurde aus dem Englischen übersetzt und leicht gekürzt.

Die Verbreitung des Recoveryansatzes in der Psychiatrie hat in letzter Zeit zu einem raschen Wandel in zahlreichen psychiatrischen Einrichtungen und Diensten geführt (Slade et al. 2014; Warner 2009). Als Beleg für diesen Wandel kann die Entwicklung von Recovery Colleges gesehen werden, die den Teilnehmenden die Möglichkeit bieten, als Dienstleistungserbringer und Nutzende von psychiatrischen Diensten zusammenzukommen, gemeinsam zu lernen und sich dabei auf die persönlichen Stärken, Interessen und Hoffnungen jedes Einzelnen zu konzentrieren (Burhouse et al. 2015). Zu den charakteristischen Merkmalen des Recovery College zählt die Art und Weise, in der das Kursangebot entwickelt und durchgeführt wird, nämlich in partnerschaftlicher Zusammenarbeit von Experten aus Erfahrung und Fachleuten für Psychiatrie und Bildung (Perkins et al. 2012; McGregor et al. 2014). Die Kurse dienen in der Regel dazu, mehr Wissen über psychische Störungen zu vermitteln und die Selbstwahrnehmung zu erhöhen, sodass die Kursteilnehmenden ihr Selbstmanagement verbessern können. Alle Kurse sind so konzipiert, dass sie sowohl Nutzerinnen und Nutzer psychiatrischer Dienste als auch Familienangehörige und Fachpersonen besuchen können. Alle Teilnehmenden können so neue Perspektiven kennenlernen, ohne dass dabei eine Seite bevorzugt wird. Die Entwicklung und Implementierung

1 Der Originalbeitrag – Liza Hopkins, Glenda Pedwell und Stuart Lee: Educational outcomes of Discovery College participation for young people. Mental Health and Social Inclusion 22 (4): 195–202. https://doi.org/10.1108/MHSI-07-2018-0024 – wurde für dieses Buch leicht gekürzt. Verlag und Herausgeber danken Emerald Publishing für die Genehmigung.

von Recovery Colleges in bestehenden psychiatrischen Diensten bietet die Möglichkeit, in diesen Einrichtungen die Recoveryausrichtung zu verankern.

Da Recovery Colleges relativ neu sind, ist die Zahl der dazu veröffentlichten Forschungsbeiträge derzeit begrenzt (McGregor et al. 2014). Die verfügbaren Daten deuten darauf hin, dass Recovery Colleges den Recoveryweg von Individuen fördern. Auch die Recoveryorientierung von psychosozialen Einrichtungen und Diensten, die Recovery Colleges implementieren, nimmt zu (Perkins et al. 2012). Das Feedback der Teilnehmenden ist positiv (Meddings et al. 2015); positive Auswirkungen auf die eigene Gesundheit werden berichtet, insbesondere wächst das Gefühl, die eigene Genesung besser steuern zu können, ebenso das Selbstvertrauen und die Selbstachtung.

Eine kürzlich durchgeführte Interviewstudie mit Absolventinnen und Absolventen von Recovery Colleges identifizierte die »Verbindung mit anderen auf andere Weise« als übergeordnetes Thema; dies wurde als Beleg gewertet, wie sehr der Collegebesuch eine Veränderung von Einstellung und Verhalten fördert (Newman-Taylor et al. 2016). Die Möglichkeit, das Kursangebot mitzugestalten, war eine Lernmöglichkeit, bot aber auch Inspiration und Gelegenheit, Selbstvertrauen zu gewinnen und die weitere persönliche Entwicklung zu planen.

Über die Wirksamkeit von Recovery Colleges für junge Menschen ist sehr wenig bekannt, trotz der hohen Prävalenz psychischer Probleme bei jungen Menschen und der Tatsache, dass sich psychische Erkrankungen in dieser Altersgruppe häufig zum ersten Mal manifestieren. Dieser Artikel berichtet über die Ergebnisse der Evaluierung eines kürzlich gegründeten Discovery College in Melbourne, Australien. Der Name Discovery College spiegelt die Ausrichtung auf junge Menschen wider.

Die Evaluation umfasste sowohl eine Prozesskomponente als auch eine Ergebniskomponente. Wir beschreiben an anderer Stelle den Aufbau dieses Colleges (Hopkins et al. 2018) und stellen dort detailliert das Koproduktions- und Korezeptionsmodell vor, aber auch die hinderlichen und förderlichen Faktoren bei der Etablierung eines solchen Angebots. In der vorliegenden Arbeit soll untersucht werden, aus welchen Gründen Jugendliche und Erwachsene sich für Kurse des Discovery College anmeldeten, welche Erfahrungen sie mit der Teilnahme machten und ob sich ihre Einstellung zur Bildung infolge der Kursteilnahme verändert hat.

Methode

Studiendesign Diese Studie wurde zwischen Juni 2016 und März 2017 durchgeführt. Mittels einer Onlinebefragung wurden die Gründe für eine Kursteilnahme erhoben, ferner die Einstellungen zum Lernen und zur Bildung vor und nach der Teilnahme sowie die Erfahrungen mit dem Kurs, um einen Vergleich der Einstellungen im Zeitverlauf zu ermöglichen.

Teilnehmende Die Teilnahme an der Umfrage stand allen offen, die für einen Kurs angemeldet waren. Für Analysezwecke wurden die Antworten der Jugendlichen von den Antworten der Erwachsenen getrennt untersucht, um herauszufinden, ob sich die Erfahrungen der beiden Gruppen unterschieden. Die jugendlichen Besucher waren überwiegend Nutzerinnen und Nutzer von psychiatrischen Einrichtungen und Diensten, während erwachsene Besucher überwiegend Mitarbeitende psychiatrischer Einrichtungen und Dienste waren. Zu den erwachsenen Teilnehmenden zählten aber auch Eltern von Jugendlichen und Studierende, die in der Psychiatrie ein Praktikum absolvierten. Während der Studie wurden insgesamt neun Kurse am Discovery College durchgeführt. In dieser Zeit nahmen 141 Personen an mindestens einem Kurs teil: 84 Jugendliche (46 weiblich, 38 männlich) und 57 Erwachsene (44 weiblich, 13 männlich). Insgesamt haben 65 Teilnehmende den Fragebogen vor dem Kurs ausgefüllt. Ihre demografischen Daten sind in Abbildung 1 dargestellt.

Maßnahmen und Verfahren Das Projekt wurde durch das »Human Research Ethics Committee« von »Alfred Health« genehmigt (Nr. 120/16).

Alle Interviewten haben eine unterschriebene schriftliche Einwilligung gegeben, um an der Untersuchung teilzunehmen und ihre Daten verwenden zu lassen. Zur Durchführung der Umfrage wurde ein webbasiertes Umfragetool verwendet, Redcap (Research Electronic Data Capture; ein bei Alfred Health gehostetes Datenerfassungstool, vgl. Harris et al. 2009). Bei der Befragung vor der Kursteilnahme wurden Daten erhoben zu Alter, Geschlecht, Schulabschluss und Beschäftigungsstatus. Bei der Befragung vor dem Kurs wurde außerdem nach dem Grund für die Anmeldung gefragt. Dabei wurden freie Antworten auf folgende sechs Fragen erbeten:

- Was hoffen Sie, in diesem Kurs zu lernen?
- Worauf freuen Sie sich beim Discovery College?
- Inwiefern wird sich das Discovery College Ihrer Meinung nach unterscheiden von anderen Erfahrungen, die Sie mit psychiatrischen Einrichtungen und Diensten gemacht haben?

ABBILDUNG 1 Demografische Daten der interviewten Kursteilnehmenden

Variable	Jugendliche Kursteilnehmende (n = 36)	Erwachsene Kursteilnehmende (n = 29)
Geschlecht		
• Männlich	17 (47 %)**	7 (24 %)
• Weiblich	19 (53 %)	22 (76 %)
Höchster Bildungsabschluss		
• Primary School	9 (25 %)	0 (0 %)
• Secondary School	12 (33 %)	1 (3 %)
• TAFE (Berufsakademie) / Lehre / Universität	15 (42 %)	28 (97 %)
• Studiert bzw. lernt derzeit woanders:	8 (22 %)	7 (24 %)
Wo aktuell studiert bzw. gelernt wird		
• Secondary School	3 (38 %)	0 (0 %)
• Technical and Further Education (TAFE)	0 (0 %)	1 (14 %)
• Universität	5 (62 %)	6 (86 %)
Arbeitet aktuell**	20 (56 %)	27 (93 %)
• Ehrenamtlich	1 (5 %)	1 (4 %)
• Gelegentlich	4 (20 %)	2 (7 %)
• Teilzeit	8 (40 %)	10 (37 %)
• Vollzeit	7 (35 %)	14 (52 %)

Anmerkungen: * $p < 0.05$; ** $p < 0.01$

- Was hilft Ihnen, diesen Kurs optimal zu nutzen?
- Welche Dinge hindern Sie möglicherweise daran, diesen Kurs optimal zu nutzen?
- Gibt es noch etwas, was Sie uns zum Discovery College mitteilen möchten?

Acht Fragen wurden sowohl in der Befragung vor als auch nach dem Kurs gestellt, um die Einstellung zur Bildung zu erheben (die Fragen sind in Abbildung 2 aufgeführt). Die Antworten wurden auf einer Fünf-Punkte-Likert-Skala eingestuft (von »stimme überhaupt nicht zu« bis »stimme voll zu«).

Zusätzlich wurden nach dem Kurs sechs Fragen zu den Erfahrungen der Teilnehmenden während des Kurses gestellt:

- Haben Sie in Ihrem Kurs am Discovery College etwas Neues gelernt?
- Was war das Beste, was Sie in diesem Kurs gelernt haben?
- Gab es etwas, über das Sie nicht gern etwas gelernt haben?
- Welche Dinge machten es leicht, am Discovery College zu lernen?
- Gab es etwas, was es Ihnen schwer gemacht hat, am Discovery College zu lernen?
- Was könnte beim nächsten Mal besser gemacht werden?

Analyse Um die Veränderung bei den Items zu beurteilen, die die Einstellung zur Bildung vor und nach dem Kurs erhoben, wurden t-Tests bei ausgewählten Stichproben (paired samples t-tests) mit einem α von 0.05 durchgeführt. Analysen wurden nur mit gültigen Antworten durchgeführt. Offene Umfrage-Antworten wurden mit der NVivo-10-Software thematisch analysiert. Die Daten wurden zuerst unter Verwendung von High-Level-Codes codiert, die aus den ursprünglichen Forschungsfragen und den Fragen des Umfrageleitfadens abgeleitet waren. Die codierten Daten wurden dann mithilfe eines Grounded-Theory-Ansatzes (CHARMAZ 2006) weiter analysiert, um die sich aus den Daten ergebenden Konzepte zu erklären. Die codierten Daten wurden schließlich in große Themenbereiche eingeteilt, die zu den umfassenderen qualitativen Interviewdaten des Projekts passten; darüber wird an anderer Stelle berichtet (HOPKINS et al. 2018).

Ergebnisse der Befragung vor dem Kurs

Die vor dem Kurs durchgeführte Befragung ergab, dass jugendliche Teilnehmende (meist Nutzende psychiatrischer Einrichtungen und Dienste) und erwachsene Teilnehmende (hauptsächlich psychiatrische Fachpersonen) ähnliche Lernmöglichkeiten sahen. Insgesamt gaben 19 junge Menschen (50 %) an, dass ihre Intention, einen Kurs am Discovery

ABBILDUNG 2 Mittelwerte der Antworten auf Fragen, die die Einstellung zur Bildung erheben

	Jugendliche Kursteilnehmende (n = 22)		**Erwachsene Kursteilnehmende (n = 24)**	
	Mittelwert vor dem Kurs (Standardabweichung)	Mittelwert nach dem Kurs (Standardabweichung)	Mittelwert vor dem Kurs (Standardabweichung)	Mittelwert nach dem Kurs (Standardabweichung)
Bildung ist wichtig für meine Zukunft.	4.36 (0.85)	4.59 (0.85)*	4.83 (0.38)	4.83 (0.38)
Ich lerne gern neue Dinge.[b]	4.73 (0.46)	4.82 (0.40)	4.91 (0.29)	4.96 (0.21)
Ich lerne am besten, wenn der Kurs für mich relevant ist.[a]	4.57 (0.51)	4.62 (0.50)	4.83 (0.38)	4.67 (0.48)*
Es fällt mir schwer, mich längere Zeit zu konzentrieren.	3.59 (1.10)	3.45 (1.14)	3.00 (1.25)	3.21 (1.14)
Schule ist nichts für mich.[b]	2.41 (1.05)	2.41 (1.05)	1.74 (0.96)	1.61 (0.78)
Ich möchte in Zukunft mehr lernen.[b]	4.05 (0.79)	4.27 (0.83)*	4.35 (0.78)	4.43 (0.73)
Einen Job zu finden, ist wichtiger, als zur Schule zu gehen.[b]	3.18 (0.80)	3.09 (0.68)	2.86 (0.89)	2.95 (0.79)
Meine Familie unterstützt mich dabei, mein Bestes in meiner Ausbildung zu geben.[a,b]	4.38 (0.67)	4.24 (0.70)	4.45 (0.96)	4.41 (0.96)

Anmerkungen:
n = 46.

Skala: 1 = stimme überhaupt nicht zu; 2 = stimme nicht zu; 3 = stimme weder zu noch stimme nicht zu; 4 = stimme zu; 5 = stimme stark zu.

a Diese Items wurden von einem jugendlichen Kursteilnehmenden nicht ausgefüllt.

b Diese Items wurden von einem oder zwei erwachsenen Kursteilnehmenden nicht ausgefüllt.

*$p < 0.05$

College zu besuchen, darin bestand, ihre Kenntnisse über den Kursinhalt zu verbessern. Außerdem hofften zwölf junge Menschen (32 %), ihre persönliche Selbstwahrnehmung und ihr Selbstverständnis zu verbessern, während vier (10 %) hofften, neue Perspektiven bezüglich des Kursthemas zu gewinnen. Aus ähnlichen Gründen hat sich die Mehrheit der Erwachsenen angemeldet: Sie hatten die Hoffnung, ihre Kenntnisse über die Kursthemen zu verbessern (47 %), fünf (17 %) hofften, ihre persönliche Selbstwahrnehmung zu verbessern, vier (13 %), neue Perspektiven zu gewinnen. Drei Erwachsene (10 %) nahmen an einem Kurs teil in der Hoffnung, so besser zu verstehen, wie ein Discovery College funktioniert.

Gefragt, was sie sich von dem Kurs erhofften, sagten 19 (50 %) junge Menschen, sie würden sich darauf freuen, etwas Neues zu lernen, während zwölf (32 %) sich darauf freuten, neue Leute kennenzulernen. Ein junger Mensch freute sich darauf, etwas zu tun zu haben.

Im Gegensatz dazu gaben nur vier (13 %) Erwachsene an, sich darauf zu freuen, etwas Neues zu lernen, während 16 (53 %) sich auf das gemeinschaftliche Lernumfeld freuten. Darüber hinaus gaben vier (13 %) Erwachsene an, sie freuten sich darauf, etwas über das Discovery College zu erfahren.

Vor der Teilnahme gaben die Jugendlichen eine Reihe von Faktoren an, von denen sie glaubten, dass sie ihnen helfen könnten, ihren Kurs optimal zu nutzen. Die Möglichkeit, offen zu sprechen (n = 7, 18 %), ein flexibles Lernumfeld (n = 3, 8 %), ein sicheres, respektvolles und unterstützendes Umfeld (n = 8, 21 %) und ein ansprechender Kursinhalt (n = 6, 16 %) waren die am häufigsten genannten Dinge, die von jungen Menschen als hilfreich identifiziert wurden. In ähnlicher Weise erschien es den Erwachsenen hilfreich, offen sprechen zu können (n = 9, 30 %), ein sicheres, respektvolles und unterstützendes Umfeld zu haben (n = 6, 20 %) und Kursinhalte, die sie ansprechen (n = 2, 7 %).

Dinge, von denen junge Menschen vermuteten, dass sie die Teilnahme behindern könnten, waren an erster Stelle (n = 9, 24 %) ihr emotionaler Zustand (Schüchternheit, Angst, eine negative Einstellung), respektlose andere Kursteilnehmende (n = 4, 11 %), Ablenkung (n = 5, 16 %) und Nichterscheinen oder unregelmäßiges Erscheinen (n = 3, 8 %). Für die Erwachsenen war die Liste der Faktoren, die die Teilnahme behindern könnten, ähnlich. Allerdings gaben weniger Erwachsene ihren emotionalen Zustand als Hindernis an (n = 3, 10 %), während respektlose andere

Kursteilnehmende (n = 4, 13 %), Ablenkung (n = 3, 10 %) und Nichterscheinen oder unregelmäßiges Erscheinen (n = 3, 10 %) ähnlich bewertet wurden. Erwachsene gaben außerdem konkurrierende Arbeits- oder andere Verpflichtungen als potenzielles Hindernis an (n = 3, 10 %), ihr Alter (n = 1) und Schwierigkeiten mit dem Auswendiglernen (n = 1).

Ergebnisse der Befragung nach dem Kurs

Von den 65 Kursteilnehmenden, die an der Befragung vor dem Kurs teilnahmen, nahmen 46 auch an der Befragung nach dem Kurs teil. Kursteilnehmende, die nicht an beiden Umfragen teilnahmen (n = 19), unterschieden sich von denen, die an beiden Umfragen teilnahmen, nicht signifikant hinsichtlich Geschlecht (p = 0.99), Alter (p = 0.06), Beschäftigungsstatus (p = 0.29), den höchsten Bildungsabschluss (p = 0.06) oder die Wechselquote zu einem anderen Bildungsangebot (p = 0.80).
Alle jungen Leute, die an der Nachbefragung teilgenommen haben, gaben an, etwas in dem Kurs gelernt zu haben. Ein typischer Kommentar war:

» Ich habe viel darüber gelernt, wie ich besser mit meinen Gefühlen und meinen Möglichkeiten umgehen kann, um meine psychische Gesundheit zu verbessern. «

Auch Erwachsene berichteten, eine Reihe von Dingen gelernt zu haben. Sie hatten Einblick in die Erfahrungen anderer bekommen, aber auch sich selbst neu kennengelernt und mehr über das Discovery College erfahren. Besonders gefallen hatte den jungen Menschen das Erlernen spezifische Fertigkeiten (»Umgang mit Konflikten«), das Gefühl von Selbstermächtigung und Empowerment (»dass ich Unterstützung suchen sollte, wenn ich mich schlecht fühle«) und die spürbare Akzeptanz (»Akzeptanz meiner selbst und anderer«).
Auch Erwachsene gaben einige Dinge an, die ihrer Meinung besonders gut waren, dazu gehörten technische oder professionelle Fertigkeiten (»wie eröffne ich ein Gespräch über Selbstschädigung«), die Unterstützung der Selbstfindung (»meine Werte und was ich verstecke«) und die Vermittlung von Empathie (»besseres Verständnis für die Perspektive der Jugendlichen und ihre Schwierigkeiten, Hindernisse zu überwinden«).

Auf die Frage, ob es etwas gebe, was ihnen an dem Kurs nicht gefallen hat, antworteten die meisten jungen Leute, dass es nichts gegeben habe, was sie nicht mochten (n = 15, 55 %). Einige negative Erfahrungen waren:

» Viele hatten Schwierigkeiten, etwas zu fragen oder etwas mit der Gruppe zu teilen, aber das ist bei so etwas zu erwarten. «

» Dass der Kurs keine spezifischen Möglichkeiten bietet, um die eigene Persönlichkeit weiterzuentwickeln. Ich habe das Gefühl, dass das eintägige Bildungsangebot gut war, aber zusätzliche Sitzungen wären nötig, um das Besprochene zu pflegen und Strategien zur Persönlichkeitsbildung anzuwenden (Kurs zum Selbst und zur Identität). «

» Ich fand die Fallstudie für mich nicht relevant. «

In ähnlicher Weise gab die Mehrheit der Erwachsenen an, dass es nichts gab, was sie an dem Kurs nicht mochten (n = 21, 75 %). Die wenigen negativen Kommentare betrafen keine wesentlichen Dinge:

» Für mich hätte die Einführung in Achtsamkeit länger sein und mehr Raum für Diskussion bieten können. «

» Mehr Zeit für Reflexion und Selbstreflexion während des Tages – alle Gedanken zum Geschehen bis zum Ende des Tages für sich zu behalten, war etwas anstrengend. «

Faktoren, die es den jungen Leuten leicht machten, am Discovery College zu lernen, waren überwiegend die Umgebung (n = 16, 60 %) und die Menschen (n = 7, 26 %). Zwei junge Leute (7 %) fanden die eigentlichen Aktivitäten in der Klasse hilfreich. Eine junge Person kommentierte:

» Einen sicheren Raum zu haben erleichtert mir das Lernen und die Konzentration und verringert meine Angst. Das Discovery College macht das gut. «

Auch die Erwachsenen identifizierten überwiegend die Menschen (n = 18, 64 %) und die Umgebung (n = 6, 21 %) als die Faktoren, die ihnen beim Lernen am meisten geholfen haben. Eine Person kommentierte:

» Die gemeinschaftliche Natur des Kurses hat mir sehr gut gefallen, nicht das Gefühl zu haben, dass ich ›unterrichtet‹ werde, sondern dass wir alle zusammen lernen. Das gab mir wirklich das Gefühl, dass jeder zu dem Kurs etwas beigetragen hat. «

Insgesamt berichteten 14 junge Menschen (52 %), dass es nichts gab, was es ihnen schwer machte, an Kursen des Discovery College teilzunehmen. Zwei derjenigen, die von Schwierigkeiten berichteten, beschrieben die Gefahr, dass der Kurs etwas triggern könnte:

» Vielleicht erschwerten äußere Einflüsse die Teilnahme an den Diskussionen: wie ich mich an diesem Tag fühlte, oder bestimmte Themen, die ich als zu persönlich empfinde. «

» Das dargestellte Szenario ähnelte meinem eigenen sehr, was wirklich bedrückend war und meine Angst emporschießen ließ; ich fing an zu zittern, konnte es aber überwinden. «

Zwei andere junge Menschen berichteten, dass Konzentration für sie ein Problem sei:

» Ich persönlich habe Probleme, still zu sitzen, also zapple ich viel herum, aber ansonsten war es ziemlich einfach, nachdem wir einmal eingestiegen waren. «

Auch die Mehrheit der Erwachsenen berichtete, dass sie nichts von der Teilnahme abgehalten habe (n = 19, 68 %). Zwei gaben an, dass sie aufgrund ihres Urlaubs gefehlt hatten, zwei andere, dass Müdigkeit am Ende des Tages ein Problem gewesen sei. Eine Person kommentierte:

» Zuweilen musste ich mich selbst daran erinnern, Kursteilnehmer zu sein und nicht Mitarbeiter. «

Während viele junge Leute angaben, dass ihnen nichts einfalle, um die Kurse zu verbessern (n = 9, 33 %), nannten andere die Notwendigkeit von mehr Pausen (n = 1), von mehr Diskussion (n = 2), einem kürzeren Kurs (n = 1) und einem längeren Kurs (n = 1). Eine ähnliche Anzahl von Erwachsenen berichtete, dass ihnen nichts einfalle, um den Kurs zu verbessern (n = 8, 29 %), einige äußerten sich jedoch kritisch zu den Kurszeiten oder sahen in ihrer Arbeitszeit ein potenzielles Hindernis (n = 6, 21 %). Eine andere Person überlegte:

» Ob es für die psychiatrischen Fachkräfte im Raum wohl hilfreich ist, mehr Möglichkeiten zu haben, über ihre Rolle bei der Unterstützung anderer nachzudenken? «

Veränderte Einstellungen zur Bildung

Die t-Tests bei ausgewählten Stichproben, die zum Vergleich der Einstellungen vor und nach den Kursen durchgeführt wurden, ergaben, dass jugendliche Teilnehmende nach Abschluss des Kurses zwei Items signifikant höher bewerteten: »Bildung ist wichtig für meine Zukunft« ($p = 0.021$) und »Ich möchte in Zukunft mehr lernen« ($p = 0.021$). Erwachsene Kursteilnehmende bewerteten nach Abschluss des Kurses ein Item signifikant niedriger: »Ich lerne am besten, wenn der Kurs für mich relevant ist« ($p = 0.043$). Diese Ergebnisse deuten darauf hin, dass die Teilnahme an Kursen des Discovery College einen positiven Einfluss auf die Einstellung von jungen Menschen zum Lernen und ihre Absicht, zu lernen, hat. Erwachsene lernen, ihre hohe Meinung von der Bedeutung des Kursinhalts zu überdenken angesichts der Erfahrungen gemeinschaftlichen Lernens in einem Koproduktionsmodell.

Diskussion

Diese Studie wurde durchgeführt, um die Erfahrungen junger Menschen und Erwachsener zu ergründen, die an Kursen des Discovery College teilnehmen, und um zur wachsenden Evidenzbasierung des recoveryorientierten Ansatzes in der psychiatrischen Versorgung beizutragen. Die Studie ergab, dass Wissen, Fertigkeiten und Empowerment, die durch die Kursteilnahme gewonnen wurden, ebenso aus dem persönlichen Lernen und der gemeinschaftlichen Koproduktion und Korezeption resultieren wie aus den Kursinhalten und spezifischen Lernzielen.

Unsere Ergebnisse haben Bedeutung für das Führen von Recovery Colleges, die sich speziell an Jugendliche richten, indem sie zur wachsenden Evidenzbasierung beitragen. Insbesondere ist die Anpassung des auf Erwachsene ausgerichteten Recovery College an ein jugendfreundlicheres Discovery-College-Modell durchführbar und effektiv.

Jungen Menschen, genauso wie Erwachsenen, gefällt das Koproduktionsmodell des Discovery College. Es stärkt ihre Handlungsfähigkeit und lässt über altersgerechte Teilhabe, die Rückkehr zur Schule, zum Studium oder Weiterbildungen positiver denken. Zukünftige, Erfolg versprechende Arbeit in diesem Bereich sollte darauf ausgerichtet sein,

Übergänge für junge Menschen vom Discovery College in die allgemeine Bildung oder in die Berufsbildung zu ermöglichen.

Die Ergebnisse dieser Studie zeigen auch die signifikanten Effekte des im Discovery College entwickelten und implementierten Modells der Korezeption. Die Erfahrungen, die Mitarbeitende und psychiatrische Fachpersonen im Rahmen eines Kurses machen, in dem junge Menschen als Experten ihres eigenen Lebens anerkannt werden und das Machtgefälle zwischen Fachpersonen und Klienten minimiert oder gar beseitigt ist, werden bleibende Auswirkungen haben und wahrscheinlich zu einer Veränderung der Art und Weise führen, in der psychiatrische Dienstleistungen erbracht werden.

Die Möglichkeit für Fachpersonen, von Kursteilnehmenden und Dozenten aus Erfahrung zu lernen, kann helfen, bestehende Stigmatisierungen oder Vorurteile gegenüber dem Recoveryansatz infrage zu stellen, das Verständnis und die Zusammenarbeit mit jungen Menschen zu fördern und so zur Recoveryorientierung psychiatrischer Einrichtungen und Dienste beitragen (Perkins et al. 2012).

Auch wenn eine Reihe von Einschränkungen bei dieser Studie offensichtlich war –insbesondere hat weniger als die Hälfte der Kursteilnehmenden die Umfragebögen ausgefüllt, und das auch nur unmittelbar nach dem Kurs –, bleibt festzuhalten, das sich alle Teilnehmenden überaus positiv zu ihren Erfahrungen äußerten und kooperative und konstruktive Hinweise gaben, wie das Angebot weiter verbessert werden kann. Zum Nutzen für Erwachsene gehörten ein erweitertes Fachwissen, ein gesteigertes Einfühlungsvermögen und eine verbesserte Selbstwahrnehmung. Zum Nutzen für junge Menschen gehörten eine positivere Einstellung zur Bildung und eine höhere Wahrscheinlichkeit, nach Abschluss eines Discovery-College-Kurses weiter zu lernen oder zu studieren. Jugendliche berichteten auch über eine bessere Selbstwahrnehmung, ein besseres Verständnis für psychische Gesundheit und äußerten insgesamt eine hohe Zufriedenheit mit ihrer Kursteilnahme. Alle Teilnehmenden der Studie sahen in der Einrichtung des Discovery College eine Verbesserung der psychiatrischen Versorgung und zeigten sich zuversichtlich hinsichtlich dessen zukünftiger Entwicklung und Verbreitung, sodass hoffentlich mehr und einem breiteren Spektrum von Menschen der Besuch eines Discovery College ermöglicht wird.

Übersetzung Anne Katrin Bläser

***Liza Hopkins** ist Beauftragte für Evaluierung und Forschung und **Glenda Pedwell** ist Managerin, beide bei »Headspace« (Gesundheitsservice für junge Menschen) bei »Alfred Health« (einem Gesundheitsdienstleister) in Melbourne, Australien.*

***Stuart Lee** arbeitet in der Abteilung für Psychiatrie bei »Alfred Health«, Melbourne, Australien, und an der »Central Clinical School« der Monash University, Melbourne, Australien.*

Literatur

Bourne, P.; Meddings, S.; Whittington, A. (2017): An evaluation of service use outcomes in a recovery college. Journal of Mental Health 27 (4): 1–8. DOI: 10.1080/09638237.2017.1417557.

Burhouse, A.; Rowland, M.; Niman, H. M.; Abraham, D.; Collins, E.; Matthews, H.; Denney, J.; Ryland, H. (2015): Coaching for recovery: A quality improvement project in mental healthcare. BMJ Quality Improvement Reports 4. DOI: 10.1136/bmjquality.u206576.w2641. https://bmjopenquality.bmj.com/content/4/1/u206576.w2641.full (20.06.2019).

Charmaz, K. (2006): Constructing Grounded Theory: A practical guide through qualitative analysis. London: Sage.

Harris, P. A.; Taylor, R.; Thielke, R.; Payne, J.; Gonzalez, N.; Conde, J. G. (2009): Research electronic data capture (REDCap) – a metadata-driven methodology and workflow process for providing translational research informatics support. Journal of Biomedical Informatics 42 (2): 377–381.

Hopkins, L.; Foster, A.; Nikitin, L. (2018): The process of establishing discovery college in Melbourne. Mental Health and Social Inclusion 22. DOI: 10.1108/MHSI-07-2018-0023.

Kelly, J.; Gallagher, S.; McMahon, J. (2017): Developing a recovery college: A preliminary exercise in establishing regional readiness and community needs. Journal of Mental Health 26 (2): 150–155. DOI: 10.1080/09638237.2016.1207227.

McGregor, J.; Repper, J.; Brown, H. (2014): »The college is so different from anything I have done«. A study of the characteristics of Nottingham recovery college. The Journal of Mental Health Training, Education and Practice 9 (1): 3–15. DOI: 10.1108/JMHTEP-04-2013-0017.

Meddings, S.; Campbell, E.; Guglietti, S.; Lambe, H.; Locks, L.; Byrne, D.; Whittington, A. (2015): From service user to student – the benefits of recovery college. Clinical Psychology Forum 268: 32–37. www1.bps.org.uk/system/files/Public%20files/recovery.pdf (12.07.2019).

Newman-Taylor, K.; Stone, N.; Valentine, P.; Hooks, Z.; Sault, K. (2016): The Recovery College: A unique service approach and qualitative evaluation. Psychiatric Rehabilitation Journal 39 (2): 187–190. DOI: 10.1037/prj0000179.

Perkins, R.; Repper, J.; Rinaldi, M.; Brown, H. (2012): Recovery Colleges. Sainsbury Centre for Mental Health, London. https://imroc.org/resources/1-recovery-colleges/ (12.07.2019).

RINALDI, M.; MARLAND, M.; WYBOURN, S. (2012): Annual report 2011–2012: South West London recovery college. London: South West London & St George's Mental Health NHS Trust.

SLADE, M.; AMERING, M.; FARKAS, M.; HAMILTON, B.; O'HAGEN, M.; PANTHER, G.; PERKINS, R.; SHEPHERD, G.; TSE, S.; WHITLEY, R. (2014): Uses and abuses of recovery: Implementing recovery-oriented practices in mental health systems. World Psychiatry 13 (1): 12–20. DOI: 10.1002/wps.20084.

WARNER, R. (2009): Recovery from schizophrenia and the recovery model. Current Opinion in Psychiatry 22 (4): 374–380. DOI: 10.1097/YCO.0b013e32832c920b.

WOHIN DIE REISE GEHT

Das Recoverydach: Eine Zukunftswerkstatt erweitert die Idee vom Recoveryhaus

Johann Meinhof, Jasmin Jossen

»Es ist ganz einfach verdammt schwierig, auf etwas aufzuspringen, das sich sehr schnell bewegt, ohne dass es schiefgeht. Was man braucht, ist ein Fahrzeug, in das man einsteigen kann, während es steht, und das dann immer schneller Fahrt aufnimmt, bis man das gleiche Tempo wie die Welt hat, sodass man ohne Probleme umsteigen kann, ähnlich dem System, das man nutzt, um in der Luft Flugzeuge aufzutanken. Es geht, doch es braucht etwas Umsicht, einige Vorbereitungen und einen Plan.«
Aus: Arnhild Lauveng (aus »Morgen bin ich ein Löwe«)

Wir kennen es alle, dieses Gefühl der sich schneller drehenden Welt. Auch uns geht es manchmal so, dass wir gerne springen würden. Raus aus dem Stress, den wir mehr und mehr als Selbstdarstellung von bedeutsamer Betriebsamkeit erleben, aber eben auch als Entschuldigung für die Qualität der Arbeit, die wir unter diesem Stress noch hinbekommen. Raus aus den Standards der Qualitätskontrolle, der Arbeitsteilung, bis man nicht mehr erkennt, an was man arbeitet. Raus aus den Zeremonien von Macht und Unterwerfung und raus aus der Dauerleier, dass wir sparen müssen im reichsten Gesundheitssystem aller Zeiten, in dem überall Krankenhauspaläste wie Pilze aus dem Boden sprießen.
Doch wir wollen kein Klagelied anstimmen, sondern die Idee von etwas Neuem verbreiten. Wir sind eine Gruppe von Menschen mit Erfahrung in der Arbeit und dem Leben des heutigen psychiatrischen Versorgungsangebots. Wir sind Expertinnen aus Erfahrung, Pflegende, Ärzte, Sozialarbeiterinnen, Hebammen – und wir sind offen für alle, die sich mit uns auf eine Reise begeben wollen, um es anders zu machen und eine Alternative zu den bestehenden psychiatrischen Dienstleistungen zu entwickeln.
Eine solche Alternative ist das Konzept des Recoveryhauses, das von Ron Coleman und seiner Frau Karen Taylor entwickelt und angeboten

wird (siehe www.workingtorecovery.co.uk/recovery-happens-(1)/recovery-house.aspx). Die Grundlagen sind folgende Überlegungen zur individuellen Genesung:

- die individuellen Fähigkeiten helfen, persönliche und emotionale Schwierigkeiten zu meistern, was dazu führt, dass die Autonomie gestärkt wird;
- der Auf- und Ausbau von Freundschafts- und Peersupport-Netzwerken;
- Verbesserung der sozialen Teilhabe;
- die Aufnahme sinnvoller Aktivitäten und Arbeiten stärkt das Selbstbewusstsein und das Selbstwirksamkeitserleben.

All das wird in dem Konzept des Recoveryhauses verdichtet.
Recovery wird oft als eine individuelle Reise beschrieben. Es gibt Etappen, in der so manche Werte und Überzeugungen überdacht werden. Es werden Verhaltensweisen abgelegt und neue gelernt. Dann wieder gibt es Etappen, in denen das Erlebte eine Verbindung zu dem Eigen(en)-Sinn findet, Etappen, die man gut und gern allein geht, und solche, in denen man Halt und Unterstützung durch andere braucht. Erfahrene Recoveryreisende beschreiben vielfach Selbstbestimmung, Selbstermächtigung (Empowerment) und den Dialog mit anderen als wichtige Aspekte des Recoveryweges.

Der erste Schritt

Inspiriert durch das englische Recovery House und die Zuversicht, dass sich auch in der Schweiz so etwas realisieren lässt, fingen wir an, darüber zu sprechen, erst in Einzelgesprächen, dann in kleinen Gruppen, die sich zufällig trafen. Dabei entstand auch die Idee, ein Treffen zu organisieren, um sich eingehender auszutauschen.
Die Vielfalt der verschiedenen Ideen und Aussagen war überwältigend und nicht wirklich gut zu fassen. Es wurde deutlich: Was uns zusammengeführt hatte, war mehr als die Schlagwörter, durch die wir versuchen, unsere Ideen zu formulieren und zusammenzutragen. Dieses Mehr wurde spürbar in dem Gefühl, dass es um etwas gemeinsam Empfundenes geht. Die Formulierungen waren noch weich und ohne Struktur, noch nicht als etwas Ganzes beschreibbar, aber spürbar wertvoll, verbunden in der Sehnsucht nach Achtsamkeit, Wahrheit und Sinn.

Wir brauchten einen Plan: Wie bekommen wir die Vielfalt unserer Ideen in eine Form, ohne dass sie sich verformen? Wie bekommen wir weitere Ideen, wie können wir offenbleiben und dennoch konkret werden? Ein unauflösbarer Widerspruch?
Eine große Gruppe birgt viele Ideen und Möglichkeiten. Der Vorschlag, eine Zukunftswerkstatt, wurde eingebracht. Auch wurde beschlossen, weitere Personen zum nächsten Treffen einzuladen. Ein Protokoll der bisherigen Treffen sollte den neu Dazukommenden helfen, den bisherigen Prozess nachzuvollziehen. Es gab eine positive Aufbruchstimmung, geprägt von der Überzeugung, dass wir gemeinsam den ersten Schritt auf unserer Reise machen.

Die Zukunftswerkstatt

Die Zukunftswerkstatt ist eine Moderationsmethode, die von Robert Jungk entwickelt wurde, damit viele Menschen, die ihre Zukunft gemeinsam selbst in die Hand nehmen wollen, ein Werkzeug für diesen Prozess haben.
In Gruppenarbeiten und Plenumsvorstellungen wird zunächst der Ist-Zustand bestimmt (Beschwerde- oder Kritikphase), ein Wunschhorizont entwickelt (Fantasie- oder Utopiephase) und das Handlungspotenzial geklärt (Verwirklichungs- oder Realisierungsphase).
Es kommen alle zu Wort und jede Ansicht trägt bei zu einem bunten, plastischen Bild. Respekt vor den Erfahrungen und Träumen des anderen, Neugier auf neue Ideen und Möglichkeiten, Vernetzung und Hoffnung werden zusammengetragen und inspirieren die Teilnehmenden (Kuhnt & Müller 2004).
Die einzelnen Phasen werden nun eingehender beschrieben und mit unseren konkreten Erkenntnissen und Erfahrungen ergänzt.

Kritikphase Was löst den Wunsch nach Veränderung aus, wie sehen die Situationen aus, in denen wir spüren, dass etwas nicht in Ordnung ist? Wir müssen unsere Kritik formulieren, um sie zu verstehen und handhabbar zu machen. Erst so können wir die negative Energie, die von solchem Erleben ausgeht, in ein konstruktives neues und positives Denken lenken.

Stichworte, die in der Zukunftswerkstatt fielen: Entmündigung, schnelles Urteil, oberflächlich, kontrolliert – »stillhalten«, Zeit- & Personalressourcen – fehlende Zeit & fehlender Raum, Druck, Fließbandarbeit, Patient wird zum Wirtschaftsfaktor, Beziehung steht nicht im Mittelpunkt, pädagogischer Zeigefinger, Stationszimmer als Schutzbunker für Personal, Kontinuität fehlt, Schaftrott, Psychohygiene, Kapsel, alles wird vorgesetzt, keine oder zu wenig Vernetzung, jeder arbeitet in seinem Garten, gegeneinander statt zusammenarbeiten, Macht gegenüber den Patienten, Machtposition, Deutungsmacht, richtige Wahrheit, Starrheit, Therapeutenwechsel nicht möglich, Beziehungsabbrüche – Ursache wird den Patienten zugeschrieben, starre Regeln, Defizitorientierung »bringt Geld!«, Festhalten am pathologischen Modell dient den Profis und nicht den Betroffenen.

Unsere Erfahrungen haben wir auch bildlich auf Flippcharts dargestellt:

ABBILDUNG 1 Flippcharts aus der Zukunftswerkstatt

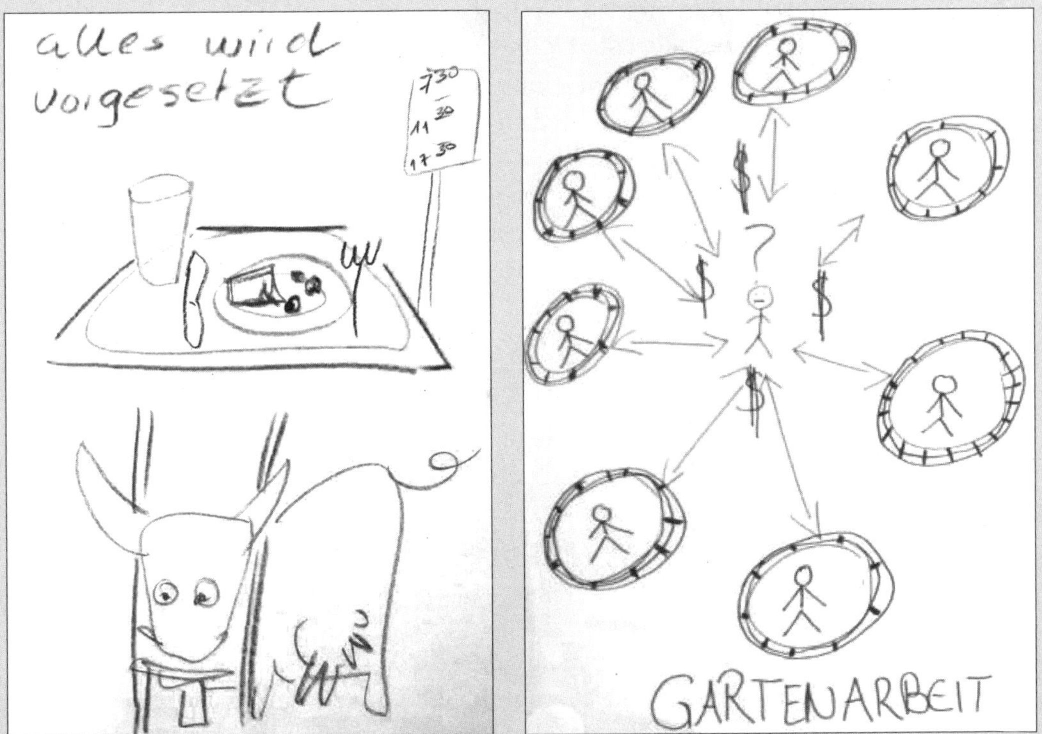

Utopiephase Diese kann erst beginnen, wenn in der Kritikphase der Ballast dessen, was nicht funktioniert, abgelegt wurde. Dann aber entfachen wir unser kreatives Feuer und machen uns auf die Reise zu unseren Träumen, Hoffnungen und Wünschen. Es geschehen Wunder, gemeinsam entstehen neue, bis dahin noch nicht gedachte Ideen. Es formen sich Vorstellungen zu Bildern, und diese werden zu gemeinsamen Visionen. Es ist eine verbindende, eine kraftgebende Erfahrung.
Hierbei ergaben sich neue Stichworte:
Integrativ, bedürfnisorientiert, Akzeptanz, Menschen, Lebendigkeit, Toleranz, alle gestalten miteinander, Wertschätzung, Beziehung, Liebe, Ideenspiel-Haus, Vielstimmigkeit, gemeinsames Verstehen, ich bin okay, du bist okay, die Kunst des Scheiterns, kein Zeitlimit für Präsenz, kollektiv –Verbundenheit & Vertrauen, Neugier & Interesse, Angebote gestalten, Augenhöhe, Begegnung, Verantwortung teilen, Potenziale entfalten lassen, kein Konsum, alle arbeiten gemeinsam mit und gestalten, Hoffnungshaus, für die Idee – nicht für die Funktion, Risikofreudigkeit, viel Zeit, bedingungsloses Grundeinkommen – hier gratis arbeiten, Arbeits- und Lebensgemeinschaft, Team, kollegial, Natur & Tiere, keine Grenzen, Gesundheitshaus, Bewegung, Medi-Philosophiegruppe, Kaffee-Lädeli, Kraftort, Haus für alle, Krisenhaus.

Realitätsphase Hier wird nach dem Tollen, dem Neuen und dem Machbaren in den Utopien gesucht. Es ist der Versuch, Gedanken, die beim ersten Augenschein als unmöglich abgetan würden, behutsam zu ermöglichen und zu konkretisieren. Gemeinsam findet man Lösungen, um so viel wie möglich vom Utopischen ins Realisierbare zu retten.

Konkrete Pläne

Im Zukunftswerkstatt-Tag entstanden wunderbare bunte Bilder und Collagen. Ideen für konkrete Orte, Räume und Angebote mit Zeit für Menschen in besonderen Lebenslagen: Passivhaus, Gesundheitshaus, Kraftort, ambulante Dialoggruppe, Recovery College, die es nun anzugehen gilt.
Wir teilten uns in Gruppen auf, die sich den unterschiedlichen Zukunftsvisionen widmeten. So übernahm eine Gruppe das Passivhaus und das Gesundheitshaus, eine andere Gruppe war inspiriert von der Idee eines

Kraftorts, und eine dritte Gruppe interessiert daran, die Idee von Recovery und Open Dialoge im ambulanten Setting umzusetzen. Das Recovery College erschien allen wichtig, es schien uns aber zu diesem Zeitpunkt noch nicht der richtige Moment für die Realisierung zu sein. Im Folgenden werden die Ergebnisse der Gruppenarbeiten kurz dargelegt.

Passivhaus und Gesundheitshaus Beiden Ideen liegt eine gemeinsame Vorstellung zugrunde: ein Ort, an dem man auch dann sein kann, wenn dies im öffentlichen Kontext kaum noch oder gar nicht mehr möglich ist. Es geht um Raum und Zeit, um sich der eigenen Genesung zuzuwenden. Das beinhaltet auch, dass es beim Ankommen im Haus noch nicht unbedingt so sein muss, das man sich dem eigenen Genesungsweg zuwenden kann. Es geht um eine Gemeinschaft, die bunt ist, in der die Symptome, die man mitbringt, getragen werden. In dieser kleinen Gemeinschaft kann ein möglicher Umgang mit dem von der Umwelt und teils auch von einem selbst nicht verstandenen Phänomenen erfunden, erprobt und erlebt werden. Im Sinn von Arnhild Lauveng wollen wir Fahrzeuge konstruieren, die stillstehen, bis ein Mensch einsteigen will, um dann Fahrt aufzunehmen und nach und nach auf das Tempo der Welt zu beschleunigen, damit ein Aufspringen ohne Verletzung möglich wird. Es folgen wieder die Stichworte, die zu den beiden Ideen gesammelt wurden:

Gesundheitshaus: Modell Patch Adams; Unabhängigkeit von Finanzen (keine Defizitorientierung); viel Zeit; Potenzial entfalten; Kunst des Scheiterns.

Passivhaus: Perspektivenwechsel; Selbstbestimmung; Risikobereitschaft; wir passen auf (Selbst-Fremdgefährdung); da sein.

Kraftort Dies ist ein Ort, der die Unterscheidung von krank und gesund »überleben« möchte. Ein Ort, an dem Menschen zusammenkommen, die gern gemeinsam kreativ unterwegs sein wollen mit unterschiedlichen Erfahrungen, Begabungen und Stärken. Was kann ich vom anderen lernen und für den anderen sein? Das Verbindende steht im Mittelpunkt, entsteht in der gemeinsamen Handlung –ob sprechend, schweigend, arbeitend oder sich bewegend.

Stichworte zum Kraftort: Ort der Begegnung; neues Vertrauen entstehen lassen; Angst auflösen; Begegnungen, die stärken; Energie tanken; offenes Ohr, ohne Handlung; ambulante Dialoggruppe.

Ambulantes Open-Dialogue-Angebot Diese Gruppe unterstützt, wenn es allein nicht mehr geht oder wenn eine Krise naht. Sie bietet konkrete Angebote, die den Einzelnen oder das soziale Netzwerke dabei unterstützen, einen

passenden Weg zu finden: eine weitgefasste »Infothek« verschiedenster Angebote, von Gesprächsangeboten mit Menschen, die aus Erfahrung sprechen können, bis zu einer Moderation sozialer Netzwerkgespräche im Sinne des »Open Dialogue«.
Stichworte zum ambulanten Open-Dialogue-Angebot: von Mensch zu Mensch; Assistenz für die Idee, nicht die Funktion; Erfahrungsaustausch und Kontinuität; gegenseitiges Lernen; Sinn suchen – offenes Ohr; Sinn finden – ohne Handlung.
Die Grundannahme ist, dass jeder, der Hilfe auf dem eigenen Weg braucht, gut beraten ist, wenn diese Hilfe aus seinem persönlichen Umfeld kommt. Solche Lösungen werden dann auch von diesem Netzwerk mitgetragen. Manchmal ist das Mittragen sehr schwer und mit Scham und Ängsten besetzt. Dann braucht es vielleicht ein wenig Unterstützung von außen, damit alle wieder ihre Stärken einbringen können und sich in dieser Gemeinschaft stärken können. In allen drei Gruppen entstanden Räume der Ermöglichung. Am Ende unserer Zukunftswerkstatt waren wir zufrieden und freuten uns über die verschiedenen Ideen, die bereits konkretere Formen angenommen haben. Der Schwung wurde genutzt, um die nächsten Treffen festzulegen. Gedanklich befanden wir uns bereits in den nächsten Etappen unserer gemeinsamen Reise.

Herausforderung Umsetzung

Als wir uns wieder trafen, brachten wir einiges an Fragen, Hoffnung, aber auch Skepsis mit. Die einzelnen Gruppen hatten ihre Arbeit fortgesetzt, die Ergebnisse wurden zusammengetragen. So hat die Kraftortgruppe bereits konkrete Ideen zu einem Haus entwickelt. Das Passiv- bzw. Gesundheitshaus ist zu einem Haus am Ort geworden. Die ambulante Dialoggruppe trifft sich regelmäßig und versucht, in einen Umsetzungsmodus zu kommen. Die Auseinandersetzung mit den konkreten Inhalten haben sehr konkrete Probleme aufgezeigt.
Alle Angebote basieren auf einer Recoveryhaltung. Wir möchten Angebote entwickeln, die auf die individuellen Bedürfnisse eines Menschen zugeschnitten sind. Die aktuelle Form der Finanzierung wird aber nicht vom Bedarf eines Menschen, sondern von einer Diagnose sichergestellt. Daher die drängende Frage: Wie können wir unsere Ideen und Angebote

finanzieren? Wir waren uns einig, dass unsere Angebote nicht die Problem- und Defizitorientierung übernehmen sollten.
Wer sich mit Finanzen auseinandersetzt, ist schnell bei der Frage der Organisationsform angelangt. In der Zukunftswerkstatt wurde eine durchgehende Kritik an den Machtstrukturen der Organisationen sichtbar. Die meisten uns bekannten Organisationen sind hierarchisch organisiert. Dies wird aufrechterhalten durch Regeln, die für alle und in jeder Situation gelten. Sie sollten aber eigentlich nur generell Regelbares regeln. Fakt ist aber, dass es eine Unzahl von Regeln in Organisationen gibt, deren Sinn dem Einzelnen häufig nicht mehr erklärt werden kann. Somit erscheinen oft die Regeln und das dementsprechend geforderte Verhalten als sinnlos. Deshalb können traditionell geführte Organisationen nicht zu einem Ort werden, an dem Recovery in all seiner Offenheit, Achtsamkeit und Machtfreiheit (Augenhöhe, Gleichberechtigung, Polyfonie) zu leben beginnt und sinnstiftend wird.
Wir begannen also, nach einer Organisationsform zu suchen, in welcher es für alle und für jeden möglich wird, Entscheidungen herbeizuführen, aber auch alle gefordert sind, die Verantwortung zu teilen.
Im Gespräch über die uns verbindende Haltung und die gemeinsam gesehenen Herausforderungen entstand das Bild von einem Dach. Es ruht auf den drei Säulen: Haltung, Selbstorganisation und Finanzen. Damit war die Idee des Recoverydachs geboren.

Das Recoverydach

Das Recoverydach beheimatet die Ideen, die Inhalte, das eigentliche Geschehen. Menschen, die für ihre Idee brennen, die sich zusammentun, um gemeinsam Feuer zu entfachen und das zu tun, was ihren Herzen und Ideen entspricht. Das Bild von Lampions, die im Schutz der Gemeinschaft unter dem Recoverydach leuchten, entstand.
Am Recoverydach können viele Lampions brennen. Alle Ideen wenden sich an Menschen, die für sich einen Hilfebedarf sehen oder die sich helfend einbringen wollen. Die Übergänge zwischen helfen und sich helfen lassen sind dabei fließend. In der Folge haben wir uns mit den Säulen des Recoverydachs auseinandergesetzt und drei gefunden: Haltung; Selbstorganisation; Finanzierung.

Haltung Zu Beginn erschien es uns, als ob wir hier keinen Entwicklungsbedarf hätten. Wir gingen davon aus, dass wir ja eine Recoveryhaltung haben. Doch Haltung ist etwas, das in uns entsteht, und eine gemeinsame Haltung erreichen wir nur, indem wir darüber reden. Aus unserer Haltung ergibt sich, wie wir etwas tun. Die Diskussion über unsere Haltung erzeugt Achtsamkeit, Bewusstsein und Vielfalt. Erst diese gemeinsame Erfahrung macht eine Veränderung und eine gemeinsame Anpassung der Haltung möglich. Dies ist sowohl ein individueller und als auch ein kollektiver Prozess.

Selbstorganisation Auf der Suche nach einer Organisationsform, die ohne eine formale Hierarchie auskommt, sind wir auf den Autor Fréderic Laloux gestoßen. Im Jahr 2014 hat er ein Buch herausgegeben: »Reinventing Organizations«. Er untersuchte Firmen, die ihre Organisationen ohne Hierarchien steuern. Diese Firmen waren unabhängig voneinander einen ähnlichen Weg gegangen. Die dabei entwickelte Form der Organisation kann als Selbstorganisation beschrieben werden. In diesen Organisationen fehlen das gesamte Management und wesentliche Teile der Verwaltung. Vertrauen in und Verantwortung für die Entscheidungen, die eine Person trifft, ermöglichen es jedem Mitarbeitenden, Entscheidungen zu treffen. Sinn und Absprache sind in den Entscheidungsprozessen handlungsleitend. Dabei muss der Einsatz von Techniken wie gewaltfreie Kommunikation, kollegiale Beratung und Intervision eingeübt werden. In diesen alternativ gesteuerten Organisationen gibt es immer einen Gründer oder eine Geschäftsführerin. Diese Person muss überzeugt sein von der Idee der Selbstorganisation. Sie sollte lernen, dass sie bei Fragen, die an sie gerichtet werden, nicht Entscheidungen fällt, die andere Personen miteinander aushandeln müssten.

Bei der Selbstorganisation geht es darum, dass innerhalb der Organisation jede Person ihre Rolle findet und so ausfüllen kann, dass alle Ressourcen und Fertigkeiten zur Entfaltung kommen. Eine solche Organisationsform erschien uns prädestiniert für ein Recoverydach.

Finanzen Weniger konkret und noch mehr an der Utopie der am Bedarf und nicht an den Defiziten orientierten Finanzierung haftend sind die Ideen zur Finanzierung. Unabhängig von Diagnosen und damit konträr zu den Spielregeln der Sozialpartner einen stabilen Finanzierungsrahmen zu schaffen, wird nicht leicht sein. Um mit den Sozialpartnern über Finanzierung sprechen zu können, muss man erst mal etwas vorweisen können: ein Konzept, einen Businessplan, Ideen zur Finanzierung und zur Organisationsform.

Auf der Suche nach einer geeigneten Organisationsform sind wir auf die gemeinnützige Genossenschaft gestoßen. Sie bietet die Möglichkeit, als Körperschaft auch mit vielen Mitgliedern Förderung zu beantragen, Spenden zu akquirieren und als Vertragspartnerin mit den Kostenträgern Lösungen zu erarbeiten. Nach innen schützt die Form der Genossenschaft das Unternehmen vor dem Zugriff der marktwirtschaftlichen Interessen von einzelnen Personen. Und sie gewährt jedem Anteilseigner unabhängig von der Größe seines Anteils eine Stimme. Die Genossenschafter sind Eigentümer eines Unternehmens mit einer anerkannten Gemeinnützigkeit. Damit ist verbunden, dass Gewinne nur dem gemeinnützigen Genossenschaftszweck zugeführt werden dürfen. Es ist auch juristischen Personen, z. B. Vereinen, Krankenversicherern, Gemeinden oder Leistungsanbietern, möglich, Genossenschafter zu werden. Die Regeln der Genossenschaft werden in den Statuten auf der Gründungsversammlung beschlossen. Wir hoffen, dass uns dies im Jahr 2019 gelingt.
Das eigentlich Tragende an der Idee des Recoverydachs ist die gemeinsame Vorstellung und Hoffnung, dass Menschen in Gemeinschaften, in ihrem persönlichen Umfeld, die Möglichkeit bekommen, wieder Fahrt aufzunehmen – oder dass sich die Welt eben langsamer dreht. Heilen kann das Ganze nur im Einzelnen und der Einzelne nur im Ganzen. Natürlich würde es jede und jeder etwas anders ausdrücken, aber eben das ist ja das Tolle: Es gibt so viele Formen, etwas zu sagen, etwas hinzuzufügen, sodass das Recoverydach nie ganz fertig wird und lebendig bleibt.

***Johann Meinhof**, Diplom-Pflegewirt FH, Fachkrankenpfleger (KJP), war in verschiedenen Funktionen in der Schweiz und Deutschland tätig. Aktuell ist er Pflegeexperte in der Luzerner Psychiatrie.*

***Jasmin Jossen** ist Peer-Fachmitarbeiterin Recovery bei Pro Mente Sana.*

Literatur

Coleman, R. (o. J.): Recovery house. Making recovery happen. https://www.workingtorecovery.co.uk/recovery-happens-(1)/recovery-house.aspx (07.05.2019).

Kuhnt, B.; Müller, N. R. (2004): Moderationsfibel Zukunftswerkstätten: Verstehen, Anleiten, Einsetzen. Münster: Verein zur Förderung der sozialpolitischen Arbeit.

Laloux, F. (2014): Reinventing Organizations. München: Vahlen.

Lauveng, A. (2008): Morgen bin ich ein Löwe. Wie ich die Schizophrenie besiegte. München: btb.

Recovery in der Zukunft: We have a dream![1]

Christine Klingler Lüthi

Ich bin 46, weiblich, verheiratet. Wir haben zwei Jungen im Teenageralter, und ich bin teilzeitarbeitstätig in einem mittleren Unternehmen im industriellen Bereich. Seit einer Weile stimmt etwas nicht mit mir. Ich kann mich nicht konzentrieren, schlafe miserabel und mag nicht mit anderen zusammen sein. Meinem Mann fällt das schon länger auf, und er ist beunruhigt.

Mein Mann ist eine ruhige und besonnene Person. Er arbeitet in einem technischen Beruf, der höchste Konzentration und Sorgfalt erfordert, und ist nicht so leicht aus dem Konzept zu bringen. Nach der Erfahrung mit der sehr schweren Depression seiner Mutter hat er bei Pro Mente Sana den Kurs über Erste Hilfe für psychische Gesundheit »ensa« gemacht (mehr zu dem Projekt unter ensa.swiss). Bald werden diese Kurse in der Grundschule ja obligatorisch gemacht, mit einem Refresher in der Oberstufe. Die Arbeitgeber sind noch nicht ganz so weit, doch die Firma meines Mannes, ebenfalls ein Unternehmen mittlerer Größe, hat ihm den Kurs finanziert, weil sich sein Chef ausrechnete, dass auch das Team davon profitieren könnte.

Nun bittet mich mein Mann, die Hausärztin aufzusuchen, wozu mir aber die Energie fehlt. Auch sehe ich den Sinn nicht so richtig ein, es wird schon wieder aufwärtsgehen. Doch als ich nach einer Woche immer noch keinen Termin gemacht habe, übernimmt er das und begleitet mich auch zum Arztbesuch.

Recovery in der Zukunft: Die Bevölkerung weiß Bescheid über psychische Gesundheit, denn sie ist ensa-geschult. Auch Arbeitgeber unterstützen Bemühungen, die psychische Gesundheit ihrer Mitarbeitenden zu verbessern. In der Folge werden Frühanzeichen schneller erkannt.

1 Der Text ist aufgrund von Interviews mit Menschen entstanden, die sich seit Langem intensiv und aus verschiedenen Blickwinkeln mit Recovery auseinandersetzen. Er soll dem nach wie vor unscharfen Begriff Konturen verleihen, vor allem aber die Idee von Recovery so konkret wie möglich in einer zukünftigen Realität beschreiben. Um die zahlreichen in den Interviews vorgebrachten Aspekte unter einen Hut zu bringen, eignet sich die Form eines imaginierten Erlebnisberichts am besten.

Die Hausärztin ist jung und nach modernsten Standards ausgebildet, sie hat mehr als bloß ein Grundwissen über psychische Erkrankungen. Ich merke, dass ihr das, was ich erlebe und ihr erzähle, keine Angst macht, sie bleibt völlig ruhig. Das kann ich von mir nicht behaupten. Mich beunruhigt ihre riesige Halskette mit dem seltsamen schwarzen Amulett. Das sind Menschenknochen, die schwarz angemalt und in einem unheilvollen Muster arrangiert sind, das nur Eingeweihte deuten können. Ich bin die Nächste. Aber die Nächste bei was? Die Ärztin gehört wohl seit Neustem einem Geheimbund mit finsteren Absichten an, das ist mir klar, und ich packe zusammen und will sofort gehen. Es gelingt meinem Mann, mich zu besänftigen, und er bittet die Ärztin, die Kette samt Anhänger wegzulegen. Das Gespräch ist schnell zu Ende, und die Ärztin wendet sich eher an meinen Mann als an mich, als sie mir rät, mich an den Ort der Wandlung zu begeben und mich dort an eine Fachperson zu wenden. Ich bin einverstanden; sie macht gleich einen Termin aus und überweist mich. Außerdem stellt sie mir ein Zeugnis aus, das mich vollumfänglich krankschreibt – für einen vollen Monat. Und sie bietet an, mit meinem Arbeitgeber zu reden, wenn ich das wünsche, aber ich wehre sofort ab, das ist mir im Moment zu viel.

Recovery in der Zukunft: Gut ausgebildete und kommunikationsgeschulte Hausärztinnen und Hausärzte erkennen die Problematik, reagieren angemessen und handeln rasch, behandeln aber nicht selbst, sondern stellen die Verbindung zu Fachpersonen her. Auch die Kommunikation mit dem Arbeitgeber wird auf Wunsch übernommen.

Schon am nächsten Tag fahren wir an den Ort der Wandlung, ein schönes Haus in einem ordentlich gepflegten Park, wo mein Mann spazieren geht, während mich ein Begleiter empfängt. Wir sitzen in einem einfach eingerichteten Zimmer, es ist in hellen Farben gehalten und ohne jeden Firlefanz, eine Wohltat für meinen unruhigen Geist und meine gestresste Seele. Ich bin in der Lage, mit dem Begleiter ein Gespräch zu führen, ihn als Gegenüber wahrzunehmen. Aber das Gespräch dauert lange, und zwischendurch ist es enorm anstrengend und ich weiß nicht, ob ich es weiterführen kann.

Es gibt immer wieder längere Pausen des Schweigens, in denen ich zunehmend unruhiger werde; man ruft meinen Mann. Der Begleiter unterhält sich auch noch mit ihm, was mich aus unerklärlichen Gründen weiter und weiter in die Unruhe treibt. Mein Mann sagt, ihm sei bewusst geworden, dass er und die Kinder es einfach nicht schaffen würden, mich in dieser Krise genügend zu unterstützen, und dass sie Hilfe bräuchten. Sie seien alle drei an der Grenze ihrer Belastbarkeit, die Kinder fürchteten sich, und auch er sei nun hin und wieder doch sehr nervös. Zwar wüssten die Lehrpersonen der Kinder und sein Arbeitgeber Bescheid und gäben ihnen volle Rückendeckung, aber das sei alles sehr energiezehrend, es brauche eine Veränderung.

Recovery in der Zukunft: Der Einbezug der Angehörigen und des Umfeldes bei der Behandlung ist selbstverständlich. Es gibt keine psychiatrischen Abteilungen und Kliniken mehr, sondern Orte des Rückzugs und der Wandlung, voll finanziert durch die öffentliche Hand.

Schließlich fasst der Begleiter zusammen und meint, es sei klar, dass es mir derzeit nicht gut gehe. Ich drohe, in eine akute Psychose abzugleiten. Es sei ihm wichtig, gleich zu Beginn zu betonen, dass eine vollständige Gesundung durchaus möglich sei und dass eine psychotische Episode nicht bedeuten müsse, dass ich immer wieder in eine ähnliche Krise geraten werde. Es gebe immer häufiger Menschen, die von einmaligen psychotischen Erlebnissen erzählten, von denen sie völlig gesundet seien. Seit psychische Gesundheit ein breit und offen diskutiertes Thema sei, träten diese Menschen auch öfter in Erscheinung, weil sie die Reaktion der Umwelt nicht mehr zu fürchten brauchten.
Ich für meinen Teil aber würde im Moment sicherlich Hilfe brauchen. Er werde uns und speziell mir nun einige Möglichkeiten aufzeigen, wie ich weiter vorgehen könne, damit es mir bald wieder besser geht. Wir könnten dann gemeinsam ausmachen, was mir am besten entspreche. Eine Diagnose werde er jedoch nicht stellen, da die gegenwärtigen Diagnosesysteme fragwürdig seien und eine Diagnose den betroffenen Menschen zu sehr in ein Schema drücke.

Recovery in der Zukunft: Es ist fachlich anerkannt, dass psychische Erkrankungen, auch Psychosen, nicht notwendigerweise chronisch verlaufen müssen; Heilung ist möglich. Die Unterhaltung erfolgt auf Augenhöhe, es werden verschiedene Behandlungsoptionen vorgestellt.

Als erste Möglichkeit schlägt mein Begleiter mir vor, eine Weile im Haus der Wandlung zu bleiben und abzuwarten, was weiter geschieht. Er erklärt mir, dass ich einen Raum bekäme, in dem ich mich wohlfühlen würde und in den ich mich nach Belieben zurückziehen könne. Ich

würde versorgt und umsorgt – es sei immer jemand da für mich. Seit Recovery selbstverständlich sei, gebe es vermehrt unabhängige Studien; man wisse nun Bescheid darüber, wie lange eine medikamentös nicht unterbrochene Psychose dauere, und man wisse auch, wie man Betroffene auf eine Art und Weise begleiten könne, dass das psychotische Erleben bei Bedarf abgefedert werde. Medikamente würden nur im absoluten Notfall eingesetzt, wenn Gefahr für mich oder für andere bestehe.
Der Begleiter ist kein Romantiker, er sagt mir, dass es ein eher unbequemer Weg sei, eine psychotische Krise durchzustehen, ein Weg, der sicherlich auch einige Zeit in Anspruch nehmen werde und danach eine ausgiebige Erholungsphase erfordere. Er erzählt mir aber auch, dass dieser Weg mir einen Zugang zu meinen inneren Vorgängen eröffnen könne, dass er mich im besten Fall in meiner persönlichen Entwicklung voranbringen werde und dass ich auf eine nächste psychotische Episode besser vorbereitet sein würde, sollte es denn dazu kommen.

Recovery in der Zukunft: Psychotisches Erleben wird nicht a priori weggedrückt, sondern man zieht in Betracht, dass darin ein Sinn liegen könnte, den es zu entschlüsseln gilt. Die nie erhärtete These des entgleisten Hirnstoffwechsels, der Betroffene krank macht, ist kein Thema mehr.

Neben dem Angebot, im Haus der Wandlung die psychotische Krise begleitet durchzustehen, gibt es noch zwei, drei weitere Angebote, eins davon ist Hometreatment unter Einbezug von Medikamenten, ein anderes der Aufenthalt in einer Klinik, die sich auf den Einfluss von Mikrobiotika auf das psychische Erleben spezialisiert hat und deren Behandlungsschwerpunkt auf der Ernährung liegt. Schließlich gebe es noch den Weg des direkten medikamentösen Eingreifens, so wie man es früher ausschließlich und routinemäßig getan habe, aber in möglichst geringen Dosen.

Recovery in der Zukunft: Es gibt eine Auswahl an Behandlungsmöglichkeiten. Betroffene und ihre Angehörigen werden bei der Abwägung der Vor- und Nachteile unterstützt. Der letzte Entscheid liegt immer bei der betroffenen Person.

Die Vorstellung, dass eine psychotische Episode eine Nachricht des Unbewussten sei und dass es deshalb ungünstig ist, sie mit Medikamenten radikal abzublocken, klingt bei mir durchaus an, ich vermute aber, ein solcher Prozess ist sehr fordernd, und das erfüllt mich mit Unbehagen. Ich bin nicht der Typ, der viel Innenschau betreibt, und weiß nicht, ob ich dafür gemacht bin. Vielleicht ist man mit einer Psychose auch einfach wirklich krank und braucht Hilfe – auf welchem Weg auch immer. Wenn jemand auf einen Herzinfarkt zusteuert, rät man ihm schließlich auch nicht, den kommen zu lassen, sich zu fragen, warum das Herz revoltiert, und an der Erfahrung zu reifen. Daher bin ich interessiert zu hören, was mein Begleiter über den modernen medikamentösen Weg erzählt. Er meint, man habe festgestellt, dass gewisse Medikamente eine segensreiche Wirkung entfalten könnten und dass man inzwischen auch genug über die Absetzmechanismen wisse, um mich dabei nach der Krise wirkungsvoll unterstützen zu können. Überdies gebe es eine neue Gruppe von Medikamenten, mit denen man schon mit einer Einmaldosis sehr gute Ergebnisse erreiche. Sie seien weniger schädlich, was Nebenwirkungen angehe, und wenn man sie vielleicht doch regelmäßig einsetzen müsse, seien die Abstände immer mehrwöchig.

Recovery in der Zukunft: Hometreatment ist flächendeckend eingeführt, aber kein Muss. Welche Behandlung die richtige ist, wird ideologiefrei von Fall zu Fall auf Augenhöhe mit den Betroffenen entschieden. In diesen Entscheid werden die Angehörigen miteinbezogen. In die Erforschung wirksamer und möglichst nebenwirkungsarmer Medikamente wird investiert, auch wenn sie Big Pharma nicht viel Profit bringen.

Ich bin mir nicht sicher, wie ich mich entscheiden soll. Das Haus der Wandlung verströmt eine angenehme Atmosphäre, ich fühle mich hier sicher. Trotzdem neige ich zur medikamentösen Variante. Der Wermutstropfen dabei ist, dass ich mich dafür in eine andere Institution begeben müsste, da das Haus der Wandlung weitestgehend medikamentenfrei ist. Der Begleiter kennt jedoch einen Aufenthaltsort, den er mir mit gutem Gewissen empfehlen kann. Es sei ein angenehmer Ort mit offenen, freundlichen Mitarbeitenden, es herrsche ein fortschrittlicher Geist. Insbesondere werde mit den Menschen auf Augenhöhe kommuniziert, es sei genügend Personal da, um eine gute Begleitung zu gewährleisten, und das therapeutische Angebot sei vielfältig. Angehörige würden regelmäßig zu Gesprächen gebeten, in denen sie ihre Bedenken und Sorgen äußern könnten; für angehörige Kinder gebe es Spezialangebote. Alle Schritte wie Ein- und Austritt, Rückkehr in die Familie und ins Arbeitsleben würden sorgfältig geplant und begleitet.

Ich habe mich schließlich für den modernen medikamentösen Weg entschieden und wurde noch am selben Abend in der erwähnten Klinik aufgenommen. Bald ist mein Aufenthalt hier zu Ende, ich fühle mich kräftiger und werde in wenigen Tagen nach Hause zurückkehren. Das entspricht meinem Wunsch, nicht unbedingt dem meiner Familie – sie sind nach wie vor in Sorge, dass ich noch nicht stabil genug bin. Aber wir werden regelmäßig alle an Gesprächen mit Fachleuten bei uns zu Hause teilnehmen, eine institutionalisierte Dienstleistung, die sich als sehr wirksam erwiesen hat. Unter dieser Bedingung haben mein Mann und meine Kinder zugestimmt, dass ich heimkomme, auch wenn ich weiterhin Erholung und Betreuung brauche.

Recovery in der Zukunft: Open Dialogue.

Die Zeit in der Klinik war, von ein paar kleinen Problemen abgesehen, wohltuend und hat mir geholfen. Obwohl ich Medikamente genommen habe und immer noch nehme, hat die Psychose, die bei mir sehr laut angeklopft hat, viel ausgelöst, und ich habe die eine oder andere Erkenntnis über mein Leben, aber auch über unsere Gesellschaft gewonnen. Es beschäftigt mich, dass viele der Menschen, die hier behandelt werden, alleinstehend sind und ein sehr beschränktes soziales Netz haben. Vermögend sind sie auch nicht, das versteht sich von selbst – immerhin bekommen sie nun ein Grundeinkommen, das existenzsichernd ist und ihnen erlaubt, gewisse Reise-, Weiterbildungs-, Kultur- und Sportangebote zu nutzen. Dieses Einkommen steht ihnen zu, und sie brauchen keinen jahrelangen bürokratischen Kampf darum zu führen, was der Erholung sicher nicht förderlich wäre. Die Fachleute haben mir viele erschütternde Geschichten erzählt von Menschen, die früher den Zugang zur Gesellschaft nicht mehr fanden, weil sich ihre Energie darin erschöpfte, von den verschiedenen Sozialversicherungen Geld fürs Überleben zu erkämpfen.

Recovery in der Zukunft: ein bedingungsloses Grundeinkommen, das soziale Teilhabe erlaubt, so dies ein Anliegen der betroffenen Person ist.

Mir ist bewusst geworden, dass krank nicht einfach krank und gesund nicht einfach gesund ist – weder auf der körperlichen noch auf der psychischen Ebene. Sobald ich wieder bei Kräften bin, möchte ich mich deshalb engagieren für einen Ort, an dem es Platz hat für alle und an dem jede und jeder jemanden für einen Austausch findet – sofern sie oder er das möchte. Der Ort soll entstehen im Geist der Idee, dass »Funktionieren und Konsumieren« nicht die einzige Möglichkeit ist, an der Gesellschaft teilzuhaben. Auch Menschen, die nicht zu 100 Prozent leistungsfähig sind, haben ein Recht auf Teilhabe.

Recovery in der Zukunft: mehr Diversität; gesellschaftliche Dimension gewinnt an Raum, Abkehr vom Leistungsdruck.

Gegen Ende meines Aufenthalts in der Klinik hat mich die Schulklasse meines Jüngsten besucht, im Rahmen der ensa-Woche im siebten Schuljahr – ich hatte dazu mein Einverständnis gegeben. Sie konnten uns, die wir hier begleitet werden, und den Fachpersonen Löcher in den Bauch fragen – es gab keine Tabus. Das war eine ziemliche Herausforderung. Wir haben zum Beispiel darüber gesprochen, ab wann sie eine Person als »verrückt« bezeichnen würden, und wir haben versucht, jemanden zu finden, der die Kriterien erfüllt. Ich kam der Sache am nächsten, und das sorgte für viel Heiterkeit – außer bei meinem Kind, das stiller und stiller wurde.

Recovery in der Zukunft: Das Thema psychische Gesundheit ist Teil der Schulbildung und kein Minenfeld.

Die »kleinen Probleme« konnte ich mithilfe einer neutralen Vertrauensperson lösen, die mir die kantonale Anlaufstelle der Pro Mente Sana zur Seite stellte. Das beste Verhältnis jedoch konnte ich zu meinem Peer aufbauen. Peers sind Personen, deren Aufgabe man früher als Genesungsbegleitung beschrieb, aber seit klar ist, dass immer mehr Menschen Genesung nicht in dem Sinn verstehen wollen, dass sie sich wieder nahtlos in die Leistungsgesellschaft einfügen, vermeiden wir diesen Begriff. Ich kann der Überlegung etwas abgewinnen, dass mit dem Wort »Genesungsbegleitung« ein mehr oder weniger sanfter Druck in Richtung eines definierten Gesundheitszustands einhergeht, dem ich mich nicht unterwerfen möchte. Ja, unterwerfen: Das Wort sagt schon alles. Recovery soll kein neues Leistungsziel sein, das man anhand fixer Kriterien erreichen kann oder eben nicht.

Recovery in der Zukunft: Es gibt neutrale, von psychiatrischen Einrichtungen unabhängige Vertrauenspersonen. Ihre Aufgabe ist die Begleitung; die Richtung und die Ziele bestimmt die begleitete Person.

Selbstverständlich hat auch ein Gespräch mit meinem Arbeitgeber stattgefunden, der nun schon seit Längerem auf mich verzichten muss. Ich bin seit mehreren Jahren für mein Unternehmen tätig, in einem Spezialgebiet, in dem ich nicht leicht zu ersetzen bin. Meine Arbeitskraft fehlt bitter – es ist nicht die finanzielle Bürde, denn es gibt ja die Krankentaggeldversicherung, die bis zu vier Jahre in Anspruch genommen werden kann, aber die Arbeit ist damit natürlich noch nicht getan. Bei dem Gespräch mit meinem Arbeitgeber über eine mögliche Rückkehr an meinen Arbeitsplatz waren meine Behandlerin und eine Vertreterin der Sozialversicherung zugegen. Ich spürte seitens meines Chefs eine gewisse Dringlichkeit. Es war nicht leicht, ihn davon zu überzeugen, dass ich nur sehr langsam wieder einsteigen könnte. Ich versprach ihm jedoch, eine Kollegin auf meinem Gebiet einzuarbeiten. Damit werden wir nach langem Hin und Her in vier Wochen beginnen. Weder mir noch meinem Arbeitgeber war ganz wohl dabei, aber vermutlich aus unterschiedlichen Gründen. Er ist kein kleinlicher Chef, das Wohlergehen seiner Angestellten ist ihm wichtig, und das Team ist durch meinen Ausfall überlastet. Er muss sich gut überlegen, wie er weiter verfahren will. Ich meinerseits bin nicht sicher, ob ich in der Arbeitswelt wieder Tritt fassen kann und will.

Recovery in der Zukunft: Die Krankentaggeldversicherung unterstützt Arbeitgeber auch langfristig. Bei der Wiedereingliederung ins Arbeitsleben werden Arbeitgeber und Arbeitnehmer gleichermaßen unterstützt.

Meine Kinder sehen meiner Rückkehr nach Hause mit gemischten Gefühlen entgegen, das ist offensichtlich. Es war alles andere als einfach für sie, eine Mutter zu haben, die innerlich mehr und mehr abwesend war und Wirres redete, wenn sie den Mund öffnete. Die Entfremdung war nicht leicht zu ertragen, auf beiden Seiten nicht. Die Jungs erhielten während meines Klinikaufenthalts therapeutische Unterstützung, damit sie mit dem Stress klarkommen konnten. Der Vater von einem ihrer Mitschüler hatte letztes Jahr versucht, sich das Leben zu nehmen, und war danach lange im Haus der Wandlung gewesen. Damals wurde mit dem Einverständnis der Familie an der Schule sehr offen darüber gesprochen. Es ging, soweit ich mich erinnere, auch um die alltägliche Verwendung des Begriffs »Selbstmord« und darum, andere Ausdrücke zu finden, die weniger verurteilend sind. Die Schulleiterin ist ensa-geschult und meinte, sie würden in der Schule ja auch darüber reden, wenn ein Vater eine Lungenembolie erleide und danach lange in der Rehabilitation sei. Sie schlug vor, auch meine Situation zu thematisieren. Ihr Ziel ist die weitere Sensibilisierung der Schülerinnen und Schüler für psychische Gesundheit und für eine Gesellschaft, die viele Lebensweisen akzeptiert. Ich werde für ein Gespräch zur Verfügung stehen und meinen Peer mitbringen.

Recovery in der Zukunft: Unterstützung der Angehörigen, besonders der Kinder ist selbstverständlich. Die Stigmatisierung psychischer Erkrankungen ist merklich weniger geworden, seit Arbeitgeber besser informiert sind und psychische Gesundheit Thema im Schulunterricht ist.

Christine Klingler Lüthi*, lic. phil. I, ist freischaffende Lektorin für Ratgeberbücher und Autorin (»Stark gegen Stress«, zusammen mit Prof. Guy Bodenmann) in Zürich. Ihr Spezialgebiet sind psychische Gesundheit, medizinische Themen, Ernährung, Lebensfragen und viele mehr.*

Der Text ist in Zusammenarbeit mit Andrea Zwicknagl, Uwe Bening, Thomas Ihde-Scholl und Roger Staub, Stiftung Pro Mente Sana, Schweiz, entstanden. Die Stiftung hat 2018 zu ihrem 40-jährigen Jubiläum ein Manifest entwickelt, das in 13 Schritten zeigt, wie in der Schweiz künftig jeder Mensch ein würdiges und erfüllendes Leben bei guter Gesundheit führen kann. www.promentesana.ch